Trauma und Psychose

Trauma und Psychose

mit besonderer Berücksichtigung der

Unfallbegutachtung

Von

Professor Dr. Hans Berger
Oberarzt der psychiatrischen Universitätsklinik zu Jena

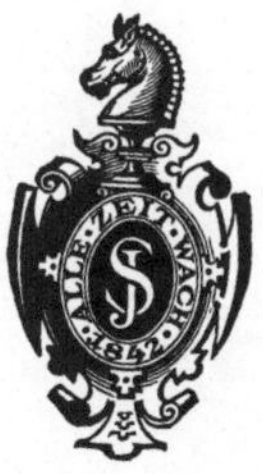

Berlin
Verlag von Julius Springer
1915

ISBN-13: 978-3-642-47113-1 e-ISBN-13: 978-3-642-47368-5
DOI: 10.1007/978-3-642-47368-5

Softcover reprint of the hardcover 1st edition 1915

Vorwort.

Die Beziehungen des Traumas zu den geistigen Erkrankungen, welche öfters der Gegenstand von sorgfältigen Einzeluntersuchungen geworden sind und über die auch einige zusammenfassende, für die Unfallpraxis bestimmte Darstellungen vorliegen, so die von Kühne in dem Handbuch der Unfallerkrankungen von Thiem, schienen mir einer erneuten Bearbeitung, welche sich ausschließlich auf die Psychosen beschränkte, unter Zugrundelegung eines großen Materiales wert. Es schwebte mir bei diesem Plane eine Art der Darstellung vor, wie sie von Mendel in seinen wertvollen Mitteilungen über den Unfall in der Ätiologie der Nervenkrankheiten und von Schuster in dem Abschnitt „Trauma und Nervenkrankheiten" in dem großen Handbuch der Neurologie von Lewandowsky in vorzüglicher Weise gegeben wurde. Ich verarbeitete das sehr reichhaltige Unfallmaterial der Jenenser psychiatrischen Klinik, soweit mir dasselbe aus eigener Anschauung bekannt war, und das mir von Herrn Geheimrat Binswanger in bekannter Liebenswürdigkeit überlassen wurde. Ich konnte so 100 Fälle von psychischen Erkrankungen, meist nach einem Betriebsunfall, zusammenstellen. Außerdem wurde ich von dem Präsidenten des Reichsversicherungsamtes Herrn Dr. Kaufmann in zuvorkommendster Weise unterstützt und mir das umfangreiche Material von neun großen Berufsgenossenschaften durch die Vermittlung des Herrn Regierungsrats Bracht, ständigem Mitglied des Reichsversicherungsamtes, überwiesen. Aus diesem wählte ich 152 zur Begutachtung gekommene und abgeschlossene Fälle von Psychosen nach Unfall aus, so daß ich über ungefähr 250 Fälle verfügte, die mit weiteren 136 aus den kasuistischen Mitteilungen der Literatur ausgesuchten die Gesamtzahl von 378 Fällen erreichten. Ich möchte auch hier den eben genannten Herren, die mir in so bereitwilliger Weise geholfen, meinen besten Dank aussprechen und auch jenen vielen ungenannten Mitarbeitern danken, deren wichtige, mir aus den Akten zugänglich gemachten Beobachtungen ich hier mitbenutzt habe. Die Darstellung lehnt sich in allen wesentlichen Punkten an die von meinen Lehrern Binswanger und Ziehen überkommenen Anschauungen an, wenn sie auch in manchen Einzelheiten anderen Auffassungen gerecht zu werden und auch selbst gelegentlich eigene Bahnen zu gehen versucht. In die Literaturverzeichnisse habe ich nur solche Arbeiten aufgenommen, die ich selbst gelesen und meist auch in der einen oder anderen Weise bei der Abfassung der einzelnen Abschnitte benutzt habe. Man wird vielleicht die Einteilung des Stoffes, die Absonderung der Epilepsie von den anderen Erkrankungen und namentlich die Aufstellung des letzten Abschnittes mit der Überschrift: „Psychosen nach besonderen Formen des Traumas" nicht ganz folgerichtig finden, aber an der einen oder anderen Schwäche krankt jede derartige, auf die praktischen Bedürfnisse zugeschnittene Einteilung. Ich bitte meine Kritiker mit mir glimpflich zu verfahren und an manchen Stellen den guten Willen für die Tat zu nehmen. Möchte es dieser Schrift auch gelingen, die Bedeutung der Psychose für die Unfallpraxis in das richtige Licht zu setzen und manche gerade hier noch immer vorkommenden Vorurteile und schiefen Auffassungen zu zerstreuen. Ich habe diese Arbeit schon vor dem Kriege sehr weit fertiggestellt, und in meiner jetzt bald viermonatlichen Tätigkeit als Stabsarzt der hiesigen Linienkommandantur fand ich die Zeit, sie zu vollenden. Sie ist mir, je länger ich daran arbeitete, um so lieber geworden und hat mich über manche einsame und schwere Stunde hinweggetäuscht. Möge sie hinausgehen in die deutsche Welt und dazu beitragen, die jetzt auch durch die Kriegsereignisse gerade auf diesem Gebiete auftauchenden Fragen und Ansprüche zu klären, und dann in stiller Friedensarbeit mithelfen an dem barmherzigen Werke der sozialen Gesetzgebung, auf die unser herrliches deutsches Volk ebenso stolz zu sein berechtigt ist als auf seine jetzigen gewaltigen Ruhmestaten.

Erfurt, den 27. November 1914.

Der Verfasser.

Inhaltsverzeichnis.

A. Allgemeiner Teil.

Es soll hier die traumatische Entstehung geistiger Erkrankungen erörtert werden, und dem Trauma soll im wesentlichen, jedoch keineswegs ausschließlich der Begriff des Betriebsunfalles im Hinblick auf dessen praktische Bedeutung und der sich daraus ergebenden Fragestellungen untergelegt werden. Daher werden auch die auf traumatischer Grundlage sich entwickelnden geistigen Erkrankungen des jugendlichen Alters bis zur Beendigung der Schulzeit hier keine Berücksichtigung finden, so groß zweifellos die Bedeutung gerade in der Entwickelungszeit wirkender Schädelverletzungen für das Zustandekommen des erworbenen Schwachsinns und der Epilepsie ist. Ich werde auch oft Fälle heranziehen, bei denen ein Unfall im Sinne der Unfallgesetzgebung nicht vorliegt, da solche infolge des Wegfalls aller etwaigen, durch einen Rentenanspruch bedingten Abänderungen des Krankheitsbildes und des ganzen Krankheitsverlaufes oft einen klareren und auch einwandfreieren Einblick in die traumatische Entstehung mancher Geistesstörungen gestatten.

Die staatliche Unfallgesetzgebung, auf die wir uns beschränken, hat bekanntlich durch die Reichsversicherungsordnung vom 19. Juli 1911 einen Abschluß erhalten und liegt uns als wichtigster Bestandteil unserer sozialen Gesetzgebung vollendet vor. Dieselbe gewährleistet dem Arbeiter, welcher durch einen Betriebsunfall eine Schädigung an Geist oder Körper erlitten hat, die Heilbehandlung und, falls erforderlich, eine der Erwerbsbeschränkung entsprechende Rente. Die Gelder für diese Renten müssen von den Arbeitgebern und nicht, wie man so oft von den Verunglückten hören kann, von den Arbeitern aufgebracht werden.

Man hat den dieser ganzen Gesetzgebung zugrunde liegenden Begriff des Unfalls dem gewöhnlichen Sprachgebrauch entnommen und es daher nicht für nötig gefunden, demselben eine genauere Begriffsbestimmung beizufügen, so daß wir sowohl in den älteren Unfallgesetzen als auch in der Reichsversicherungsordnung vergeblich nach einer solchen suchen. Und doch bedürfen wir dringend einer scharfen Begriffsbestimmung des Betriebsunfalls, und wir sind daher auf die sogenannte

Spruchpraxis des Reichsversicherungsamtes angewiesen. In dem Handbuche der Unfallversicherung aus dem Jahre 1909 finden wir den Unfall folgendermaßen näher bestimmt: „Voraussetzung ist danach einmal, daß der Betroffene, sei es durch äußere Verletzung, sei es durch organische Erkrankung eine Schädigung seiner körperlichen oder geistigen Gesundheit — Körperverletzung oder Tod — erleidet, und sodann, daß diese Schädigung auf ein plötzliches, d. h. in einem verhältnismäßig kurzen Zeitraum eingeschlossenes Ereignis zurückzuführen ist, welches in seinen — möglicherweise erst allmählich hervortretenden — Folgen den Tod oder die Körperverletzung verursacht." Dabei bedarf natürlich der Zusatz „plötzlich" zu dem die Verletzung usw. herbeiführenden Ereignis noch einer weiteren Auseinandersetzung, und es wird ausgeführt, daß „ein Zeitraum von einigen Stunden, höchstens aber eine — durch nicht zu lange Pausen unterbrochene — Arbeitsschicht als ein dem Erfordernis der Plötzlichkeit noch genügender, verhältnismäßig kurzer Zeitraum aufgefaßt worden ist". Ähnlich spricht sich der Kommentar zur Reichsversicherungsordnung darüber aus: die Plötzlichkeit sei nicht streng beschränkt, auch eine mehrere Stunden wirkende Betriebsarbeit entspreche derselben. Damit sind natürlich alle Gewerbekrankheiten, denen gerade auch für die Entstehung mancher psychischen Erkrankung eine Bedeutung zukommt, ausgeschlossen und bleiben dementsprechend auch im folgenden außer Betracht. Praktisch wichtig ist, daß die außergewöhnliche Anstrengung bei der Betriebsarbeit einen Unfall darstellen kann, ja selbst eine Arbeit, welche der Erkrankte im gewöhnlichen Verlaufe seiner Beschäftigung nicht auszuführen hat, ist als solcher angesprochen worden. Unbedingt muß aber der Unfall im Zusammenhang stehen mit der Betriebsarbeit, so daß auf dem Wege von und zur Arbeit zugezogene Verletzungen usw. nicht als Unfälle gelten, wohl aber solche, welche der Arbeiter auf einem, im Auftrage des Arbeitgebers ausgeführten Wege, z. B. von einer Arbeitsstelle zur anderen, erleidet. Durch eigenes Verschulden, Trunkenheit, Leichtsinn und verbotswidriges Handeln der Verletzten wird ein Betriebsunfall als solcher keineswegs ausgeschlossen.

Von allergrößter Bedeutung gerade für unser Gebiet ist aber der Umstand, daß der Unfall nicht notwendig die alleinige oder die hauptsächliche Ursache der Körperverletzung usw. zu sein braucht. Wie der Kommentar zu § 555 der R.V.O. ausführt, „genügt es, daß der Unfall sich als eine wesentlich mitwirkende Ursache des Erfolges darstellt, eine Bedingung, ohne die nach menschlicher Voraussicht eine Gesundheitsschädigung in der gleichen Schwere nicht denkbar ist". Ein Unfall liegt auch vor, wenn ein bestehendes Leiden wesentlich verschlimmert worden ist. An einer anderen Stelle dieses Kommentars heißt es ferner: „Körperverletzung und Tod brauchen nicht die unmittelbare Folge des Unfalles zu sein, auch mittelbar — unter der Mitwirkung hinzutretender ungünstiger Umstände — sich entwickelnde Folgen dieser Art fallen den Trägern der Unfallversicherung zur Last". Auch ein neuer Unfall kann die mittelbare Folge eines früheren Unfalles sein, was auch gerade für die Geisteskrankheiten gelegentlich in Frage kommt.

Für uns wichtig ist noch die in der Spruchpraxis zutage tretende verschiedene Beurteilung epileptischer Anfälle und ähnlicher Zustände je nach den äußeren Umständen; so liegt bei einem Sturz eines Epileptikers im Anfall auf ebener Erde während der Arbeit kein Unfall vor, stürzt er dabei jedoch in eine Maschine oder von einer Leiter, auf der er sich gerade zur Ausübung seiner Arbeit befand, so ist ein Betriebsunfall gegeben.

Glücklicherweise ist die oft recht schwierige Frage, ob ein Betriebsunfall vorliegt oder nicht, eine juristische und keine ärztliche und infolgedessen von dem Arzte nicht zu entscheiden. Es mag noch kurz erwähnt werden, daß die Vollrente 66 $^2/_3$% des früheren Einkommens darstellt, die Teilrenten entsprechen Bruchteilen dieses Höchstbetrages. Der Rentenberechnung wird der Arbeitsverdienst des letzten Jahres zugrunde gelegt, so daß etwaige, schon vor dem Unfall bestehende Beschränkungen der Erwerbsfähigkeit ohne weiteres darin zum Ausdruck kommen und nicht noch einer besonderen Berücksichtigung bei der Rentenabschätzung von seiten des Arztes bedürfen. Eine vorläufige Rente kann von der 13. Woche ab bewilligt werden, während die fälschlich sogenannte Dauerrente spätestens zwei Jahre nach dem Unfall festgesetzt sein muß. Diese Dauerrente kann nur im Zwischenraum von einem Jahre neu bestimmt werden, außer wenn eine wesentliche Veränderung in den Verhältnissen seit der letzten Rentenfestsetzung eingetreten ist, wie es z. B. der Fall sein würde bei dem plötzlichen Ausbruch einer geistigen Erkrankung. Die Frage des Sterbegeldes, der Hinterbliebenenrente und auch der Angehörigenrente während der Anstaltsbehandlung der Unfallverletzten bedarf keiner Erörterung, dagegen ist gerade für die traumatisch bedingten Geisteskrankheiten wichtig, daß es eine sogenannte Hilflosenrente gibt. Es kann bei bestehender Hilflosigkeit die Rente bis auf 100% des vorherigen Jahreseinkommens erhöht werden. Leider fehlt es uns aber wieder an einer genauen Begriffsbestimmung der Hilflosigkeit, da kommen uns aber die in der Dienstanweisung zur Beurteilung der Militärdienstfähigkeit enthaltenen Ausführungen zu Hilfe. In dieser D.A.Mdf. vom 9. II. 1909 heißt es auf S. 134:

Nr. 448. Ist der Verletzte nicht nur dauernd dienstunfähig, sondern auch derart hilflos geworden, daß er ohne fremde Wartung und Pflege nicht bestehen kann, so ist für die Dauer dieser Hilflosigkeit die Pension bis zu 100% des Diensteinkommens zu erhöhen.

Nr. 449. Völlige Hilflosigkeit liegt vor, wenn der Verletzte dauernd an das Bett gefesselt ist und gleichzeitig wegen schwerer Krankheitserscheinungen unausgesetzter Abwartung bedarf. Hierher gehören auch Geisteskranke, welche der Anstaltspflege oder sonstiger ständiger besonderer Beaufsichtigung und Abwartung bedürfen.

Nr. 450. Bedarf der Verletzte nur in bestimmter Richtung, z. B. beim Essen oder bei der Fortbewegung oder beim Verkehr mit der Umgebung (z. B. Stummheit) andere Hilfe, so liegt teilweise Hilflosigkeit vor. Die hierher gehörenden Krankheitszustände sind im allgemeinen nach Dritteln der vollen Hilflosigkeit zu bewerten. Ist dabei der Verletzte dauernd ans Bett oder den Fahrstuhl gefesselt, so wird die teilweise Hilflosigkeit in der Regel auf zwei Drittel der vollen zu schätzen sein.

Eine Hilflosenrente kann nach der Spruchpraxis des R.V.A. auch bei Anstaltspflege der Geisteskranken gewährt werden.

Die Unfallgesetzgebung mit ihren bestimmten Fragen an den Arzt hat wie auf allen Gebieten der Medizin, so auch für die Psychiatrie befruchtend gewirkt und die schon früher vielfach erörterte Frage nach der traumatischen Entstehung von Geisteskrankheiten wieder mehr an Bedeutung gewinnen lassen. Leider sind wir über die wesentlichen Ursachen, man kann wohl sagen, sehr vieler psychischer Erkrankungen noch wenig unterrichtet, und es ist zu hoffen, daß die Abderhaldensche Entdeckung mit ihren weittragenden Ergebnissen vielleicht eine gewisse Aufklärung gerade auf diesem dunkelsten Gebiete unserer Forschung nach Ursachen bringen werde, zurzeit müssen wir uns aber in Geduld fassen und uns an die wenigen sicher gestellten Tatsachen halten. Man hat ganz zweckmäßig die Ursachen der psychischen Erkrankungen eingeteilt in äußere oder exogene und innere, in der kranken Persönlichkeit selbst liegende, endogene. In Wirklichkeit ist aber durchaus daran festzuhalten, daß in dem einzelnen Falle meist äußere und innere Ursachen zusammenwirken, wie überhaupt wohl nur selten eine einzige Ursache für die Entstehung einer Geisteskrankheit verantwortlich gemacht werden kann. Von den endogenen Ursachen ist, wie bekannt, zweifellos die Erblichkeit die wichtigste. Wir wissen, daß Geisteskrankheiten namentlich bei Angehörigen von den Familien vorkommen, in denen schon früher solche Erkrankungen aufgetreten sind, und daß ferner die Wahrscheinlichkeit des erneuten Vorkommens derselben Leiden um so größer ist, je mehr Familienmitglieder daran gelitten haben. Es ist dies eine unbestreitbare Tatsache, die wir auch gerade bei unseren Untersuchungen voll und ganz berücksichtigen müssen. Man hat geglaubt, auch das Vorkommen anderer Erkrankungen, wie Nervenleiden, Trunksucht usw., als belastende Momente für das Zustandekommen von Geisteskrankheiten verantwortlich machen zu können. Vergleichende Untersuchungen über die erbliche Belastung von Geisteskranken und Gesunden, wie sie von Diem angestellt wurden, haben jedoch ergeben, daß die Belastung mit Geisteskrankheiten zwar bei Geisteskranken und Gesunden sich wie 38,3% zu 7,1% verhält, daß aber die Belastung mit Nervenkrankheiten bei den Gesunden eine höhere schien als bei den Geisteskranken, so daß man im einzelnen Fall am zweckmäßigsten nur die Belastung mit Geisteskrankheiten berücksichtigt. Dabei ist aber daran festzuhalten, daß eine solche auch bei völlig geistig gesunden Menschen sich findet und daß auch in einer schwerbelasteten Familie keineswegs alle Mitglieder erkranken, sondern einzelne dauernd gesund bleiben. Auch die schwerste erbliche Belastung bedingt nur eine gewisse Anlage, eine Prädisposition, für eine geistige Erkrankung, und es müssen „immer noch besondere intra vitam wirkende Schädlichkeiten hinzukommen, um aus dieser Prädisposition oder latenten Belastung eine wirkliche Psychose hervorzubringen" (Ziehen). Die Schädlichkeiten, welche zu dieser Belastung hinzukommen, müssen natürlich um so schwerwiegendere sein, je leichter die endogene Prädisposition des Betreffenden ist und umgekehrt.

Von den vielen exogenen Ursachen der Geisteskrankheiten will ich hier nur den Alkohol, die Lues und die Infektionskrankheiten erwähnen; zu ihnen gehört auch das Trauma, welches die gesunde Beobachtungsgabe des Volkes schon seit alters her als eine wichtige Ursache geistiger Schwächezustände in meist humoristisch gebrauchten Redewendungen ansprach. Man kann unter Berücksichtigung der praktischen Fragestellungen der Unfallgesetzgebung fünf verschiedene ursächliche Beziehungen zwischen einem Betriebsunfall oder allgemeiner einem Trauma überhaupt und einer geistigen Erkrankung annehmen.

Erstens: das Trauma ist die alleinige Ursache der ausbrechenden Psychose, wie das z. B. bei schweren mit Gehirnschädigungen einhergehenden Schädelverletzungen nicht so selten der Fall zu sein pflegt.

Zweitens kann das Trauma einen durch erbliche Anlage oder vielleicht andere, exogene Umstände für eine psychische Erkrankung bereits veranlagten Menschen treffen und bei der schon bestehenden Prädisposition die Geisteskrankheit zum Ausbruch bringen.

Drittens kann das Trauma nur eine Anlage, eine Prädisposition für eine spätere psychische Erkrankung schaffen, welche erst bei dem Hinzukommen weiterer Schädlichkeiten wirklich in Erscheinung tritt.

Viertens kann das Trauma eine schon bestehende Psychose verschlimmern,

und endlich fünftens kann das Trauma die Folge einer schon bestehenden Geisteskrankheit sein.

Je nachdem man nun die ursächlichen Beziehungen lediglich auf das Trauma als alleinige Ursache einschränkt oder auch auf die Auslösung bei bestehender Anlage oder gar auf die Schaffung einer traumatischen Prädisposition ausdehnt, wird man natürlich ganz verschiedene Zahlenwerte für die Häufigkeit des Traumas als Ursache von Geisteskrankheiten erhalten. Es finden sich daher in der Literatur auch ziemlich weit auseinandergehende Angaben darüber. Namentlich über die

Bedeutung des Schädeltraumas als Ursache von Psychosen liegen mehrere Berechnungen vor. Nach Krafft-Ebing kommt bei Außerachtlassen der Epilepsie und der ihr zugehörigen geistigen Erkrankungen das Trauma in 1,1% der Fälle von geistigen Erkrankungen als Ursache in Frage; Rathmann berechnet für das Material der Bonner Anstalt das Trauma als Ursache von Geisteskrankheiten bei den erkrankten Männern in 2,79%, bei den Frauen in 0,41%, so daß sich ein Gesamtwert von 1,4% ergibt. Viedenz findet das Trauma als alleinige Ursache von Geistesstörungen in 1,03%, wenn er dagegen die Fälle mit berücksichtigte, bei denen nur eine Auslösung in Frage kam, in 2,2%. Die Statistik der österreichischen Irrenanstalten für die Jahre 1898 bis 1900 führt das Trauma als Ursache an bei 4,8% der Männer und 2,0% der Frauen, dabei ist das Trauma allerdings nicht wie in den anderen Zusammenstellungen lediglich auf das Schädeltrauma beschränkt und sind auch die Fälle, in denen nur eine Auslösung in Frage kam, mit einbezogen.

Die Wirkungen eines Traumas oder Betriebsunfalles können wir ähnlich, wie das Gesetz dies tut, scheiden in die Wirkung auf den Körper und diejenigen auf den Geist des Betroffenen. Die körperlichen Schädigungen können wir dann weiter trennen in die unmittelbaren und die mittelbaren. Zu den unmittelbaren körperlichen Schädigungen durch den Unfall rechnen wir vor allem die mechanischen Wirkungen desselben, z. B. die durch ein schweres Schädeltrauma gesetzten örtlichen Zerstörungen von Teilen des Zentralnervensystems. Die durch die sekundäre Infektion einer ursprünglich harmlosen Wunde bedingten Schädigungen, z. B. auch die durch das Fieber und die Überschwemmung der Blutbahn mit Giftstoffen hervorgerufenen psychischen Störungen würden ebenso wie eine notwendig werdende Narkose, eine Operation usw. zu den mittelbaren Unfallfolgen zählen. Aber hier sind auch nicht zu vergessen die sich gewissermaßen normalerweise einstellenden Folgewirkungen eines schweren Betriebsunfalles, als da sind die veränderten Lebensbedingungen des Betroffenen. Derselbe ist an das Zimmer gefesselt, während er vielleicht gewohnt war, in freier Luft zu arbeiten, es kommt weiter hinzu die Bettruhe, die durch die Erkrankung erzwungene Untätigkeit und nicht zum wenigsten auch die durch eine veränderte pekuniäre Lage der Familie verschlechterte Ernährung und die Verleitung zum Alkoholgenuß. In derselben Weise können wir die Wirkungen des Unfalles auf das Geistesleben des Verunglückten in unmittelbare und mittelbare gliedern. Zu den ersteren würden gehören die mit der Zerstörung oder auch nur vorübergehenden Schädigung des Hirnrindengewebes einhergehende geistige Veränderung, ferner die etwaige Schreckwirkung des Unfallvorganges, durch den sich der Betroffene nicht selten plötzlich in die schwerste Lebensgefahr versetzt sieht, und in manchen Fällen auch die Angst, die der Verunglückte vielleicht an der Seite Getöteter so lange auszustehen hat, bis er aus seiner oft recht gefährlichen Lage befreit ist. Sehr wichtig scheinen aber auch gerade hier die mittelbaren Wirkungen des Unfalls auf die geistige Persönlichkeit des Verunglückten, die aber von Fall zu Fall, je nach der Vielgestaltigkeit dieser Persönlichkeiten recht verschiedene sein werden. Der Unfall, über dessen Zustandekommen sich der Betroffene nicht selten selbst bald mit Recht, bald mit Unrecht anderen gegenüber uneingestandene Vorwürfe wegen seiner Unaufmerksamkeit usw. macht, versetzt trotz der Unfallfürsorge die Familie oft zunächst in eine gewisse Notlage oder doch unter verschlechterte pekuniäre Bedingungen. Es ist ohne weiteres verständlich, daß sich z. B. der verunglückte Vater einer kinderreichen Familie, besonders wenn vielleicht noch Vorwürfe von seiten Angehöriger hinzukommen, Sorgen wegen des Auskommens und der Zukunft der Seinen macht. Die ungewohnte Beschäftigungslosigkeit mit der fehlenden Ablenkung durch die sonst den Tag ganz ausfüllende schwere körperliche Arbeit und dabei die Unfähigkeit, sich geistig zu betätigen, wirkt ferner oft ungünstig auf den Gemütszustand des Erkrankten ein. Es ist dann nur zu natürlich, daß die Frage, ob die alte Arbeitsfähigkeit wieder zu erwarten sei, und ob die etwaige Rente einen entsprechenden Ausgleich für die Einbuße an Erwerbsfähigkeit schaffen werde, immer wieder auftaucht und den zur Untätigkeit Gezwungenen innerlich viel beschäftigt. Vielleicht mußte auch manchen Plänen und Hoffnungen auf ein besseres Auskommen und höheres Streben für ihn selbst und die Seinen infolge des Unfalls vielleicht für immer von dem Betroffenen entsagt werden. Andere Persönlichkeiten wieder fühlen sich wohl in dieser Untätigkeit und möchten sie nie mehr missen. Auch die wiederholten ärztlichen Untersuchungen, bei denen leider nicht ganz selten in wenig psychologischer und überflüssiger Weise schon von vornherein den Angaben des Verunglückten gegenüber ein kaum zu übersehendes Mißtrauen offen zur Schau getragen wird, können in manchen Fällen mittelbare psychische Wirkungen des Unfalls darstellen, die nicht ganz außer acht gelassen werden dürfen.

Schon oben wurde auf die große Bedeutung gerade der Schädelverletzungen für die Entstehung der Psychosen hingewiesen. Die Frage, auf wie viele Schädelverletzungen je eine Psychose kommt, ist auch recht verschieden beantwortet worden. Nach dem Sanitätsbericht der deutschen Armee von 1870/71 kommen bei Außerachtlassen der Epilepsie auf 1177 Kopfverletzungen 28 Psychosen, also in 2,37% führt demnach die Schädelverletzung zu einer psychischen Erkrankung. Stolper rechnet bei Zugrundelegung des Materials des Knappschaftslazaretts zu Königshütte auf 981 Kopfverletzungen 12 Fälle von Geistesstörungen, also 1,22%. In einem Falle von diesen 12 lag eine scheinbar leichte Schädelverletzung vor; von 138 schweren Schädelverletzungen wurden später psychisch krank 8%. Demgegenüber hat Brush auf 2100 schwere Kofverletzungen nur 1,3% Geistesstörungen nachweisen können. Friedmann ist der Ansicht, daß unter Einrechnung der Neurasthenien und anderer funktioneller Zustände 15—20% aller Fälle von Commotio cerebri nicht zur Ausheilung gelangen. Natürlich kommt die Schädelverletzung eben nur aus dem Grunde als ursächliches Moment für eine spätere Geistesstörung in Frage, weil sie am leichtesten die Großhirnrinde schädigt, in welche wir bekanntlich diejenigen körperlichen Vorgänge, welche mit den geistigen in engster Beziehung stehen, hineinverlegen. Es beanspruchen daher auch die Verletzungen der Weichteile des Schädels kaum unsere Aufmerksamkeit, wohl aber diejenigen des Schädeldaches. Es ist bekannt, daß auch ohne jede äußere Verletzung Splitter von der sogenannten Glastafel des Schädels abgetrennt werden können, die auf die Hirnhäute und auf das Gehirn selbst einen Reiz auszuüben vermögen. Die Schädelbrüche überhaupt müssen wir trennen in die örtlichen und die allgemeinen. Die ersteren werden durch eine lokal wirkende Gewalt bedingt, die an der Stelle des Auftreffens, meist auf der Konvexität des Schädels, einen Loch-, Splitter- oder Sternbruch hervorruft, wobei nicht selten Knochenstücke in die Tiefe getrieben werden können, so daß eine Knochendepression vorliegt. Eine größere Bedeutung für uns kommt denjenigen Brüchen zu, die dadurch entstehen, daß eine meist stumpfe Gewalt auf die Schädelkapsel als Ganzes einwirkt, indem der Kopf auf eine harte Unterlage aufschlägt oder zwischen zwei Widerständen eingeklemmt wird usw. Der Schädel als Ganzes wird dann in der Ebene, in welcher die Kraft wirkt, zusammengepreßt und erleidet daselbst leicht Biegungsbrüche, während er sich infolge seiner Elastizität in einer auf dieser Ebene senkrechten Ebene ausdehnt und so auch Berstungsbrüche entstehen können. Es kommt bei diesen Brüchen des Schädels als Ganzes meist zu Spaltbrüchen, Fissuren. Dieselben zeigen auch eine gewisse Vorliebe für bestimmte Schädelteile, und zwar ist es die Schädelbasis, welche besonders leicht solche Brüche erleidet. Es hat dies zweifellos in den anatomischen Verhältnissen des Schädelbaues, in dem Umstande, daß der Schädelgrund infolge der austretenden Nerven, Gefäße usw. vielfache Lücken aufweist und einige besonders schwache Stellen namentlich in der vorderen und mittleren Schädelgrube hat, seine Ursache.

Die Erscheinungen von seiten des Gehirns, die sich bei einer schweren Schädelverletzung einstellen können, hat man unter dem Symptomenkomplex der Commotio cerebri, der Gehirnerschütterung, zusammengefaßt. Von diesen Erscheinungen müssen die Bewußtlosigkeit, welche nur wenige Sekunden oder auch viele Stunden anhalten kann, ebenso wie die eigentümliche, bei jeder schweren Gehirnerschütterung sich einstellende retrograde Amnesie auf eine Beeinträchtigung der Rindenvorgänge durch das Trauma bezogen werden. Die Bewußtlosigkeit kann sowohl als einziges Symptom der Gehirnerschütterung sich einstellen, sie kann sich aber auch mit anderen Erscheinungen verknüpfen, die man unter dem Namen der bulbären zusammengefaßt und für das verlängerte Mark betreffende Störungen angesehen hat. Zu ihnen gehören die Pulsverlangsamung, die Verlangsamung und Verflachung der Atmung, das Ansteigen des Blutdrucks, ferner das Erbrechen oder wenigstens das Gefühl des Übelwerdens. In sehr schweren Fällen von Gehirnerschütterung kann auch der unwillkürliche Abgang von Urin und Stuhlgang hinzukommen. Meist besteht eine auffallende Blässe der Haut, die Pupillen sind bald sehr weit, bald eng, nicht selten auch ungleich, ihre Reaktionen können erloschen sein. Die Sehnenphänomene sind manchmal gesteigert, in anderen schweren Fällen auch ganz aufgehoben. Die Erscheinungen, welche auf eine Reizung des verlängerten Marks zurückzuführen sind, können in schweren Fällen solchen einer Lähmung dieser Zentren Platz machen, und dann kann der Tod unter zunächst aussetzender Atmung und späterem Erlahmen des rasch und unregelmäßig arbeitenden Herzens eintreten. Man hat die Erscheinungen der Hirnerschütterung als die Zeichen eines plötzlich einsetzenden Hirndrucks aufgefaßt, und Kocher hat diesen Zustand als Hirnpressung bezeichnet. Es geht aus allen experimentellen Untersuchungen hervor, daß zum Zustandekommen dieser Hirnpressung zweifellos die Zerebrospinalflüssigkeit ganz wesentlich beiträgt. Während man aber früher der Ansicht zuneigte, als eigentliche Grundlage für die Gehirnerschütterung molekulare Veränderungen anzusehen, glaubt man jetzt anatomische Veränderungen annehmen zu müssen. Im Versuch hat man wiederholt bei den später getöteten Tieren eine strotzende Füllung der Gehirngefäße, die sich namentlich auch auf die mittleren und kleineren erstreckte, feststellen können; ferner sind degenerative Veränderungen an den Nerven- und Gliazellen solcher Tiere und auch Zerfallsvorgänge an markhaltigen Nervenfasern wiederholt gefunden worden. Die besten jetzt vorliegenden Untersuchungen sind diejenigen Jakobs. Er erhob als regelmäßigsten Befund die Degeneration von markhaltigen Nervenfasern. Er konnte strukturelle Zerstörungen in dem verlängerten Mark an der Randzone und in der Umgebung des IV. Ventrikels und im oberen Teile des Halsmarks nachweisen. In schwereren Fällen fand er auch Ganglienzellen-Degenerationen und mikroskopische Quetschherde daselbst, und zwar war die Gegend des Vaguskernes auffallend oft betroffen. Für Jakob ist die organische Grundlage der Commotio cerebri zweifellos: „Es handelt sich um eine traumatisch ausgelöste, anatomisch bedingte, ihrer Natur nach passagere Schädigung der nervösen Elemente der ganzen Hirnrinde, vornehmlich der Nervenfasern, eine Störung, die anatomisch wie funktionell in Erholung überzugehen pflegt." Auch beim Menschen hat man verschiedene pathologische Veränderungen des Zentralnervensystems nach schwerem Trauma beobachtet, so hat man Veränderungen der mittleren und kleineren Gefäße, herdweise stärker ausgeprägt, beschrieben. Man hat nekrotische Herde mit veränderten und zugrunde gegangenen Nervenzellen, Degenerationen von markhaltigen Nervenfasern an der Stelle der Verletzung und des Gegenstoßes gefunden, abgesehen von den gröberen Veränderungen in der Form von Blutungen und Quetschherden. Die neueren Befunde bestätigen mehr oder weniger eine Ansicht, die Kocher schon früher ausgesprochen, daß es nämlich unmöglich sei zu behaupten, daß nicht in jedem Fall von Commotio cerebri kleinste Quetschungen vorkommen, wenn sie auch nur mikroskopisch sichtbare Gebilde, wie Zellen und Fasern, beträfen.

Die Übergänge einer Hirnerschütterung zu einer Hirnquetschung sind fließende und sehr oft kommen beide nebeneinander vor. Man findet besonders solche Quetschherde unter der Stelle, wo die äußere Gewalt den Schädel getroffen, und ferner an der Stelle des Gegenpols, da, wo gewissermaßen das Gehirn als Ganzes gegen die Schädelwand geschleudert wurde. Trifft eine Gewalt z. B. den Stirnteil, so findet man nicht nur da, sondern auch oft am Hinterhauptslappen und im Kleinhirn Quetschherde; bei auf den Scheitel einwirkenden Gewalten sehen wir Quetschherde namentlich an der Unterfläche und da vor allem an dem Orbitalteil der Stirnlappen und der Spitze der Schläfenlappen. Diese beiden Stellen sind überhaupt wohl infolge der kantigen Beschaffenheit der umschließenden Knochenteile und infolge der Befestigung durch die Dura und die Gefäße von traumatischen Läsionen bevorzugt, und auch ich habe wiederholt nach Sturz von einem hohen Gerüst usw. gerade an diesen Stellen schwere Veränderungen gesehen. Eine weitere bevorzugte Stelle für diese Quetschherde stellen die Ventrikelinnenflächen, die Gegend des Aquädukt und der Boden des 4. Ventrikels infolge des Anschlagens der Zerebrospinalflüssigkeit dar. Solche Quetschherde sind es auch, die in manchen Fällen durch nachträgliche Zerstörung von Gefäßen zu den Spätblutungen nach einer bis dahin scheinbar harmlos verlaufenden Kopfverletzung führen. In Anlehnung an Kocher und Jakob können wir zusammenfassend sagen, daß die Art der anatomischen Veränderungen bei einer Commotio cerebri eine recht verschiedene sein kann und daß sie von mikroskopischen Veränderungen von Nervenfasern mit oder ohne Degeneration von Nervenzellen zu mikroskopischen und makroskopischen Quetschungen, und zwar mit und ohne Blutungen überzugehen vermag. Auch der Ort der Verletzung ist ein verschiedener, wenn auch eine gewisse Bevorzugung des verlängerten Markes unverkennbar scheint, welche auf die Bewegung der Zerebrospinalflüssigkeit zurückzuführen ist. Die kleinen Blutungen in der Hirnsubstanz entstehen durch die Verdrängung des Blutes, welches nicht rasch genug ausweichen kann, aus den Gefäßen; während da, wo Hirnteile infolge des Stoßes gegeneinander verschoben werden, es zu Zerreißungen im Marklager mit dadurch bedingten größeren Blutungen und an der Stelle des Anprallens gegen die Schädelwand oder gegen andere Hirnteile zu Quetschherden kommt (Kocher, S. 363).

Für die Praxis ist aber durchaus zu beherzigen, daß man den Symptomen einer Hirnerschütterung für die Beurteilung etwaiger Folgeerscheinungen einer Schädelverletzung keinesfalls eine ausschlaggebende Bedeutung beilegen darf, wie das meist geschieht. Es sind zahlreiche Fälle schwerer Gehirnverletzung ohne Kommotionssymptome bekannt. Veraguth hat einen Fall eines Gehirnschusses beschrieben, bei dem keine Aufhebung des Bewußtseins eintrat. Köppen hat einen Fall mitgeteilt, bei dem sich an eine Schädelverletzung $1/2$ Jahr später eine schwere geistige Störung anschloß und bei dem sich bei der Leichenöffnung Narbenherde im Gehirn nachweisen ließen. Bei der Verletzung selbst, eine Gardinenstange war dem Betreffenden auf den Kopf gefallen, waren weder die Erscheinungen einer Commotio noch irgendwelche andere ernstere Symptome aufgetreten. Ähnlich liegen die Verhältnisse meist bei den Spätblutungen nach Kopfverletzungen, die Quetschherde haben bei ihrer Entstehung oft keine Symptome gemacht und erst die Zerstörung eines Gefäßes mit der nachfolgenden Blutung macht die ersten klinischen Erscheinungen. Ich erinnere mich auch eines Falles, wo ein Mann aus dem Automobil geschleudert, nur wenige Sekunden bewußtlos war, dann einen $1/2$ Stunde weiten Weg zurücklegte und einen schweren Basisbruch aufwies. Namentlich bei offenen Schädelbrüchen fehlen oft trotz schwerer Zerstörungen des Gehirngewebes alle Symptome der Hirnerschütterung. So berichtet Schönwerth über 10 komplizierte Schädelfrakturen, von denen nur bei sechs Bewußtlosigkeit nach der Verletzung eintrat. In einem Falle, in dem ein Bruch des linken Stirnbeins infolge von Hufschlag vorlag, fehlten zunächst alle Erscheinungen von seiten des Gehirns, und der Verletzte war noch imstande, einen 200 m langen Weg zurückzulegen und sich dabei mit seinem Begleiter zu unterhalten. Erst $1/2$ Stunde nach dem Trauma trat dann Bewußtlosigkeit ein; in drei anderen Fällen blieb die Bewußtlosigkeit dauernd aus. Pulsverlangsamung fehlte ebenfalls in diesen drei Fällen und in keinem der 10 Fälle war Erbrechen nachweisbar. Ebenso wie Gehirnverletzungen zunächst nicht erkannt werden, können auch Schädelbrüche, namentlich solche des Schädelgrundes übersehen werden, da sie keine Symptome machen. Die bekannten kennzeichnenden Erscheinungen derselben, die Blutung aus Nase, Mund oder Ohr, das Abfließen von Zerebrospinalflüssigkeit aus denselben oder gar der Austritt von Gehirnsubstanz aus diesen Öffnungen kann in einem Viertel der Fälle fehlen. Oft gestatten dann die Lähmungen basaler Nervenstämme die Wahrscheinlichkeitsdiagnose, aber die Fazialislähmung, welche zu den häufigsten gehört, wird doch auch nur in 25% der Brüche der Schädelbasis beobachtet, so daß es wohl Fälle gibt, wo ein solcher Bruch symptomlos zu verlaufen scheint. In der Tat ist auch mir ein Fall bekannt, wo ein geheilter Schädelbruch bei der Leichenöffnung eines an einer anderen Krankheit verstorbenen Rentenempfängers gefunden wurde, dessen Leiden immer als leichter Fall einer traumatischen Neurose aufgefaßt worden war. Manchmal führen später auftretende unangenehme Störungen von seiten basaler Nerven den Untersucher zu der nachträglichen Annahme, daß ein Schädelbruch vorgelegen hat. Es kommt nämlich gelegentlich zu Kalluswucherungen an der Bruchstelle und infolgedessen zu einem Druck auf Nervenstämme zuweilen mit sekundärer Degeneration derselben. Andererseits können aber auch Schädelfissuren, wenn die Ränder genau aneinanderliegen, so glatt ohne jede Kallusbildung verheilen, daß eine spätere Leichenöffnung nichts von der früheren Fissur nachzuweisen vermag. Haben die Erscheinungen einer Hirnerschütterung bei einer Verletzung bestanden, so ist eine solche unter keinen Umständen als harmlose aufzufassen, sondern immer im Auge zu behalten, daß die Commotio eine organische Schädigung des Gehirns darstellt. Für eine über eine einfache Commotio hinausgehende Schädigung des Gehirngewebes spricht aber, wenn erst nach einer von Symptomen freien Zwischenzeit sich schwere Erscheinungen einstellen. Das pflegt bei Quetschherden oder Blutungen der Fall zu sein. Ebenso spricht Fieber nach einer Schädelverletzung mit Gehirnsymptomen für eine Gehirnquetschung.

Eine irrige Auffassung, die man immer wieder hören und lesen kann, ist die, daß eine Gehirnverletzung nicht vorgelegen habe oder dieselbe doch keine ernstere gewesen sein könne, weil am Schädel nichts zu sehen sei. Gerade das Umgekehrte ist das Richtige! Eine Gewalt, die den Schädel trifft und an der Stelle ihres Auftreffens eine lokale Knochenverletzung hervorruft, erschöpft sich dabei und wirkt weniger auf den Schädel als Ganzes und das eingeschlossene Gehirn ein. Eine stumpfe Gewalt dagegen, die die ganze Schädelkapsel in Mitschwingungen versetzt, wird auch dann, wenn es nicht zu Brüchen der Schädelbasis kommt, den Stoß an die gesamte Gehirnmasse weitergeben und viel schwerere und ausgedehntere Quetschungen usw. setzen können.

Erwähnenswert erscheint noch die Tatsache, daß man gelegentlich nach Schädelbrüchen Blut in der Spinalflüssigkeit bei der Lumbalpunktion nachgewiesen hat. Von verschiedenen Schriftstellern ist ferner etwa in der Hälfte der Fälle von nervösen Störungen nach Schädelverletzungen eine jahrelang anhaltende, zum Teil sehr erhebliche Steigerung des Druckes der Spinalflüssigkeit — bis zu 480 mm Wasser in einem Falle von Weitz — gefunden worden. Man hat dieselbe dadurch erklärt, daß durch eine alte Verletzung der Hirnhäute ein dauernder Reizzustand derselben gesetzt werde, welcher mit einer gesteigerten Absonderung von Zerebrospinalflüssigkeit einhergehe. Dieser erhöhte Spinaldruck würde also für eine überstandene organische Schädigung des Gehirns oder seiner Häute sprechen. Dabei ist aber nicht außer acht zu lassen, daß das Fehlen der Drucksteigerung keineswegs gegen eine organische Verletzung spricht, und daß man auch ohne vorangegangene Schädelverletzung eine Erhöhung des spinalen Druckes findet bei Anämie, Alkoholismus, Nephritis und Arteriosklerose, geringe Steigerungen auch gelegentlich bei einfacher Neurasthenie und Hysterie. Jedenfalls sind also die Ergebnisse nur bei beträchtlichen Steigerungen und bei Ausschluß der ersteren von den eben angeführten Erkrankungen diagnostisch zu verwerten. Ganz abgesehen davon ist man aber nicht ohne weiteres berechtigt, bei einer etwaigen Begutachtung eine Spinalpunktion vorzunehmen. Einige Untersucher haben üble Erfahrungen mit derselben gemacht und warnen sogar davor. Die Zusammensetzung der Spinalflüssigkeit selbst wies in den Fällen von Weitz und anderen Untersuchern keine Abweichungen von der Norm auf. Von praktischer Bedeutung ist weiter die Erfahrung, daß nach einer überstandenen Gehirnerschütterung als einziges Ausfallssymptom Pupillenstörungen dauernd zurückbleiben können. Man findet gelegentlich Ungleichheit der Pupillen, träge Lichtreaktion und sogar Aufhebung der Lichtreaktion an einem und, worauf ich noch besonders hinweisen möchte, auch selten an beiden Augen.

Die Symptome einer Hirnerschütterung oder anderer schwerer Hirnschädigungen können sich auch einstellen, wenn das Trauma als solches den Schädel gar nicht getroffen hat. Eine Verletzung des Unterkiefers durch Fall auf denselben überträgt den Stoß natürlich ohne weiteres auf den Schädelgrund. Dasselbe kann aber auch die Wirbelsäule als Ganzes tun, z. B. bei einem Fall auf das Gesäß, wobei unter Umständen die Wirbelsäule so in den Schädel hineingetrieben werden kann, daß die Umgebung des Foramen magnum ringförmig einbricht. Auch Wirbelbrüche können durch unmittelbare Fortleitung des Stoßes auf den Schädel und auch infolge der etwaigen Drucksteigerung im Wirbelkanal und in der Zerebrospinalflüssigkeit das Gehirn in Mitleidenschaft ziehen.

Auch anderweitige Unfallverletzungen können das Gehirn organisch schädigen, indem z. B. nach einer Verbrennung bei einem elektrischen Unfall, wie in einer Beobachtung Jellineks, eine Gehirnembolie sich einstellt, oder indem von einer infizierten Wunde aus eine Verschleppung ins Gehirn erfolgt und ähnliche Vorkommnisse mehr. Aber auch periphere Verletzungen, die eine organische Schädigung des Gehirns auch nicht auf mittelbarem Wege zu veranlassen vermögen, können psychische Störungen bei dem Betroffenen auslösen. Zweifellos überwiegt aber gerade für die Entstehung geistiger Erkrankungen die Bedeutung der Schädelverletzungen alle anderen bei weitem. Unter 144 Fällen, bei denen entsprechend unserer obigen Ausführung die erste Art des ursächlichen Zusammenhangs zwischen Trauma und Psychose vorliegt, bei denen also das Trauma die alleinige Ursache der psychischen Erkrankung darstellt, finde ich nur Kopfverletzungen angegeben, in 29 Fällen handelte es sich dabei um Schädelbrüche der Basis, aber 19 Fälle von den 144 hatten keine Kommotionserscheinungen nach der Verletzung gezeigt. Von 162 Fällen, bei denen bei bestehender Prädisposition ein Trauma die Psychose auslöste, entsprechend unserer obigen zweiten Form des ursächlichen Zusammenhangs, lagen in 108, also in 66% Kopfverletzungen vor, von denen 83 mit und 25 ohne Symptome der Hirnerschütterung verliefen. Nur 35 mal kamen Verletzungen anderer Körperteile und 19 mal die psychischen Wirkungen des Unfalls als auslösendes Moment in Frage. Man ersieht jedenfalls auch hieraus die große Bedeutung gerade der Schädelverletzungen, wobei aber nochmals darauf hingewiesen sein mag, daß unter 252 Fällen von Schädelverletzungen mit nachfolgender Psychose 44 mal die Erscheinungen einer Hirnerschütterung fehlten.

Die Häufigkeit der Unfallverletzungen an sich ist bekanntlich in verschiedenen Berufsarten eine ungleiche, an erster Stelle stehen die Arbeiter bei der Spedition und dem Fuhrwerk, dann kommen die Müller, an dritter Stelle die Steinbrucharbeiter, dann die Bergleute, die in den Brauereien und Mälzereien tätigen Arbeiter usw. Die wenigsten Verletzungen kommen vor bei den Arbeitern der Bekleidungsindustrie. Von den Unfallverletzungen selbst interessieren uns hier also vor allem diejenigen, welche den Schädel betreffen, und ihre Häufigkeit ist auch wieder eine verschiedene, auch in den am meisten von Unfällen an sich heimgesuchten Berufen. In den vorliegenden Statistiken sind Kopf- und Gesichtsverletzungen zusammengerechnet, wir werden aber kaum sehr fehl gehen, wenn wir die daraus sich ergebende Häufigkeitsübersicht auch auf die Schädelverletzungen selbst anwenden. An erster Stelle kommen dann die Dachdecker, dann die Holzfäller, die Zimmerleute, die Fuhrleute, weiter die Steinbrucharbeiter und Bergleute usw. Psychiatrisch interessant ist auch die Tatsache, daß die meisten Unfälle am Sonnabend und am Montag sich ereignen, und zwar am letzteren Tage namentlich nachmittags, was man wohl mit Recht auf die Nachwirkung des üblichen Alkoholgenusses am Sonntag zurückführt, während man die Häufigkeit am Sonnabend durch die Eile, fertig zu werden, erklärt hat. Was endlich die Schwere der Schädelverletzungen bei verschiedenen Unfällen betrifft, so kommen, wenn wir mal von den Traumen im allgemeinen und nicht nur von Betriebsunfällen sprechen, Verletzungen durch fahrende Lokomotiven neben solchen bei Stürzen vom Motorrad und bei Automobilunglücken an erster Stelle.

Die Frage, warum es in dem einen Fall einer Schädelverletzung zu einer psychischen Erkrankung kommt, während sie in einem anderen, scheinbar gleichliegenden Falle ausbleibt, hat man verschieden beantwortet. So glaubte man das ungleiche Ergebnis vor allem auf eine bestehende, aber vielleicht nicht erkannte Anlage in dem Falle der nachfolgenden psychischen Erkrankung zurückführen zu können. Zweifellos ist eine ererbte Anlage zu Geisteskrankheiten oder eine solche, die durch Alkohol, Lues u. dgl. erworben wurde, von großer Bedeutung, die erworbene namentlich auch deshalb, weil sie oft mit Gefäßveränderungen im Gehirn einhergeht. Aus dem Grunde ist auch das Lebensalter des Verletzten unter Umständen ausschlaggebend, da eben in vorgerückteren Lebensjahren sich häufig Ernährungsstörungen auch an den Gehirngefäßen geltend machen, so daß dieselben von einem Trauma viel leichter dauernd geschädigt werden können. Aber selbst wenn wir alle Fälle, bei denen eine ererbte oder erworbene Prädisposition für geistige Erkrankungen nur entfernt mit in Frage kommen könnte, ausschließen, so bleiben doch scheinbar ganz gleichliegende Fälle von Schädelverletzungen übrig, wo es bald zu einer Geistesstörung kommt, bald nicht. Um diese Fälle erklären zu können, hat man angenommen, daß eben der Ort der Verletzung des Gehirns von ausschlaggebender Bedeutung sei, namentlich eine Verletzung des Stirnhirns sollte auch bei fehlender Anlage häufiger als andere Verletzungen zu geistigen Erkrankungen führen. Phelps hat über 100 Fälle von Verletzungen des Stirnhirns berichtet und kommt dabei zu dem Ergebnis, daß, je mehr bei dem Trauma die linke Präfrontalregion betroffen sei, um so deutlicher die psychischen Störungen seien, daß dagegen die geistigen Fähigkeiten unangetastet bleiben selbst bei einer Zerstörung des ganzen rechten Stirnlappens, sogar der ganzen rechten Hemisphäre. Violet ist der Ansicht, daß vor allem eine Verletzung der linken Hemisphäre zu späteren geistigen Erkrankungen führe, und daß zwar der Frontallappen am leichtesten auch durch die Fernwirkungen eines Traumas geschädigt werden könne, da sein Bau als der am meisten zusammengesetzte auch der empfindlichste sei, daß aber auch Verletzungen der oberen Parietalregion und der Parietookzipitalgegend häufig zu Geisteskrankheiten Anlaß gäben. Diese Feststellungen würden also der Lehre Flechsigs von der Bedeutung seiner drei großen Assoziationszentren entsprechen bei gleichzeitiger Betonung der überwiegenden Wertigkeit der linken Hemisphäre. Die Bedeutung der Stirnlappen für die höheren geistigen Vorgänge wird bekanntlich von einer Reihe gewichtiger Autoren wie Wundt, Hitzig, Anton und anderer anerkannt, und ich muß gestehen, daß ich trotz aller Einwände auch ein Anhänger dieser Ansicht gerade durch Erfahrungen am Krankenbett geworden bin. Den Einwand von Leppmann, daß deshalb Stirnverletzungen so oft als Ursache von Geistesstörungen angegeben würden, weil eben überhaupt die meisten Arbeitsverletzungen von vorn kämen und daher das Stirnhirn beträfen, kann ich nicht anerkennen, da man bei einem größeren Material von Schädelverletzungen leicht auch ebensoviele in anderer Richtung den Schädel treffende zusammenstellen kann. Trotz meiner eigenen Neigung, die nachfolgende geistige Erkrankung eben doch durch den Ort der Gehirnverletzung zu erklären, glaube ich aber offen zugeben zu müssen, daß das vorliegende Material zu einem Beweis nicht ausreicht. Es ist gerade im Hinblick auf unsere obigen Ausführungen ganz ausgeschlossen, den Ort der Schädelverletzung mit dem der Gehirnverletzung schon aus Rücksicht auf die Tatsache der Quetschungen am Gegenpol gleichzusetzen. Obwohl gewisse regelmäßige Beziehungen zu bestehen scheinen, so ist es doch unmöglich, im einzelnen Falle ohne Sektion eine Entscheidung über die etwaige Verletzung dieses oder jenes, nicht mit bestimmten Ausfallserscheinungen bei seiner Zerstörung einhergehenden Gehirnteiles zu treffen, besonders da Quetschherde und Blutungen an mehreren Stellen gleichzeitig sich einstellen können. Selbst eine Leichenöffnung, wenn sie nur makroskopisch ausgeführt wird, ist zur Entscheidung dieser Frage auch nicht ausreichend, da nur mikroskopisch zerstörte Herde mit zugrunde gegangenem Nervengewebe vorliegen können.

Eine andere Ansicht sieht in dem Zustandekommen von Geisteskrankheiten den Umstand verwirklicht, daß in irgend einer Weise die ganze Hirnrinde oder doch wenigstens dieselbe in großer Ausdehnung in Mitleidenschaft gezogen sei. Bekannt ist, daß das Schädeltrauma besonders auf die Gehirngefäße einzuwirken imstande ist, und man sieht daher in ihrer organischen oder auch nur funktionellen Schädigung das Mittelglied, welches zu ausgebreiteten Beeinträchtigungen der Rindenvorgänge führen kann. Eine Schädigung der Gefäße bedingt eine Ernährungsstörung der Rinde, von der wir wissen, daß sie gegen solche besonders empfindlich ist. Der Austausch zwischen Blut und Rindengrau wird ein ungenügender, es kann zur Ansammlung von Zerfallsstoffen, die eigentlich weggeführt werden sollten, und auch zu einem Mangel an Ersatzstoffen kommen. Die dadurch gestörte Zelltätigkeit findet in der auftretenden Psychose ihren erkennbaren Ausdruck.

Endlich darf vielleicht gerade im Hinblick auf die Praxis, in der oft solche höchst schwierigen Fragen ganz apodiktisch im Sinne des einen oder anderen theoretischen Vorurteils des Begutachters entschieden werden, noch eine dritte Möglichkeit des Zustandekommens von Geisteskrankheiten nach Gehirnverletzungen erwähnt werden. Das Gehirn hat zweifellos einen gewissen Einfluß auf den Gesamtstoffwechsel, wie dies die Erfahrungen bei der Paralyse, die experimentellen Ergebnisse von Goltz bei seinen des Stirnhirns beraubten Hunden zeigten. Die durch ein Trauma geschädigte Tätigkeit des Gehirns könnte sich also auch in Störungen ganz anderer Körperorgane geltend machen, die nun ihrerseits wieder das Gehirn als Ganzes und dessen empfindlichsten Teil, die Hirnrinde, ungünstig beeinflussen. Wie wir wissen, liegen Drüsen der inneren Sekretion im Schädel, sogar im Gehirn selbst, sie könnten unmittelbar durch ein Trauma geschädigt Stoffwechselstörungen hervorrufen, die auf das Gehirn zurückfallen. Daß natürlich auch in seltenen Fällen eine anderweitige traumatische Verletzung eines Körperorgans auf dem Umwege der Blutbahn zu einer Geistesstörung führen kann, ist ohne weiteres verständlich und bekannt.

Wahrscheinlich wird es eben verschiedene Wege geben, auf denen ein Schädeltrauma eine geistige Erkrankung hervorruft, in dem einen Fall wird der Ort der Verletzung, in einem anderen werden ausgedehnte Gefäßschädigungen und in einem dritten vielleicht zerebral bedingte Stoffwechselstörungen ausschlaggebend sein. Jedenfalls sind wir aber meist außerstande, im einzelnen Falle ein bestimmtes Urteil darüber abzugeben.

Welche Voraussetzungen müssen nun im allgemeinen erfüllt sein, wenn ein Trauma oder insbesondere ein Betriebsunfall als Ursache einer psychischen Erkrankung in Betracht gezogen werden kann? Dabei ist der ursächliche Zusammenhang im Sinne des Gesetzes bekanntlich auch dann gegeben, wenn das Trauma nur eine von mehreren Ursachen, aber eine wesentlich ins Gewicht fallende darstellt. Zunächst muß wirklich ein Unfall vorliegen und nicht etwa das als Unfall gedeutete Ereignis eine Krankheitserscheinung sein. Z. B. bekam ein in einem Betriebe beschäftigter Paralytiker einen Anfall, setzte sich beim Herannahen desselben, weil ihm elend wurde, auf eine Treppe und wurde dann bewußtlos auf dieser Treppe aufgefunden. Von den Angehörigen wurde behauptet, er sei gestürzt und die Paralyse sei durch diesen Sturz hervorgerufen. Es ist also entschieden eine gewisse Vorsicht geboten, wenn Zeugen des Unfalls fehlen. Liegt aber nun in der Tat wirklich ein Unfall vor, so muß man in der Mehrzahl der Fälle, unbedingt aber dann, wenn das Trauma als alleinige Ursache in Frage kommt, fordern, daß dasselbe eine gewisse Stärke besessen hat und den Kopf traf. Bei den Verletzungen anderer Körperteile wird man recht vorsichtig mit der Annahme eines ursächlichen Zusammenhangs sein müssen. Ebenso sollte man die psychische Wirkung eines Traumas als Ursache einer Psychose nur bei unzweideutig gegebenem zeitlichem Zusammenhang und erst nach Ausschließung aller anderen in Frage kommenden Umstände mit in Betracht ziehen. Bei Schädelverletzungen braucht erfahrungsgemäß keine Hirnerschütterung vorzuliegen und kann doch der ursächliche Zusammenhang mit einer Psychose gegeben sein, während in anderen Fällen eine Verletzung mit schweren klinischen Hirnerscheinungen keineswegs zur Psychose führen muß. Endlich ist auch ein gewisser zeitlicher Zusammenhang zwischen Trauma und dem Ausbruch der Psychose zu fordern. Dieselbe darf je nach der Art der vorliegenden psychischen Erkrankung weder zu früh noch auch zu spät nach der Verletzung sich einstellen, was am besten bei der Betrachtung der einzelnen Formen der Psychosen im besonderen Teil zu erörtern ist. Die früher aufgestellte weitere Forderung, daß ein stetiger Zusammenhang zwischen dem Trauma und der späteren Psychose in jedem Falle nachweisbar sein müsse, läßt sich nicht ganz aufrecht erhalten. Es gibt zweifellos Fälle, bei denen solche Brückensymptome fehlen, und bei denen doch nach längerem Wohlbefinden sich eine schwere Psychose entwickelt, die nach dem späteren Sektionsbefund in sicherem ursächlichem Zusammenhang mit der Schädelverletzung stand. Ferner ist darauf hinzuweisen, daß, ähnlich wie bei vielen traumatisch entstandenen Neurosen, sich in manchen Fällen die psychischen Ausfallserscheinungen nicht während der Heilung der chirurgischen Verletzungen, sondern erst dann geltend machen, wenn die Arbeit wieder aufgenommen wird. Der Umstand, daß ein Unfall Folge einer psychischen Erkrankung, z. B. eines paralytischen Anfalls ist, schließt unter gewissen Bedingungen, wie dies oben unter Erwähnung des epileptischen Anfalls schon ausgeführt wurde, keineswegs die Entschädigungsansprüche für die dabei erlittenen Verletzungen und ihre Folgen aus. Ebenso sind die Verletzungen zu entschädigen, wenn der betreffende Arbeiter eben infolge bestehender geistiger Erkrankung und einer damit verbundenen Urteilsschwäche den Unfall selbst herbeiführte. Wenn die Feststellung der Erblichkeit bei den Psychosen überhaupt schon auf gewisse Schwierigkeiten stößt, so sind dieselben ungleich viel größere und oft unüberwindliche dann, wenn eine etwaige Unfallpsychose in Frage kommt. Von den Angehörigen wird das Vorkommen einer psychischen Erkrankung in der Familie oft absichtlich verheimlicht, weil man sonst der Entschädigungsansprüche verlustig zu gehen glaubt. Nicht selten wird dann auch der von dem Arzte gegebenen Erklärung, daß es für die Entschädigungsansprüche an sich bei dem vorliegenden Zusammenhang gar nicht in Betracht komme, ob noch außerdem eine Anlage zur Psychose vorgelegen habe oder nicht, kaum Glauben geschenkt. Für die praktischen Anforderungen der Unfallgesetzgebung genügt es also auch, wenn der Unfall eine von den mitwirkenden Ursachen ist, allerdings muß ihm eine gewisse Bedeutung zukommen, so daß ohne ihn nach menschlichem Ermessen eine Psychose in dem betreffenden Falle nicht zum Ausbruch gekommen wäre. Es wird auch nicht verlangt, daß mit Bestimmtheit das Trauma als wesentlich mitwirkende Ursache nachgewiesen ist, sondern es genügt eine gewisse Wahrscheinlichkeit, während die Möglichkeit allein nicht ausreicht, um den Zusammenhang zu bejahen.

Schon vor langer Zeit hat man beobachtet, daß ein schweres Schädel- oder Gehirntrauma der nachfolgenden Psychose ein gewisses, leicht erkennbares Gepräge verleiht, und daß diese Züge sich auch nachweisen ließen, wenn es nicht zur Entwickelung einer späteren Psychose kam. Schon Schlager und nach ihm Krafft-Ebing haben sich in diesem Sinne ausgesprochen. Einige der von dem letzteren als Kennzeichen aufgeführten Symptome sind: 1. eine auffallende oft zunehmende Gemütsreizbarkeit, die zu Wutanfällen mit Gewalttaten führen kann, 2. eine herabgesetzte Widerstandsfähigkeit gegen Exzesse jeder Art, besonders gegen Spirituosen, 3. eine große Geneigtheit zu fluxionären Hyperämien des Gehirns und 4. abnorme Empfindungen in der Schädelhöhle (Gefühl von Schwindel, Kopfweh, Graben usw.), die sich periodisch stärker geltend machen. Manche Autoren sind der Ansicht gewesen, daß diese Erscheinungen so kennzeichnend seien, daß man aus ihnen ohne weiteres auf die traumatische Entstehung einer Psychose auch bei fehlender Vorgeschichte schließen könne. Kaplan hat diese Erscheinungen, die er unter der Bezeichnung der explosiven Diathese zusammenfaßte, in 46% aller Fälle gefunden, bei denen ein Trauma erwähnt wurde. Andererseits fand er aber die gleichen Erscheinungen auch bei psychischen Zuständen, bei denen eine traumatische Entstehung nicht in Frage kommt, so daß von einem kennzeichnenden Werte derselben nicht die Rede sein kann, wenn sie sich auch vor allem eben nach schweren Gehirntraumen einstellen. Ziehen faßt diese Nachwirkungen eines Gehirntraumas dann, wenn es nicht zu einer ausgesprochenen Psychose kommt, unter dem Namen der traumatischen psychopathischen Konstitution sehr zweckmäßig zusammen.

Die Frage, ob es nun eine bestimmte ausschließlich nach einem Trauma entstehende Form der Psychose gäbe, ist zu verneinen. Es gibt gewisse psychische Erkrankungen, die wir wegen ihrer traumatischen Entstehung als traumatische Psychosen im engeren Sinne bezeichnen. Dieselben bieten aber die verschiedensten Krankheitsbilder und verschiedene Verlaufsformen dar und entsprechen den auch bei anderen exogenen Schädlichkeiten beobachteten Psychosen. Sie ordnen sich in die von Bonhoeffer so bezeichneten exogenen psychischen Reaktionstypen zwanglos ein. Aus rein praktischen Gesichtspunkten trennen wir sie im folgenden in die Kommotionspsychosen, die traumatische Demenz und die traumatischen Dämmerzustände. Der Epilepsie, welche wir daran anschließend betrachten wollen, kommt eine vermittelnde Rolle zu; gewisse Formen, die wir als traumatische Epilepsie und Reflexepilepsie abtrennen, haben auch eine rein traumatische Entstehung, während bei der genuinen Epilepsie nur die Auslösung bei bestehender Prädisposition in Frage kommt. Das gleiche gilt für die Mehrzahl der anderen organischen und funktionellen Psychosen, deren etwaige traumatische Entstehung wir dann erörtern wollen. Aus rein praktischen Gründen folgen endlich gesondert die Psychosen, bei denen bestimmte Formen von Traumen als ursächliches Moment im Sinne des Unfallgesetzes wirksam waren. Zusammenfassend kann man unbedenklich sagen, daß bei fast allen Formen psychischer Erkrankungen ein entsprechendes Trauma oder ein Betriebsunfall eine ursächliche Rolle spielen kann. Vom geschichtlichen Standpunkt aus erwähnenswert ist, daß Gall auch von einer die Hirnleistungen verbessernden Wirkung schwerer Schädeltraumen berichtet. Sein einwandfreiester Fall ist wohl der des Mabillon, welcher bis zu seinem 18. Lebensjahre weder lesen noch schreiben

2*

und kaum sprechen konnte und nach einem Sturz mit nachfolgender Trepanation sich rasch entwickelte und eine hervorragende geistige Begabung zeigte.

Literatur.

Binswanger und Siemerling, Psychiatrie. Jena 1915.

Bonhoeffer, Die symptomatischen Psychosen. Leipzig 1910.

Büdinger, Ein Beitrag zur Lehre von der Gehirnerschütterung. Deutsche Zeitschrift f. Chir. **41**, 433. 1895.

Cimbal, Die objektiven Befunde usw. bei Unfallnervenkrankheiten. Ref. Neurol. Zentralbl. 1912. 658.

Dinkler, Ein Beitrag zur Lehre von den feineren Veränderungen nach Schädeltraumen. Arch. f. Psych. **39**, 445. 1905.

Eichelberg, Organische Geistes- und Nervenkrankheiten nach Unfall. Münch. med. Wochenschr. 1912. 2155.

Engel, Die Beurteilung von Unfallfolgen. Berlin 1913.

Friedmann, Über eine besonders schwere Form von Folgezuständen nach Gehirnerschütterung. Arch. f. Psych. **23**, 230. 1892.

— Zur Lehre, insbesondere zur pathologischen Anatomie der nichteitrigen Enzephalitis. Deutsche Zeitschr. f. Nervenheilk. **14**, 93. 1899.

— Über die materiellen Grundlagen und die Prognose der Unfallneurose nach Gehirnerschütterung. Deutsche med. Wochenschr. 1910. 698.

Fürstner, Kopfverletzungen und Psychose. Allg. Zeitschr. f. Psych. **38**, 682. 1882.

Gall et Spurzheim, Anatomie et physiol. du système nerveux en général et du cerveau en particulier. Paris 1810. **2**, 30 u. 264.

Gaupp, Der Einfluß der Unfallgesetzgebung auf den Verlauf der Nerven- und Geisteskrankheiten. Münch. med. Wochenschr. 1906. 2233.

Geis, Beitrag zur Entstehung von Geisteskrankheiten nach und durch Körperverletzungen. Inaug.-Diss. Bonn 1904.

Guder, P., Die Geistesstörungen nach Kopfverletzungen. Jena 1886.

Handbuch der Unfallversicherung. Leipzig 1909. **1**.

Dienstanweisung zur Beurteilung der Militärdienstfähigkeit usw. vom 9. II. 1909. Berlin 1909.

Hartmann, Über Geistesstörungen nach Kopfverletzungen. Arch. f. Psych. **15**, 98. 1884.

Hartmann, Die traumatische Gehirnerkrankung. Handbuch der Sachverständigen-Tätigkeit. Wien 1910. **9**, 2.

Hauser, Über einen Fall von Commotio cerebri mit bemerkenswerten Veränderungen im Gehirn. Deutsches Arch. f. klin. Med. **65**, 433. 1900.

Herrmann, Beiträge zur Lehre der nach Unfällen auftretenden nervösen und psychischen Störungen. Inaug.-Diss. Göttingen 1897.

Jakob, Experimentelle Untersuchungen über die traumatischen Schädigungen des Zentralnervensystems. Histologische Arbeiten von Nissl und Alzheimer. **5**, 182. 1913.

Jolly, Diskussionsbemerkungen. Arch. f. Psych. **21**, 656. 1890.

Kaplan, Kopftrauma und Psychosen. Allg. Zeitschr. f. Psych. **56**, 292. 1899.

Kißling, Kopftrauma und Psychosen. Inaug.-Diss. Tübingen 1899.

Kocher, Hirnerschütterung, Hirndruck usw. Wien 1911.

Koeppe, Über Kopfverletzungen als periphere Ursache reflektierter Psychosen usw. Deutsches Arch. f. klin. Med. **13**, 353. 1874.

Kölpin, Die psychischen Störungen nach Kopftraumen. Volkmanns Vorträge. 1906. Nr. 418.

Kommentar zur R.V.O. **3**, herausgegeben von Moesle und Rebeling.

Krafft-Ebing, Über die durch Gehirnerschütterung und Kopfverletzung hervorgerufenen psychischen Krankheiten. Erlangen 1868.

Kräpelin, Psychiatrie. Leipzig 1909/10. **1** und **2**.

Krömer, Fr., Beitrag zur Lehre der Psychosen nach Kopfverletzungen. Inaug.-Diss. Freiburg 1905.

Leppmann, Die traumatischen Psychosen mit besonderer Berücksichtigung der Unfallgesetzgebung. Zeitschr. f. ärztl. Fortbild. 1911. 679.

Lewandowsky, Handbuch der Neurologie. **4**, 29 ff.; **5**, 991 ff.

Mendel, Der Unfall in der Ätiologie der Nervenkrankheiten. Monatsschr. f. Psych. 1907 u. 1908.

Meyer, Die Ursachen der Geisteskrankheiten. Jena 1907. 101 ff.

Meyssan, P., Les psychoses traumatiques. Inaug.-Diss. Bordeaux 1899.

Obersteiner, Trauma und Psychose. Wiener med. Wochenschr. Nr. 40. 1908.

Oppenheim, Weitere Mitteilungen über die sich an Kopfverletzungen und Erschütterungen anschließenden Erkrankungen des Nervensystems. Arch. f. Psych. **16**, 743. 1885.

Prinzing, Handbuch der medizinischen Statistik. Jena 1906.

Raeke, Traumatische Psychosen und Neurosen. Zeitschr. f. Versicherungsmed. 1912. 129.

Rathmann, Über die nach Schädeltrauma auftretenden psychischen Störungen. Vierteljahrsschr. f. gerichtl. Med. 3. Folge. **23**, 1. 1901.

Reichsversicherungsordnung. Guttentagsche Sammlung. Berlin 1911. 537 ff.

Rinderspecher, Die Bedeutung der Lumbalpunktion für die Begutachtung von Kopfverletzungen. Fortschr. d. Med. **32**, 405. 1914.

Ritter, Beiträge zur Klinik und Kasuistik der traumatischen Geistesstörungen. Inaug.-Diss. Berlin 1890.

Saaler, Beitrag zur Beurteilung der Geistesstörungen nach Kopfverletzungen. Inaug -Diss. Leipzig 1906.

Sachs und Freund, Die Erkrankungen des Nervensystems nach Unfällen. Berlin 1899.

Sanitätsbericht über die deutschen Heere im Kriege gegen Frankreich. **7**, 1885.

Scagliosi, Über Gehirnerschütterung usw. Virchows Arch. **152**, 487. 1898.

Schäfer, Gerichtsärztliche Beurteilung von Gehirnverletzungen. Allg. Zeitschr. f. Psych. **51**, 668. 1896.

Schlecht, Zur Frage der Meningitis serosa traumatica. Deutsche Zeitschr. f. Nervenheilk. **47** u. **48**, 697. 1913.

Schönwerth, Über komplizierte Schädelfrakturen. Münch. med. Wochenschr. 1908. 2325.

Schultze-Bonn, Chronische organische Erkrankungen des Zentralnervensystems nach Trauma. Med. Klinik. 1909. 1733.

Sperling und Kronthal, Eine traumatische Neurose mit Sektionsbefund. Neurol. Zentralbl. 1889. 325.

Stolper, Die Geistesstörungen infolge von Kopfverletzungen. Vierteljahrsschr. f. gerichtl. Med. 3. Folge. **13**, 130. 1897.

Thiem, Handbuch der Unfallerkrankungen. Stuttgart 1910. **2**, 1. Teil, bearbeitet von Kühne.

Trömmer, Über traumatische Psychosen. Zeitschr. f. d. ges. Neurol. Orig. **3**, 548. 1910.

Viedenz, Über psychische Störungen nach Schädelverletzungen. Arch. f. Psych. **36**, 863. 1903.

Violet, Des traumatismes craniens dans leurs rapports avec l'alienation mentale. Thèse. Paris 1905.
Weber, Über posttraumatische Psychosen. Deutsche med. Wochenschr. 1905. 1183.
— Über Unfallpsychosen. Ref. Deutsche med. Wochenschr. 1907. 1517.
— Über Fettembolie des Gehirns. Med. Klinik. 1913. 831.
— Commotio cerebri mit anatomischen Befunden. Ärztl. Sachverst.-Zeitschr. 1913. 56.
Weber, R., Über 25 Fälle von Geistesstörungen nach Kopfverletzungen. Inaug.-Diss. Zürich 1891.
Weitz, Über Liquor-Druckerhöhungen nach Kopftrauma. Neurol. Zentralbl. 1910. 1010.
Werner, Über Geisteskrankheiten nach Kopfverletzungen. Vierteljahrsschrift für gerichtl. Medizin. 3. Folge. **23**, 151. 1902.
Weyert, Das Trauma als ätiologischer Faktor von Geisteskrankheiten. Ärztl. Sachverst.-Zeitg. **16**, 25. 1910.
Windscheid, Der Arzt als Begutachter. Jena 1905.
Wollenberg, Traumatische Psychosen in Binswanger-Siemerlings Lehrbuch der Psychiatrie. Jena 1915.
Yoshihawa, Experimentelle Untersuchungen über traumatische Hirnblutungen. Monatsschr. f. Psych. **20**, 251. 1906.
— Über feinere Veränderungen im Gehirn nach Kopftrauma. Allg. Zeitschr. f. Psych. **65**, 901. 1908.
Ziehen, Organische Geisteskrankheiten und Unfälle. Amtl. N. d. R.V.A. **27**, 555. 1911.
— Psychiatrie. Berlin 1911.

B. Besonderer Teil.

I. Traumatische Psychosen im engeren Sinne.

1. Kommotionspsychosen.

Wir verstehen unter Kommotionspsychosen diejenigen psychischen Störungen, welche in einem mehr oder weniger unmittelbaren zeitlichen Anschluß an eine Gehirnerschütterung, eine Commotio cerebri, sich entwickeln. Nur Fälle, bei denen die Gehirnerschütterung die alleinige und wesentliche Ursache bildet, sind hierher zu zählen, während alle jene Fälle, bei denen durch eine Kommotion lediglich eine Psychose ausgelöst wurde, hier nicht hergehören. Es liegt schon in dieser Umgrenzung begründet, daß nur schwere Verletzungen als verursachende Umstände in Frage kommen, denn in allen Fällen muß das Gehirn in Mitleidenschaft gezogen sein und müssen deutliche Symptome von seiten desselben zutage treten. Unter 34 von mir zusammengestellten Fällen finde ich sieben sichere Schädelbrüche. Die Unfälle selbst betreffen Stürze vom Gerüst von 2—15 m Höhe, aus einem Wagen, aus einem fahrenden Zuge, Verletzungen bei Eisenbahnunglücken, ferner einen Hufschlag gegen den Kopf, den Sturz von einer Treppe, aber auch den Fall auf ebener Erde, wobei der Betreffende mit dem Hinterkopf auf das Straßenpflaster aufschlug, dann aufstand, wieder zusammenbrach und so noch ein zweites Mal in derselben Weise zu Fall kam.

Die erbliche Belastung ist in allen diesen Fällen von untergeordneter Bedeutung, die Kommotionspsychosen kommen ferner in jedem Lebensalter vor, und ich habe Fälle in den Altersgrenzen vom 14. bis zum 57. Lebensjahre berücksichtigt, entsprechend unserer Beschränkung auf die Betriebsunfälle. Ich habe aber auch eine auffallenderweise in volle Genesung ausgehende Kommotionspsychose bei einer 64jährigen Dame, die von einem Radfahrer zu Boden geworfen war und eine schwere Hirnerschütterung davongetragen hatte, gesehen. Die Kommotionspsychosen sind auch unter verschiedenen anderen Namen beschrieben worden, von denen ich die wichtigsten aufführen will; man hat sie auch bezeichnet als: primäre traumatische Psychosen, Delirium traumaticum, Paranoia hallucinatoria acuta nach Trauma, Amentia traumatica, traumatische Verwirrtheit usw. Auch als „stürmische Manie“ hat man gelegentlich diese Kommotionspsychosen beschrieben, indem man die Neigung zu Gewalttätigkeiten, welche wir schon bei Besprechung der kennzeichnenden Erscheinungen nach einer Gehirnverletzung erwähnten, mit der Zornmütigkeit mancher manischer Kranker auf eine Stufe stellte.

Wir benutzen hier den nichts über die klinische Form aussagenden Namen der Kommotionspsychosen, indem wir lediglich den unmittelbaren ursächlichen Zusammenhang mit einer Hirnerschütterung betonen.

Eine pathologische Anatomie der Kommotionspsychosen gibt es nicht. Wir wissen zwar, daß wir, wie oben erwähnt, in den tödlich ausgehenden Fällen von Hirnerschütterungen verschiedene anatomische Befunde wie Blutungen, Quetschherde, Zell- und Faserdegenerationen feststellen können, wir dürfen aber diese Befunde keineswegs als die Grundlage der Kommotionspsychosen ansprechen. Wir finden dieselben auch in Fällen, in denen es zu keiner Psychose gekommen ist. Wir können aber wohl annehmen, daß diese lokalen Veränderungen im Gehirn den Anlaß geben zu denjenigen Störungen, deren Einwirkungen auf das psychische Leben des Erkrankten uns als Kommotionspsychose erkennbar wird. Vielleicht sind es an diese Veränderungen sich anschließende Ödeme, welche größere Hirnrindengebiete in Mitleidenschaft ziehen, Zirkulationsstörungen mit ihren Folgen, welche eben zu einer Psychose nach einer der oben erwähnten drei Möglichkeiten zu führen vermögen. In den Fällen, in welchen sich eine Kommotionspsychose an einen Schädelbruch angeschlossen hat, liegt der Befund eines solchen mit etwaigen Hirnverletzungen vor.

Die körperlichen Krankheitserscheinungen können recht mannigfaltiger Art sein. Bei allen Fällen hat natürlich eine Gehirnerschütterung mit ihren bekannten, oben aufgeführten Symptomen bestanden. Die Dauer der Bewußtlosigkeit kann eine sehr verschiedene sein, ich finde in den 34 hier zugrunde gelegten Fällen Angaben von der Dauer von einigen Minuten bis zu fünf Tagen, in der Mehrzahl der Fälle hat dieselbe aber mehrere Stunden betragen. Erbrechen ist in fast allen Fällen beobachtet worden, meist erst nach Wiederkehr des Bewußtseins, ebenso waren auch fast regelmäßig Pulsverlangsamungen, bis zu 48 Schlägen in der Minute, vorhanden. Daß auf 34 Fälle 7 Schädelbrüche kamen, ist schon oben erwähnt. An die Gehirnerschütterung schließt sich die Psychose sofort an oder sie kann durch eine kurze Zwischenzeit getrennt sein. Bei 20 Fällen, von denen genaue Angaben über diesen Punkt vorliegen, ging 13 mal die Bewußtlosigkeit sofort in die geistige Störung über, in 7 Fällen bestand ein Zwischenraum von einigen Stunden, einem Tag oder auch von 4—6 Tagen. Reichardt hat einen Fall beschrieben, bei dem nach dem Schwinden der Bewußtlosigkeit der Hirnerschütterung der Betreffende klar und geordnet war bis zum nächsten Tag, an dem sich eine neue, langanhaltende Bewußtlosigkeit einstellte, welche in die Psychose überging. Gewöhnlich setzt, wenn ein längerer Zwischenraum besteht, am 2.–4. Tag am Abend die psychische Störung ein. Auch bei schon bestehender Psychose kann sich das Erbrechen von Zeit zu Zeit wiederholen, die Pulsverlangsamung kann wochen- und monatelang bestehen bleiben. In fast allen Fällen klagen die Kranken in den freieren Zeiten, in welchen sie Auskunft geben, über Schwindel; derselbe kann so stark sein, daß sie sich kaum im Bett aufzurichten wagen. Eine stetige Klage ist auch die über Kopfschmerz, der meist in eine ganz bestimmte Schädelgegend verlegt wird und von den Kranken als bohrend, reißend, grabend usw. bezeichnet wird und nicht selten Anlaß gibt zu allen möglichen hypochondrischen Annahmen, auf welche wir nochmals zurückkommen müssen. Dieser Kopfschmerz ist zeitweise stärker vorhanden und kann dann noch weiter verstärkt werden durch Niesen, Husten, Pressen und andere Zustände, die zu einer Steigerung des Drucks im Schädelinneren führen. Nicht selten wird dann auch in der betreffenden Schädelgegend bei Beklopfen lebhafter Schmerz empfunden.

Die Pupillen zeigen oft keine Störungen, sind aber auch nicht selten ungleich weit, manchmal auffallend eng, in anderen Fällen maximal weit. Die Lichtreaktion ist nicht selten an einem oder beiden Augen träge, ja selbst aufgehoben. Manchmal bestehen, namentlich bei den Fällen, welche mit Schädelbrüchen einhergehen, Augenmuskellähmungen, von denen am leichtesten der Abduzens betroffen wird, aber auch die Lähmung eines Rectus internus ist beobachtet. Natürlich finden sich oft vollständige Fazialislähmungen als Begleiterscheinungen der Basisbrüche. Auch Hemiparesen, Zittern der halbseitig paretischen Gliedmaßen kommen neben Monoparesen z. B. eines Armes vor. Auch Gehörstörungen, Beeinträchtigungen oder vollständige Aufhebungen des Geruchs sind häufig nachweisbar. Die Schmerzempfindlichkeit kann allgemein herabgesetzt oder auch ähnlich wie bei einer Meningitis hochgradig gesteigert sein. Überhaupt können alle Symptome einer Meningitis in manchen Fällen, bei denen es wohl infolge der schweren Schädelverletzungen zu Blutungen oder anderen Veränderungen in den Hirnhäuten gekommen ist, vorhanden sein.

Die Sehnenreflexe sind manchmal gesteigert, nicht selten ungleich, in anderen Fällen auch auffallend schwach, namentlich die Kniephänomene; auch das Babinskische Zeichen findet sich öfters. Fast stets ist der Gang auffallend unsicher, taumelnd, dem Gang eines Betrunkenen nicht unähnlich, und ausnahmslos ist auch starkes Rombergsches Schwanken nachweisbar. In manchen Fällen weicht auch die Zunge infolge einer Hypoglossuslähmung seitlich ab.

Während des Komas, in dem auch Kot und Urin unwillkürlich

abgehen können, kommt es nicht selten zu lang anhaltendem Zähneknirschen, auch klonische Zuckungen in manchen Muskelgebieten neben vollentwickelten epileptiformen Anfällen werden beobachtet. Klonische Zuckungen im Orbicul. oculi können auch bei Wiederkehr des Bewußtseins noch gelegentlich sich einstellen und auf eine Mitverletzung der Dura hindeuten. Am Schädel findet man gelegentlich Knochenvertiefungen, in der Mehrzahl der Fälle ist aber an demselben nichts nachzuweisen außer etwaigen Blutungen aus Ohr, Nase oder Mund als Begleiterscheinungen eines Schädelbruches. Die Körperwärme ist meist eine normale, jedoch kann in den Fällen, welche mit einer Hirnquetschung verbunden sind, auch Fieber vorliegen. Es handelt sich dabei meist um rasch vorübergehende geringe Temperatursteigerungen. Die Nahrungsaufnahme ist oft eine ungenügende, die Kranken magern aber auch in den Fällen, wo es gelingt, sie ausreichend zu ernähren, oft auffallend rasch ab und zeigen ein leidendes, schwerkrankes, oft sehr blasses Aussehen. Die Muskulatur der Glieder wird oft sehr rasch schlaff und leistungsunfähig, das Körpergewicht zeigt dementsprechend eine erhebliche Abnahme, die meist die Genesung überdauert. Der Schlaf ist schwer gestört, und namentlich in der Nacht treten oft heftige Erregungszustände mit ängstlichen Sinnestäuschungen auf. Auf der Höhe der Krankheit sind diese Kranken nicht selten auch unreinlich.

Auch die geistigen Krankheitszeichen bieten eine große Mannigfaltigkeit dar. In vielen Fällen besteht auch nach dem Schwinden der Bewußtlosigkeit noch längere Zeit eine gewisse Somnolenz, in der eine Auffassung der Vorgänge der Außenwelt vollständig ausgeschlossen oder nur äußerst lückenhaft ist. In anderen Fällen ist scheinbar die Auffassung nicht gestört, die Erkrankten erscheinen ganz klar und geordnet, und doch geht aus ihren plötzlichen Angriffen auf ihre Umgebung hervor, daß schwere Beeinträchtigungen aller geistigen Vorgänge bestehen. Nicht selten liegt auch jene eigentümliche Einstellung der Bewußtseinsvorgänge, die wir unter dem Namen eines Dämmerzustandes zusammenfassen, vor. Es besteht oft eine ausgesprochene Interesselosigkeit für alle äußeren Vorgänge, und selbst äußere Reize müssen eine große Stärke darbieten, damit ihnen überhaupt die Aufmerksamkeit zugewendet wird. Dabei können Sinnestäuschungen, sowohl Halluzinationen als auch Illusionen vorhanden sein oder fehlen. Es treten oft Visionen der verschiedendsten Art: Gestalten mit weißen Gewändern, Feuer usw. auf. Von Gehörstäuschungen kommen sowohl die allbekannten Stimmen als auch mehr elementare wie Glockenläuten, Kanonenschießen u. dgl. zur Beobachtung. Geruchstäuschungen scheinen selten zu sein, dagegen kommen Geschmackstäuschungen öfters vor, sie führen manchmal zu der Notwendigkeit einer Sondenfütterung. Gelegentlich besteht auch die Empfindung des Elektrisiertwerdens, welche keineswegs allein für die Dementia praecox kennzeichnend ist. Die Sinnestäuschungen können zeitweise gehäuft und gleichzeitig auf verschiedenen Sinnesgebieten auftreten, dann wieder längere Zeit fehlen, in anderen Fällen vermißt man sie anscheinend dauernd. Bekannt ist, daß die Somnolenz unterbrochen werden kann von Zuständen heftiger Erregung, in denen lebhafte Sinnestäuschungen und heftige Angstanfälle mit der Neigung zu Gewalttätigkeiten sich einstellen. Wichtig ist aber, daß auch bei scheinbar ganz geordnetem Verhalten Sinnestäuschungen auftreten und zu sinnlosen Angriffen auf die Umgebung führen können.

Bei fast allen Fällen von Kommotionspsychosen besteht eine retrograde Amnesie, bedingt durch die Gehirnerschütterung; ich kenne einzelne Fälle, in welchen dieselbe fehlte, in manchen war aber keineswegs auszuschließen, daß der Betreffende durch Mitteilungen über seinen Unfall von seiten seiner Angehörigen nachträglich unterrichtet worden war. In vielen Fällen zeigt das Gedächtnis sonst keine Störungen, dagegen ist ausnahmslos die Merkfähigkeit mehr oder minder schwer geschädigt. Man kann daher diese Störung als eines der kennzeichnenden Symptome der Kommotionspsychosen anführen. Manchmal liegen ganz auffallend schwere Störungen der Merkfähigkeit vor, ein Kranker, der eben sein Mittagessen erhalten, hatte dies, so wie der Teller entfernt war, vergessen und verlangte es von neuem usw. Namentlich im fortgeschritteneren Alter sollen die schwersten Störungen der Merkfähigkeit nach einer Hirnerschütterung zur Beobachtung kommen, worüber ich eigene Erfahrungen nicht besitze. Häufig werden, worauf schon Wille hingewiesen hat, die Erinnerungslücken mit phantastischen Erzählungen ausgefüllt, den sogenannten Konfabulationen. In einer Reihe von Fällen weist aber auch das Gedächtnis schwere Schädigungen auf. Die Betreffenden erkennen die Angehörigen nicht mehr, sie wissen nicht anzugeben, seit wann und ob sie verheiratet sind, ob sie Kinder haben und können über ihnen früher geläufige, andere Dinge keine Auskunft geben.

Der Gedankenablauf ist in manchen Fällen schwer gestört, es besteht eine sehr ausgesprochene Hemmung mit gleichzeitiger Neigung zum Haften bestimmter Vorstellungen, in anderen Fällen kommt es zur Ideenflucht und auch zu schwerer Inkohärenz. Die Kranken sind unorientiert und in einem Zustande völliger Verwirrtheit, während andere einem oberflächlichen Beobachter einen fast normalen Eindruck machen können. Die geistige Leistungsfähigkeit ist aber in allen Fällen deutlich vermindert, man hat in vielen Fällen den Eindruck einer schweren Demenz, welcher noch durch die hochgradige Merkfähigkeitsstörung verstärkt wird. Bei allen höheren Anforderungen an ihre geistigen Fähigkeiten versagen die Kranken, ihre Urteilsfähigkeit ist gestört. Es kommt zur Bildung aller möglichen Wahnideen, die oft verworren und zusammenhanglos sind. Wiederholt kamen Größenideen zur Beobachtung. Der Verunglückte hält sich für eine fürstliche Persönlichkeit, besitzt unermeßliche Reichtümer und macht seinen vermeintlichen glänzenden Verhältnissen entsprechende Pläne. Dabei ließen sich die Kranken ganz ähnlich wie der in seinen Größenideen schwelgende Paralytiker durch Suggestivfragen zu weiteren Steigerungen verleiten. Man hat also ganz dieselben schwachsinnigen Größenideen wie bei der Paralyse vor sich. Gelegentlich finden sich aber auch Verarmungs- und häufiger noch hypochondrische Wahnideen, die nicht selten an die ungewohnten Empfindungen im Schädelinneren anknüpfen: der Kranke glaubt Eiter im Gehirn zu haben, das Gehirn ist ganz geschwunden, es frißt etwas an dem Gehirn herum usw. Aber auch Beeinträchtigungs- und Verfolgungsideen kommen vor; ein Kranker vermutete Gift im Essen, glaubte, daß dies ihm von seiner Frau beigebracht werden sollte usw.

An den gemütlichen Vorgängen fällt ihr starkes Schwanken und die schon wiederholt erwähnte Neigung zu gewaltigen Zornausbrüchen ohne entsprechenden Anlaß auf. Es gibt aber auch Kranke, bei denen dauernd eine gewisse gehobene, leicht hypomanische Stimmungslage vorherrscht, und es kommen auch schwere gemütliche Verstimmungen mit heftigen Angstzuständen vor. Häufig besteht eine gleichmäßige Apathie, die nur selten von Zornausbrüchen oder plötzlichen Angstanfällen unterbrochen wird. Viele Kranke liegen dauernd teilnahmlos und ohne eine Bewegung auszuführen im Bett, sie müssen gewaschen, zum Essen angehalten und oft auch gefüttert werden. Dieser Zustand pflegt wochenlang anzuhalten, jedoch können sich schwere Erregungszustände, in denen die Kranken sich und ihrer Umgebung gefährlich werden und Gegenstände zertrümmern, plötzlich einschieben. Ein solcher unerwarteter und ganz unbegründeter Angriff auf die Angehörigen ist übrigens manchmal auch das erste Zeichen der nach einer kurzen Zwischenzeit sich an die Gehirnerschütterung anschließenden Psychose, und es kann unter Umständen zu schweren Gewalthandlungen kommen. Andere Kranke gehen im Sinne der sie gerade beherrschenden Wahnideen vor, sie verweigern die Nahrung, weil sie glauben vergiftet zu werden, so daß es, wie erwähnt, zur Sondenfütterung kommen kann, andere meinen in der Notwehr den vermeintlichen Angriffen der Umgebung zuvorkommen zu müssen usw. In ungünstig ausgehenden Fällen kommt es oft schon früh zum Sammeln wertloser Gegenstände wie alter Papierschnitzel usw., wie man dies sonst bei verblödeten alten Anstaltsinsassen und auch bei Paralytikern sieht. Gelegentlich beobachtet man auch vorübergehend katatonische Symptome, wie Flexibilitas cerea, Negativismus und katatonische Stellungen. Wichtig ist, daß auch, nachdem scheinbar die Kommotionspsychose schon abgeklungen ist, die Neigung zu plötzlichen auffallenden Handlungen, kindischen Streichen, sinnlosem Weglaufen usw. als letztes Krankheitszeichen noch eine Zeit lang bestehen bleiben kann.

An die Gehirnerschütterung schließt sich gleich oder nur durch einen kurzen Zeitraum getrennt die Psychose an; die die Bewußtlosigkeit ablösende Somnolenz wird unterbrochen von Erregungszuständen mit Sinnestäuschungen und Gewalthandlungen. Die Erregung kann sich mehr und mehr steigern, nachdem die Bewußtseinstrübung geschwunden, aber es kann sich auch ein mehr stuporöses Verhalten geltend machen. Nach 3—4 Wochen, manchmal aber auch erst nach Monaten stellt sich eine wesentliche Besserung ein, die schweren Störungen der Merkfähigkeit schwinden ganz allmählich und pflegen am längsten bestehen zu bleiben. Neben den schweren Verlaufsformen, welche von Anfang an den Eindruck einer sehr ernsten geistigen Erkrankung machen, gibt es jedoch auch mildere, sich meist nach einem freien Zwischenraum unbemerkt entwickelnde, die oft nicht erkannt und in ihrer Bedeutung nicht recht gewürdigt werden, da auch sie zu schweren dauernden Ausfallserscheinungen führen und jederzeit sich noch nachträglich zu der schwereren Form ausbilden können. Außer nach der Schwere des Krankheitsbildes, wie dies eben geschehen, hat man die Kommotionspsychosen auch nach den klinischen Formen, je nach dem Vorwalten der einen oder anderen Symptomengruppe einzuteilen versucht. Man hat schon lange eine stuporöse und agitierte Form des traumatischen Deliriums unterschieden, es ist aber daran festzuhalten, daß diese Einteilung oft nicht durchführbar ist, indem ein längere Zeit stuporöser Kranker plötzlich Wochen hindurch schwere Erregungszustände darbietet, genau wie das von der Amentia und anderen Krankheitsbildern bekannt ist. Man hat auch behauptet, daß die wahre Kommotionspsychose nur unter dem Bilde der Korsakoffschen Psychose verlaufe. Das ist ebenso unrichtig, wie wenn man behaupten wollte, es gäbe nur eine Form der Geistesstörung auf alkoholistischer Grundlage und diese sei das Delirium tremens. Man findet die verschiedensten klinischen Verlaufsformen und es wäre daher am besten von jeder Einteilung abzusehen. Ohne allzu großen Zwang kann man die Fälle von Kommotionspsychosen trennen in

1. solche, die unter dem Bilde einer halluzinatorischen Verwirrtheit verlaufen,
2. solche, welche die Korsakoffschen Kennzeichen darbieten,
3. in Fälle mit vorwiegend manischer Färbung und Größenideen,
4. in solche, bei denen eine ausgesprochene gemütliche Verstimmung vorliegt, und
5. in Fälle mit katatonischen Symptomen.

Auch bei dieser künstlichen Scheidung ist zu berücksichtigen, daß man gelegentlich auch ein und denselben Fall zu verschiedenen Zeiten seines Verlaufs in verschiedene Gruppen unterbringen kann, und andere Fälle sich wieder nirgends einzwängen lassen. Uns mag diese Einteilung genügen, um uns ein annäherndes Bild von der Häufigkeit der einzelnen klinischen Formen zu machen. Unter 34 Fällen finde ich 21 mal das

Bild der halluzinatorischen Verwirrtheit vertreten, 5 Fälle bieten das Korsakoffsche Krankheitsbild dar, 2 zeigen ein manisches Zustandsbild mit z. T. maßlosen Größenideen, 2 gehen mit einer schweren Depression einher und nur 1 Fall zeigt katatonische Erscheinungen. Drei Fälle ließen sich auch beim besten Willen in keine der 5 Gruppen unterbringen. Die Fälle, welche unter dem Bilde einer halluzinatorischen Verwirrtheit verlaufen, bieten keine wesentlichen Abweichungen von dem allbekannten klinischen Bilde einer Amentia dar, und nur die bestehenden körperlichen Begleiterscheinungen der schweren Gehirnverletzung, wie der taumelnde Gang u. dgl. m., und die nach dem Abklingen der stürmischen Erscheinungen deutlicher zutage tretende Störung der Merkfähigkeit weisen auf die Entstehungsursache hin. Die Sinnestäuschungen sind oft ebenso massenhaft und vielgestaltig, wie sie sonst bei der halluzinatorischen Verwirrtheit vorkommen und dieser Erkrankungsform den Namen gegeben haben; auch bei der unter diesem Bilde verlaufenden Kommotionspsychose kommen vorübergehende klare Zwischenzeiten vor. Den Fällen, welche die Korsakoffschen Symptome darbieten, hat man in der neueren Literatur mehr Interesse zugewandt, obgleich diese Formen eigentlich schon lange bekannt waren. Im Vordergrunde des Krankheitsbildes steht die auch bei den anderen Formen vorhandene Merkstörung und auch Konfabulationen, während Sinnestäuschungen ganz fehlen oder jedenfalls nur eine ganz untergeordnete Rolle spielen. Eine eigene Beobachtung, welche alle wesentlichen Erscheinungen dieser Verlaufsform kurz wiedergibt, ist folgende:

Ein 50 Jahre alter Direktor einer höheren Schule, der bis dahin ganz gesund gewesen war und nicht erblich belastet ist, erlitt am 29. I. 1905, als er an einem Orte, an dem er einen wissenschaftlichen Vortrag gehalten hatte, zur Bahn fahren wollte, infolge des Scheuwerdens der Pferde einen Schädelbruch. Er war 10 Minuten bewußtlos, dann setzte ein Erregungszustand ein, er jammerte laut, warf sich im Bett umher und wollte aus dem Krankenhaus, in das man ihn bewußtlos gebracht hatte, fort. Es bestand eine Blutung aus dem linken Ohre und dem linken Nasenloch, die Pupillen waren sehr eng und beide lichtstarr. Er beruhigte sich auf eine Morphininjektion etwas, ohne daß es jedoch zum Schlaf gekommen wäre. In der darauffolgenden Nacht wurde er wieder sehr erregt, drängte aus dem Bett, riß seinen Verband ab, hatte mehrmals Erbrechen und bot heftigste Angst dar, wobei er wiederholt äußerte: „Ich muß sterben.“ Er erkannte seine telegraphisch herbeigerufene Frau, hatte aber vollständige Amnesie für den Unfall und auch für den ganzen Unglückstag mit Einschluß seiner Reise nach diesem Ort. In den nächsten Tagen bestand eine ausgesprochene Somnolenz, er ließ Kot und Urin unter sich, mußte gefüttert werden. Am dritten Tag ließ die Benommenheit nach, er blieb aber unsauber und war zeitlich und örtlich vollständig unorientiert. Am 3. II. hellte sich sein Bewußtsein noch weiter auf, er vergaß aber noch alles, was man ihm auf seine immer erneuten Fragen mitteilte, augenblicklich wieder, wie den Namen seines Arztes, den Aufenthaltsort usw. Er verwechselte die ihn pflegenden Personen, die er früher nicht gekannt hatte, ständig. Am 11. II. wurde er in die Jenenser Klinik überführt. Es bestand noch ein unbedeutender Bluterguß in der linken Pleurahöhle als Folge eines beim Sturze erlittenen Rippenbruches. Das Anconäusphänomen war links stärker als rechts, die Kniephänomene waren gleich. Es lag eine Lähmung des linken Abduzens, des linken Fazialis mit Lagophthalmus und eine vollständige Aufhebung des Gehörs auf der linken Seite vor. Die Schmerzempfindlichkeit war allgemein herabgesetzt, Fieber bestand nicht und hatte auch nicht bestanden. Sein Gedächtnis war ein gutes, dagegen lag eine sehr schwere Störung der Merkfähigkeit und die ausgesprochene Neigung zu Konfabulationen vor. So erzählte er z. B., er sei gelegentlich eines Spazierganges ausgeglitten und habe sich dabei einen Rippenbruch zugezogen, der ihn seit 2—3 Tagen an das Bett fessele. Er blieb noch lange Zeit über Ort und Zeit unorientiert, da er alle Angaben sofort wieder vergaß und seine schriftlichen Aufzeichnungen gerade dann, wenn er sie brauchte, nicht auffinden konnte. Sinnestäuschungen hatten nie bestanden. Am 27. II. war die Fazialislähmung ganz geschwunden, auch das Hörvermögen hatte sich auf der linken Seite wieder eingestellt, war jedoch daselbst erheblich herabgesetzt, dagegen bestand die Abduzenslähmung unverändert weiter. Am 3. III. war er vollständig orientiert, seine Merkfähigkeit war nur noch unbedeutend gestört, er hatte eine Erinnerungslücke, welche mit dem Tage des Unfalls begann und am 12. II. endete. Er wurde am 1. IV. aus der Klinik entlassen, klagte noch über gelegentlichen Kopfschmerz und Schwindel. Er unterließ auf ärztlichen Rat noch jede Arbeit, nahm dann am 1. X. 1905 seine alte Tätigkeit im vollen Umfange wieder auf und zeigte sich seiner verantwortungsreichen Stelle durchaus gewachsen.

Die Fälle mit einer vorwiegend heiteren Stimmungslage und den oben erwähnten schwachsinnigen Größenideen können auch sonst ein der klassischen Form der Paralyse ähnliches Zustandsbild zeigen, nur fehlt eben das rasche Fortschreiten des körperlichen und geistigen Verfalls, wie er für die Paralyse kennzeichnend ist. Die Größenideen können auch ganz wieder schwinden und einem deutlichen Schwachsinn ohne ausgesprochene Färbung der Stimmungslage Platz machen. Die depressiven Formen der Kommotionspsychose bieten auch in ihrem Verlauf keine Besonderheiten dar, man kann sie gelegentlich nur schwer von einem durch eine Gehirnerschütterung nur ausgelösten Depressionszustand anderer Herkunft scheiden, besonders da nicht selten eine bestehende Hemmung die schwere, für die Kommotionspsychose als solche kennzeichnende Merkfähigkeitsstörung nicht nachweisen läßt.

Einiges praktisches Interesse beanspruchen auch die Fälle, bei denen sich katatonische Erscheinungen finden, deshalb, weil man bekanntlich auch unzweifelhafte Katatonien, durch eine Hirnerschütterung ausgelöst, sehen kann. Ein hierher gehöriger Fall einer echten Kommotionspsychose mit katatonischen Zügen ist meiner Ansicht nach folgender, welchen ich den Akten entnommen habe:

Der unbelastete und bis dahin gesunde Arbeiter P. erlitt im 58. Lebensjahre einen schweren Unfall, indem er von einem Gerüst abstürzte und sich einen Schädelbruch zuzog. Er war drei Tage bewußtlos und lag drei Wochen lang nach dem Unfall zu Bett. Er bot in dieser Zeit, in der er zu Hause gepflegt wurde, gelegentlich kurze Verwirrtheitszustände dar, vor allem fiel aber seinen Angehörigen seine ausgesprochene Merkfähigkeitsstörung auf. Er vergaß es, wenn er eben gegessen hatte, und verlangte zum zweiten Male u. dgl. m. Drei Monate nach dem Unfall verschlimmerte sich sein Zustand erheblich, er glaubte, man wollte ihm etwas antun, er vermutete Gift in dem ihm von seiner Frau gekochten Essen, lief planlos fort und irrte umher. Er wurde daher in ein Krankenhaus gebracht, daselbst wurde eine Narbe in der rechten Schläfengegend und eine 10 cm lange und 2 cm breite Knochenvertiefung daselbst und eine rechtsseitige Abduzenslähmung festgestellt. Die rechte Pupille war weiter als die linke, dieselbe war licht- und konvergenzstarr, der rechte Sehnerv wies beginnende Atrophie auf. Er machte auch plötzlich auffallende Handlungen, ging z. B. in den Keller, wollte sich in die Leichenkammer legen, damit man keine Not mit ihm habe. Er wurde in eine Irrenanstalt eingeliefert. Daselbst bot er Gehörstäuschungen dar, verweigerte die Nahrung, da er Gift im Essen befürchtete und mußte mit der Sonde gefüttert werden. Er lag lange Zeit still mit geschlossenen Augen ohne zu schlafen im Bett, zeigte bei passiven Bewegungen Gegenspannung. Seiner ihn besuchenden Frau gegenüber verhielt er sich vollständig abweisend, es sei nicht seine Frau. Anfallsweise traten heftige Erregungszustände mit gehäuften Gehörstäuschungen (Gottes Stimme) auf. Der Zustand hielt fast 10 Monate an, er wurde dann klar und geordnet und erinnerte sich an alle Vorkommnisse während der Krankheit. Ausfallserscheinungen blieben auf geistigem Gebiete nicht zurück, so daß die Psychose als geheilt bezeichnet werden mußte.

Das Alter dieses Kranken spricht bei dem Fehlen früherer ähnlicher Anfälle mit aller Entschiedenheit gegen eine ausgelöste Katatonie; die Erkrankung selbst bietet alle jene, für eine Kommotionspsychose kennzeichnenden Krankheitserscheinungen dar. Es bestehen die schweren Merkfähigkeitsstörungen, gelegentliche Verwirrtheitszustände und die zahlreichen körperlichen Erscheinungen, welche auf eine organische Schädigung des Gehirns hindeuten. In diesem Falle begegnen wir auch einer absoluten Pupillenstarre an dem einen Auge und nach den Veränderungen am Augenhintergrund werden wir nicht fehlgehen mit der Annahme der Schädigung des Sehnerven entweder durch eine Blutung in seiner Nachbarschaft oder in seine Scheide wohl infolge eines durch den Canalis opticus gehenden Schädelsprunges. Die Gehörstäuschungen in der Form von Stimmen, die Wahnideen, das abweisende Verhalten gegen die Frau, das eigentümliche Liegen mit geschlossenen Augen ohne zu schlafen, die Andeutung von Negativismus bei passiven Bewegungen könnten in derselben Weise auch bei einer wahren Katatonie vorkommen. Alle Krankheitserscheinungen zusammen bedingen ein schon ziemlich zusammengesetztes Krankheitsbild einer Kommotionspsychose, welche trotz des Alters des Erkrankten in volle Genesung ausging. In anderen Fällen ist aber das Krankheitsbild ein noch viel bunteres, und man ist, wie gesagt, in der größten Verlegenheit, wenn man dasselbe irgendeiner bestimmten klinischen Verlaufsform einordnen sollte. Dies gilt z. B. für den folgenden interessanten Fall:

Der Briefträger R., welcher nicht belastet ist und außer einer Verrenkung des linken Oberarmes keine Erkrankungen überstanden hat, erlitt in seinem 26. Lebensjahre folgenden Unfall: Er hatte, weil seine Frau erkrankt war, seinen Dienst um 6 Uhr morgens aufgenommen, ohne etwas gefrühstückt zu haben. Gegen $9^1/_2$ Uhr wurde er bei seinem Rundgang auf einer Treppe ohnmächtig, stürzte die Holztreppe hinab und schlug mit der linken Schädelseite auf. Er war einige Minuten bewußtlos, konnte aber allein aufstehen und setzte, nachdem er sich eine Zeit lang ausgeruht und sich Wasser hatte geben lassen, seinen Botengang noch kurze Zeit fort. Er ging dann in seine Wohnung, welche in der Nähe lag.

schien klar, gab aber plötzlich „wirre Antworten". Er erbrach wiederholt, legte sich zu Bett und lag neun Wochen. Es bestanden vier Wochen lang Blutungen aus der Nase, und mehrere Wochen kam der Puls nicht über 48—52 Schläge in der Minute hinaus. Er klagte andauernd über heftige Kopfschmerzen und sein Geruch war fast vollständig geschwunden. Die vorübergehenden Verwirrtheitszustände, die ohne vorangehende Somnolenz in den ersten 5—6 Tagen auftraten, schwanden dann. Er magerte trotz guter Pflege und ausreichender Nahrungszufuhr stark und auffallend rasch ab. Noch nach drei Monaten nach dem Unfall betrug die Pulszahl 54. Während er sich langsam körperlich zu erholen schien, fiel jetzt seine starke gemütliche Erregbarkeit auf, er konnte sich über Kleinigkeiten maßlos aufregen und hatte zu anderen Zeiten heftige Angstanfälle. Er beging plötzlich auffallende Handlungen, lief z. B. im Hemd auf die Straße und gab gefragt an, er habe seinen Dienst wieder aufnehmen wollen. Er äußerte auch gelegentlich Verfolgungsideen und wurde daher etwa 1/2 Jahr nach seinem Unfall am 2. II. 1914 der psychiatrischen Klinik in Jena zur Behandlung überwiesen. Der Puls zeigte bei der Aufnahme 72 Schläge in der Minute und war auffallend klein, die Reflexe waren lebhaft, es bestand deutliches Rombergsches Schwanken; die Pupillen waren sehr weit, zeigten aber normale Reaktionen. Die Stimmung war eine sehr wechselnde, er war bald zornig, bald heiter und bot dann ein gehobenes Selbstgefühl dar. Er war orientiert, rechnete aber sehr langsam und schwerfällig trotz sehr guter Schulzeugnisse und hatte eine deutliche Störung der Merkfähigkeit. Er gab auf Befragen einzelne Stimmen, welche ihn aufforderten, dies oder jenes zu tun und ihm auch andere Sachen zuriefen, zu, hatte auch gelegentlich Visionen, sah z. B. einen großen Hund auf sich zukommen und hatte öfters die Empfindung des Elektrisiertwerdens. Er äußerte, alle Welt betrüge ihn, seine Frau hintergehe ihn usw. An anderen Tagen war er sehr verstimmt, bot eine schwere psychische Hemmung dar und klagte über Doppelsehen, und es ließ sich dann auch eine leichte Abduzens-Parese nachweisen. Sein Zustand besserte sich langsam, die Stimmung wurde eine gleichmäßigere, die Sinnestäuschungen schwanden und die Wahnideen wurden verbessert, allerdings erst, nachdem die Krankheitserscheinungen fast ein Jahr nach dem Unfall bestanden hatten.

Anfänglich schien die Psychose unter dem Bilde der Korsakoffschen Fälle zu verlaufen, dann traten aber sehr ausgesprochene Stimmungsschwankungen, Sinnestäuschungen und Wahnideen hinzu, ohne daß es dabei doch jemals wieder zu einer längeren Aufhebung der Orientierung gekommen wäre, so daß auch die Bezeichnung einer halluzinatorischen Verwirrtheit durchaus unangebracht ist. Wichtig ist, daß hier schon im Beginne bei scheinbar erhaltener geistiger Klarheit sich doch kurze Verwirrtheitszustände einschoben, und es auch später, als die Angehörigen die Folgeerscheinungen der Gehirnverletzung schon längst geschwunden glaubten, zu eigentümlichen Handlungen wohl unter dem Einfluß von Sinnestäuschungen und jäh aufschießenden Wahnideen kam. Die lang anhaltenden Blutungen aus der Nase weisen auch hier bei der anscheinend harmlosen Verletzung auf einen Bruch des Schädelgrundes hin. Es kam hier zu einem fast vollständigen Schwund des Geruchs, der wohl nicht auf die Mitverletzung der Nase an sich durch die Sprunglinie des Schädels, sondern auf ein anderes, sehr häufiges Vorkommnis bei Gehirnerschütterungen usw. zurückzuführen ist. Es stellen sich nämlich sehr leicht Abreißungen der Fila olfactoria von dem

Bulbus olfactorius an der Stelle, wo diese feinen Fasern durch die Lamina cribrosa hindurchtreten, dann ein, wenn das Gehirn als Ganzes durch eine stumpfe Gewalt, die den Schädel trifft, verschoben und in der Richtung des Stoßes geschleudert wird. Dabei ist keineswegs erforderlich, daß ein Schädelsprung durch die Lamina cribrosa hindurchgeht, wie es wohl bei der besprochenen Verletzung der Fall sein wird.

Nicht selten treten auch schon vor dem Ausbruch der eigentlichen Somnolenz Erregungszustände mit Angriffen auf die Umgebung ein, und man hat manchmal den Eindruck, daß es sich vielleicht dabei um die Zustände handelt, welche man auch unter dem Namen der traumatischen Dämmerzustände beschrieben hat und auf die wir an anderer Stelle ausführlicher zurückkommen müssen. An diese Dämmerzustände kann sich die Psychose anschließen und so dieselben unserer Beobachtung entziehen. Ähnliches schien mir im folgenden Falle vorzuliegen:

Der 32jährige Postschaffner A. C., welcher erblich nicht belastet ist, aber vor Jahren einen Typhus überstanden hat, glitt am 22. I. 1914 morgens gegen 7 Uhr, nachdem er Nachtdienst gehabt hatte, auf einer breiten Steintreppe aus und schlug mit dem Hinterkopf auf die Stufen auf. Er erhob sich wieder, sah grünliche Flecken vor seinen Augen tanzen, verlor das Bewußtsein und stürzte ein zweites Mal auf der Treppe hin und blieb einige Minuten bewußtlos liegen. Auch bei dem zweiten Sturz war er mit dem Hinterkopf auf die Steinstufen aufgeschlagen. Er kam nach einiger Zeit wieder zu Bewußtsein und fand sich im Freien auf jener Treppe liegend vor; er fror stark, stand auf und ging in das im Postgebäude liegende Dienstzimmer zurück. Ein Beamter wollte wegen seines langen Ausbleibens — er hatte einen Briefkasten leeren sollen — sich eben nach ihm umsehen, als er blutüberströmt eintrat. Er blutete stark aus der Nase, wusch sich das Gesicht ab und bat einen seiner Kameraden, ihn nach Hause zu begleiten, da er sich sehr unwohl fühlte. Er berichtete noch, er sei gestürzt und forderte einen anderen Briefträger auf, statt seiner den Kasten zu leeren; er klagte über Schwindel und setzte sich ganz erschöpft auf einen Stuhl. Ein anderer Briefträger nahm ihn am Arm und führte ihn. Derselbe berichtete später: „Kaum waren wir einige Schritte gegangen, da merkte ich, daß ein Zittern durch den Körper des C. ging, plötzlich zog er seinen Arm aus dem meinen, packte mich mit der Hand oben am Rockkragen und wollte mit der anderen Hand auf mich einhauen. Ich hielt ihm die erhobene Hand fest und rief dem eben vorbeigehenden Briefträger H. zu, er möge doch mal anfassen.“ Beiden gelang es dann den C. heimzuführen. Der zweite Begleiter sagte aus: „C. sah mich ganz stier an und machte auf mich den Eindruck, als ob er ganz geistesabwesend sei.“ Daheim war er anscheinend wieder klar und geordnet; er sagte seinen Begleitern, sie möchten seine noch schlafende Frau nicht wecken; er erinnerte sich aber schon jetzt nicht mehr an seinen Unfall, über den er noch bald nach demselben dem Beamten berichtet hatte. Er wurde zu Bett gebracht und der herbeigerufene Arzt fand ihn somnolent und stellte die Erscheinungen eines Basisbruches fest. Acht Tage lang bestand eine starke Benommenheit mit leichteren Erregungszuständen, dann hellte sich das Bewußtsein ziemlich plötzlich auf, er klagte noch über starke Kopfschmerzen und war „auffallend vergeßlich“. — Bei einer sechs Wochen nach dem Unfall vorgenommenen Untersuchung fand sich das Kniephänomen auf der rechten Seite viel stärker als auf der linken, die Zunge wich deutlich nach rechts ab, es bestand noch starkes Rombergsches Schwanken. Er bot einen amnestischen Defekt für eine Zeit, welche einsetzte erst bei dem Antreten des Nachhauseweges mit dem einen Kameraden, den er um die Begleitung gebeten hatte, und abschloß mit einer Zeit etwa acht Tage nach dem Unfall, wo ihm seine Frau auf seine Frage mitteilte, daß er bereits acht Tage im Bett liege. Dagegen erinnerte er sich des Unfalles selbst und der ersten auf denselben folgenden Ereignisse. Sein Gedächtnis war sonst nicht gestört, jedoch seine Merkfähigkeit stark herabgesetzt und seine geistige Leistungsfähigkeit eine erheblich beschränkte. Er erholte sich nach einigen Monaten vollständig.

Diese Beobachtung zeigt auch, daß feste Regeln für die Art der retrograden Amnesie und anderer Gedächtnislücken sich nicht aufstellen lassen. C. berichtete bei seiner Rückkehr in das Postgebäude über seinen Unfall, kurze Zeit später in seiner Wohnung wußte er nichts mehr davon und in der später festgestellten ziemlich ausgedehnten Erinnerungslücke war dann auffallenderweise der Unfall nicht mit eingeschlossen. Man ersieht jedenfalls daraus, daß man mit der Annahme einer Simulation gerade bei den Angaben über Gedächtnislücken, dann, wenn dieselben nicht ins Schema zu passen scheinen, recht vorsichtig sein sollte.

Die angeführten Krankengeschichten zeigen, daß die Krankheitsbilder, welche durch die alleinige Ursache einer Gehirnerschütterung veranlaßt werden, recht vielgestaltige sein können. Eigentlich konnten wir dies auch gar nicht anders erwarten, wissen wir doch, um bei einem schon einmal erwähnten Beispiele zu bleiben, daß ein so bestimmtes ursächliches Moment wie der Alkohol alle möglichen Krankheitsbilder hervorrufen kann. Wenn man bedenkt, daß hier zu der großen Mannigfaltigkeit der menschlichen Gehirne die vielen Grade der Schwere und die große Verschiedenheit der Örtlichkeit der Schädigung hinzukommen, so sollte man einen noch größeren Formenreichtum erwarten, wenn wir nicht wüßten, daß das Seelenorgan auf die verschiedensten exogenen Schädlichkeiten nur mit einer beschränkten Anzahl von Krankheitsbildern, den Reaktionstypen Bonhoeffers, wie schon oben erwähnt, zu antworten imstande ist. Auch bei den schweren Verlaufsformen der Kommotionspsychose tritt gewöhnlich nach einigen Wochen eine gewisse Beruhigung ein, die Sinnestäuschungen werden seltener, die Kranken zeigen wieder Interesse für ihre Umgebung und ihre Angehörigen, dabei treten die immer noch bestehenden schweren Störungen der Merkfähigkeit deutlicher zutage, und es zeigt sich außerdem, daß eine Erinnerungslücke besteht, welche meist den Unfall und die erste an denselben sich anschließende Zeit unter Umständen von der Dauer mehrerer Wochen umfaßt. Diese Erinnerungslücke bleibt auch in der Folgezeit erhalten, umgrenzt sich in der Regel meist noch etwas schärfer. Diese zweifellose Besserung des Krankheitszustandes kann aber unter Umständen auch nur eine vorübergehende sein es und können sich daran anschließend wieder Zeiten schwerer Erregung einstellen. In der Mehrzahl der Fälle leitet sie aber unter leichten Schwankungen das Abklingen aller schwereren Krankheitserscheinungen ein. Die Krankheitsdauer kann eine ziemlich verschiedene sein: bei 21 Fällen betrug sie 3—7 Wochen,

15mal 2 Monate, bis 1 Jahr 6mal; in der Mehrzahl der Fälle war nach ungefähr 6 Wochen die Heilung der Kommotionspsychose erfolgt. Ein Einfluß des Alters auf die durchschnittliche Krankheitsdauer bis zur Heilung ließ sich nicht nachweisen. In einem Falle, in dem die Psychose erst nach dem 50. Lebensjahr zum Ausbruch kam, betrug die Zeit bis zur Genesung nur drei Wochen, während wir im Falle R. (S. 32) bei dem nur 26jährigen Kranken eine Krankheitsdauer von fast einem Jahre feststellen konnten. 21 geheilte Fälle verteilten sich folgendermaßen auf die verschiedenen Altersklassen:

auf das Alter von	20—29	Jahren	kommen	8	Fälle
,, ,, ,, ,,	30—39	,,	,,	4	,,
,, ,, ,, ,,	40—49	,,	,,	3	,,
,, ,, ,, ,,	50—59	,,	,,	6	,,

Also in jedem Lebensalter kommen günstig ausgehende Fälle vor und man kann nicht sagen, daß das höhere Alter an sich eine Heilung ausschließe. Es kommen auch in jedem Lebensalter ungünstig ausgehende Kommotionspsychosen vor. Von 21 in sekundäre Demenz ausgehenden Fällen verteilen sich:

auf das	20.—29.	Lebensjahr	6	Fälle
,, ,,	30.—39.	,,	5	,,
,, ,,	40.—49.	,,	3	,,
,, ,,	50.—59.	,,	7	,,

Ich habe schon oben den Fall einer 64jährigen Dame erwähnt, bei der völlige Genesung im Widerspruch mit meiner, den Angehörigen gegenüber ausgesprochenen ungünstigen Voraussage eintrat.

Eine Kommotionspsychose bietet fünf Möglichkeiten des Ausganges dar und zwar:

1. den Ausgang in den Tod;
2. den in volle Genesung;
3. den Ausgang in eine sogenannte traumatische psychopathische Konstitution;
4. den in traumatische Demenz und
5. den Ausgang in traumatische Epilepsie.

Der Tod kann innerhalb 10—14 Tagen infolge der Schwere der Gehirnverletzung oder auch infolge hinzugekommener Umstände wie einer Infektion usw. erfolgen, wie dies z. B. Fall P. (S. 41) zeigen wird. Der Tod kann aber auch noch später durch eine Spätblutung oder auch in einem epileptiformen Anfall sich einstellen. Den Ausgang in volle Genesung zeigten die bisher mitgeteilten Fälle; hier ist unter Genesung nur diejenige von der Kommotionspsychose zu verstehen, während die körperlichen Ausfallserscheinungen wie eine Abduzenslähmung, Aufhebung des Gehörs oder Geruchs usw. meist dauernd bestehen bleiben. Meist sind aber auch die völlig von einer Kommotionspsychose Genesenen bei genauerem Zusehen doch nicht ganz mehr die alten, die sie vor dem Unfall gewesen sind. Auch wenn keine Einbuße an intelektueller Kraft erfolgt ist und auch nicht anderweitige Störungen zurückgeblieben sind, so ermüden sie jedoch viel leichter und brauchen länger zu ihrer Erholung wie früher. Sind sie auf schwere körperliche Arbeit angewiesen, so sind sie meist nach einiger Zeit außerstande, dieselbe weiter zu leisten, da sich bei allen Anstrengungen, die mit einer Erhöhung des Druckes im Schädelinnern einhergehen, Schwindelerscheinungen, Kopfschmerzen usw. einstellen. Es ist daher am besten, ihnen überhaupt von vornherein von der Wiederaufnahme einer solchen Arbeit abzuraten. Selbst wenn man diese Fälle, bei denen doch meist eine gewisse Invalidität des Gehirns, und zwar auf Jahre hinaus, wenn nicht für immer, zurückbleibt, zu den Genesenen rechnet, so betragen die Heilungen doch nur etwa 30% aller Fälle von Kommotionspsychose, so daß man den Ausgang im allgemeinen nicht gerade als günstig bezeichnen kann. Sehr oft beobachtet man den Ausgang einer zur Ausheilung gelangenden Kommotionspsychose in den von Ziehen als traumatische psychopathische Konstitution bezeichneten Zustand. Derselbe ist ausgezeichnet durch eine gedrückte Stimmung mit gleichzeitiger Neigung zu Zornausbrüchen, herabgesetzter Widerstandsfähigkeit gegen Alkohol und andere früher harmlose Reizmittel und gegen Hitze, anfallsweise stark auftretende Kopfschmerzen, Schwindelzustände und Blutandrang nach dem Kopf, also alle jene Folgeerscheinungen einer überstandenen schweren Gehirnverletzung, wie sie schon Schlager und Krafft-Ebing beschrieben haben. Ein eigentlicher Intelligenzdefekt und andere geistige Störungen fehlen dauernd. Einen solchen Ausgang zeigt folgende Beobachtung:

Der Erdarbeiter S., der nicht belastet ist, erlitt in seinem 58. Lebensjahre dadurch einen Unfall, daß er einen Hufschlag gegen die rechte Stirnseite erhielt. Er brach sofort zusammen und lag 24 Stunden bewußtlos. Er wurde in ein Krankenhaus gebracht, lag dort zunächst somnolent im Bett, bot dann schwere Erregungszustände dar, warf mit Gegenständen nach dem Pflegepersonal, zerschlug die Fenster usw., so daß er nach 14 Tagen in eine Irrenanstalt eingeliefert wurde. Am 24. Tage nach dem Unfall wurde er dort ruhiger, er war aber noch unorientiert und erzählte, er sei von einem Erntewagen gefallen und habe daher einen Verband am Kopfe. Er verkannte noch die Personen und verweigerte auch plötzlich wieder die Nahrung. Sein Zustand besserte sich dann rasch, die schweren Merkfähigkeitsstörungen gingen zurück und es ließ sich eine Erinnerungslücke nachweisen, welche den Unfall und die auf denselben folgenden 21 Tage umfaßte. Er konnte sechs Wochen nach der Verletzung aus der Anstalt entlassen werden. Ein Arbeitsversuch, den er bald darauf machte, mißlang; er bekam heftige Schwindelanfälle bei jeder körperlichen Anstrengung und setzte daher mit der Arbeit wieder aus. Er suchte sich auf ärztlichen Rat später eine leichtere Beschäftigung, welche er ohne Anstrengung ausführen konnte. Eine Untersuchung zwei Jahre nach dem Unfall ergab außer einer Narbe in der rechten Schläfengegend und der Aufhebung des Geruches einen normalen Befund am Nervensystem. Zeichen einer Arteriosklerose der Gehirngefäße waren trotz starker Schlängelung der Armarterien nicht nachweisbar. Der Blutdruck betrug 130 mm Hg (Riva-Rocci). Außer über die erwähnten Beschwerden der traumatisch-psychopathischen Konstitution klagte S. vor allem auch darüber, daß er sich über nichts mehr freuen könne, für nichts mehr Interesse habe, er möge nicht mehr mit Menschen zusammen kommen, mit denen er früher gern verkehrt habe. Er sitzt nach getaner Arbeit und am Sonntag vor sich hinbrütend da, ohne mit seinen Angehörigen zu sprechen oder auch nur in die Zeitung zu sehen. Dabei lassen sich Ausfallserscheinungen auf geistigem Gebiet nicht nachweisen.

Sehr häufig und mit Recht allgemein gefürchtet ist der Ausgang der Kommotionspsychose in eine traumatische Demenz, welche wir noch ausführlich an anderer Stelle zu besprechen haben. Dieser ungünstige Ausgang kann in allen Lebensaltern sich einstellen und er ist eben wohl wesentlich durch die Schwere der Gehirnverletzung und ihrer etwaigen Folgezustände bedingt. So ging folgender Fall in einen zwar leichteren, aber doch deutlich nachweisbaren geistigen Schwächezustand aus, trotz des jugendlichen Alters des Verunglückten:

Der 23jährige Schlosser M., bei dem eine erbliche Belastung nicht vorliegt, stürzte 4 m hoch von einer Leiter herab. Er erlitt einen Wirbel- und Schädelbruch und lag 24 Stunden bewußtlos. Es bestand dann in dem Krankenhaus, in das man ihn gebracht hatte, etwa drei Tage lang eine tiefe Somnolenz. Er machte bei starkem Kneifen Abwehrbewegungen, der Puls betrug 56, die Pupillen waren eng, ihre Reaktionen träge. Die Reflexe waren stark gesteigert, aus dem linken Ohr floß Blut und er erbrach wiederholt. Am dritten Tage wurde er klar und geordnet und es kamen gelegentlich nur noch kurze Zeiten vor, in denen der Kranke „wunderlich“ war oder „unzusammenhängendes Zeug“ redete. Für den Unfall selbst bestand völlige Amnesie. 14 Tage nach dem Unfall war er aus dem Bett aufgestanden, hatte die Pantoffeln angezogen und seinen Strohhut aufgesetzt und wollte in diesem merkwürdigen Aufzuge im Hemd das Krankenhaus verlassen. Er konnte nur mit Mühe zurückgehalten werden. Bei diesem Gehversuch fiel sein taumelnder Gang auf. Vier Wochen nach dem Unfall wurde er aus dem Krankenhaus entlassen und ihm angeraten, die Arbeit wieder aufzunehmen! Er war dazu bei der Schwere der Verletzung keineswegs imstande und erst nach mehreren Monaten konnte er leichte Arbeit verrichten. Bei einer Untersuchung 10 Monate nach dem Unfall wich die Zunge nach rechts ab, die linke Pupille war weiter als die rechte, es bestand deutliches Rombergsches Schwanken und die Kniephänomene waren auffallend schwach. Sein Gang war immer noch ein unsicherer. Er klagte über Schwindel und Kopfschmerzen und eine Intelligenzprüfung ergab nicht nur eine starke Beeinträchtigung der Merkfähigkeit, sondern auch Gedächtnisstörungen und Herabsetzung seiner früher guten geistigen Leistungsfähigkeit, welche auch noch nach einem Jahre die gleichen waren.

Zwei sehr wichtige Beobachtungen Trömmers lehren aber, daß bei manchen scheinbar schon in eine endgültige Verblödung ausgegangenen Fällen eine Spätheilung erfolgen kann, Ein 14jähriger Knabe bot nach einer schweren Verletzung viele Jahre die Zeichen einer geistigen Schwäche dar, so daß eine sekundäre traumatische Demenz angenommen wurde, aber 10 Jahre nach dem Trauma war eine völlige Genesung erfolgt. Auch bei einem 47jährigen Zollaufseher sah Trömmer eine solche noch auffallend spät erfolgende Besserung.

Vereinzelte Fälle können endlich auch in eine echte traumatische Epilepsie übergehen, auf die wir auch an anderer Stelle noch ausführlich eingehen werden. Mehrfach erwähnt wurde schon, daß in dem Verlauf der Kommotionspsychose sich epileptiforme Anfälle, bedingt durch örtliche traumatische Schädigungen des Gehirns einschieben und auch wiederholen können.

Die Frage, ob man den Ausgang eines Falles von Kommotionspsychose vielleicht nach der vorliegenden klinischen Form voraussagen könne, muß im allgemeinen verneint werden. Es hat aber den Anschein, als ob die Fälle mit einem manischen Zustandsbild und gleichzeitigen maßlosen Größenideen alle mit einer Demenz endigten. Die Fälle, welche unter dem Bilde einer halluzinatorischen Verwirrtheit, und die, welche mit den Korsakoffschen Krankheitszeichen oder mit einer schweren Depression verlaufen, gehen bald in Heilung, bald in Demenz aus, ohne daß man aus dem psychischen Krankheitsbild einen sicheren Anhaltspunkt für den jeweiligen Ausgang entnehmen könnte. Allein maßgebend für denselben scheint die Schwere der Gehirnverletzung zu sein, daher sind alle Symptome, welche auf eine organische Schädigung des Gehirns hindeuten, wie halbseitige Lähmungen, Monoparesen, Babinski usw., als ungünstige Zeichen anzusehen. Die Lähmung von Nervenstämmen an der Schädelbasis aber, wie die des Abduzens, Fazialis usw., bei Basisbrüchen, die bekanntlich auch ohne Gehirnschädigung vorkommen können, sind für die Voraussage nicht im ungünstigen Sinne zu verwerten. Auch Fieber, wenn es bedingt ist durch die Gehirnverletzung selbst, ist meist ein ungünstiges Zeichen, dasselbe gilt auch von epileptischen Anfällen oder auch von klonischen Zuckungen einzelner Muskelgruppen, da eben auch diese Erscheinungen meist mit einer organischen Verletzung des Gehirns in Zusammenhang stehen. Die Frage, ob die Schädelbrüche an sich einen ungünstigeren Verlauf der sich anschließenden Psychose bedingen, ist so einfach nicht zu entscheiden. Sicherlich kann es bei einem Schädelbruch leichter zu einer Mitverletzung des Gehirns kommen, und es werden einer etwaigen Infektion die Wege geebnet. Andererseits ist aber schon oben darauf hingewiesen worden, daß eine sich in einem Bruch des getroffenen Knochens erschöpfende Gewalt weniger leicht das Gehirn als Ganzes in Mitleidenschaft zieht und eine solche Verletzung daher auch oft ohne die Erscheinungen einer Gehirnerschütterung verlaufen kann. Diese Annahme gilt aber eigentlich nur für die an dem Orte der Gewalteinwirkung zustande kommenden Brüche des Schädeldaches und nicht für die Schädelbasisbrüche, bei denen der Schädel als Ganzes den Stoß aufgenommen und an das Gehirn weitergegeben haben kann, ehe es zum Bruch kommt. Meine Zahlen sprechen jedenfalls nicht zu ungunsten der Schädelbrüche, sondern eher für das Gegenteil, denn unter den 21 Genesenen waren 5, unter den 12 ungeheilten nur 2 Schädelbrüche. Schon oben wurde hervorgehoben, daß auch dem vorgerückten Alter des Verunglückten nicht ohne weiteres ein ungünstiger Ausgang der Kommotionspsychose entspricht. Man sieht Heilungen noch jenseits des 60. Lebensjahres; es kommt eben auch da vor allem auf die Schwere der Gehirnverletzung an, die aber in dem Falle wesentlich mitbestimmt wird durch den Zustand der Gehirngefäße des Betroffenen. Liegen ausgesprochene Altersveränderungen derselben zur Zeit des Unfalles vor, so wird eben eine Hirnerschütterung leichter mit organischen Schädigungen, Zerreißungen von brüchigen Gefäßen, Blutungen usw. einhergehen und die Kommotionspsychose infolgedessen einen ungünstigen Verlauf nehmen. Das gleiche gilt auch für das Zusammentreffen einer Kommotionspsychose mit bei dem Verletzten vorliegenden Alkoholismus. Dann, wenn der Alkoholmißbrauch bereits zu Gefäßveränderungen im Gehirn geführt hat, wird die durch eine auch leichtere Gehirnerschütterung bedingte Kommotionspsychose den Ausgang in Demenz nehmen, liegen aber Gefäßveränderungen nicht vor, so übersteht ein solcher Kranker selbst eine schwere Kommotionspsychose ebenso gut wie eine dem Trunke nicht ergebene Person.

Die Erkennung der Kommotionspsychose als solche macht bei vorliegender Vorgeschichte keine Schwierigkeiten, die begleitenden körperlichen Ausfalls- und Reizerscheinungen weisen auf die schwere Gehirnverletzung als Ursache der geistigen Störungen hin. Von Laien wird gelegentlich eine Hirnerschütterung oder vielmehr der sich daran anschließende Zustand von Benommenheit verkannt, wie ich dies wiederholt erlebt habe. Wenn der Verletzte z. B. in der Nacht auf der Straße gestürzt ist und bewußtlos aufgefunden wird, so wird nicht selten sein Zustand als schwere Trunkenheit gedeutet und die verworrene Auskunft des Verunglückten, das Erbrechen und der taumelnde Gang desselben, wenn es gelungen ist, ihn auf die Beine zu bringen, bestätigen scheinbar diese Annahme. Aber auch für den Arzt kann ohne Kenntnis der Vorgeschichte die richtige Beurteilung des Vorliegens einer Kommotionspsychose Schwierigkeiten machen, es kann dies sogar trotz der Mitteilung von einer vorangehenden Hirnerschütterung der Fall sein. Es können eben auch alle möglichen anderen Psychosen, z. B. eine Paralyse, durch eine Gehirnerschütterung ausgelöst und dann fälschlich bei einer oberflächlichen Betrachtung für eine Kommotionspsychose gehalten werden. Gerade die Unterscheidung dieser von einer so ausgelösten Paralyse kann unter Umständen auch deshalb äußerst schwierig werden, weil Pupillenstörungen, Reflexdifferenzen und selbst Abschwächung der Kniephänomene auch bei der Kommotionspsychose vorkommen. Dagegen ist eine der paralytischen entsprechende Sprachstörung bei letzterer äußerst selten; ferner weist das Ergebnis der Blutuntersuchung nach Wassermann bei einem positiven Ausfall ebenso wie der vermehrte Eiweißgehalt, die Pleozytose und der positive Wassermann der Zerebrospinalflüssigkeit auf die Paralyse hin. Bei der Kommotionspsychose findet sich oft eine Steigerung des Spinaldruckes bei der Punktion; ferner gelegentlich dann, wenn Schädelbrüche, die die Dura und das Gehirn in Mitleidenschaft gezogen und zu Blutungen geführt haben, vorliegen, Blut in der Zerebrospinalflüssigkeit, während sonst die Zusammensetzung derselben eine normale zu sein pflegt. Ebenso wie eine Hirnerschütterung mit einer schweren Trunkenheit verwechselt werden kann, so kann auch unter Umständen die Scheidung einer Kommotionspsychose von einem Delirium tremens Schwierigkeiten machen und zwar auch wieder selbst dann, wenn wir über das vorangehende Trauma unterrichtet sind. Wissen wir doch, daß auch das Delirium tremens nicht selten durch alle möglichen Verletzungen und namentlich auch durch eine Schädelverletzung ausgelöst wird. Die Krankheitserscheinungen auf geistigem Gebiete können ganz ähnliche sein wie diejenigen eines deshalb früher so bezeichneten Delirium traumaticum. Aber die Schweißausbrüche, der Eiweißgehalt des Urins, der starke Tremor, die kennzeichnenden Sinnestäuschungen und das Beschäftigungsdelir sprechen natürlich mehr für ein Delirium tremens, während bekanntlich Temperatursteigerungen, unsicherer Gang usw. auch bei der Kommotionspsychose vorkommen können. Es gibt endlich Fälle, wo die Gehirnerschütterung bei dem Alkoholisten zu Blutungen ins Schädelinnere geführt hat und sich die Erscheinungen dieser schweren organischen Gehirnverletzung und eines durch dieselben ausgelösten Delirium tremens so mischen, daß eine sichere Diagnose ausgeschlossen erscheint. Auch die Feststellung des gelegentlichen Hinzukommens einer Meningitis zu der Kommotionspsychose kann unter Umständen große Schwierigkeiten machen und manchmal ohne Zuhilfenahme einer Spinalpunktion, die man wegen etwaiger Nachblutungen umgehen möchte, unmöglich sein. Wie schon erwähnt, kann auch eine schwere Schädelverletzung, namentlich ein Basisbruch, welcher die Hirnhäute eingerissen hat, mit den Erscheinungen, die man unter dem Namen des Meningismus zusammengefaßt hat, also mit Nackenstarre, eingezogenem Leib, allgemeiner Hyperästhesie, Kernigschem Zeichen usw. einhergehen, ohne daß eine Entzündung der Hirnhäute vorläge. Andererseits kann aber ein solcher Schädelbruch durch die Eröffnung von Nebenhöhlen den Anlaß geben zu einer Infektion der bei ihm gesetzten Verletzungen im Schädelinnern, deren Erscheinungen schwer zu erkennen sind, wie im vorliegenden Falle:

Der nicht belastete Handarbeiter P. stürzte in seinem 41. Lebensjahre ein Stockwerk hoch herab und erlitt einen Schädelbasisbruch. An die Somnolenz schloß sich eine Kommotionspsychose mit Verwirrtheit, Sinnestäuschungen und heftigen Erregungszuständen an. Er wurde 11 Tage nach dem schweren Unfall aus dem Krankenhaus, in dem er Aufnahme gefunden hatte, in die Jenenser Klinik überführt. Es fanden sich eine unbedeutende Wunde an dem Hinterhauptshöcker und im linken Ohr Blutkrusten. Die Reflexe waren stark gesteigert, es bestand beiderseits Babinski, die Pupillen zeigten keine Störung, jedoch lag eine Lähmung des linken Abduzens vor, der Mundwinkel hing auf der rechten Seite herab. Der Urin enthielt Eiweiß und die Körpertemperatur betrug am Abend 39,3 bei einer Pulszahl von 140. Es fiel eine beträchtliche Nackenstarre und der eingezogene Leib, die allgemeine Hyperästhesie der Haut auf, und es fand sich auch das Kernigsche Symptom. Auf geistigem Gebiet bestand eine vollständige Verwirrtheit mit Sinnestäuschungen, Personenverkennungen usw. Zwei Tage nach der Aufnahme, 13 Tage nach dem schweren Unfall erfolgte plötzlich der tödliche Ausgang und die Leichenöffnung ergab: einen Bruch der Schädelbasis mit linksseitigem extraduralem Hämatom, eine hämorrhagische Pachymeningitis in beiden mittleren Schädelgruben, Blutungen in die Pia beider Schläfenlappen rechts mit Zertrümmerung von Gehirnsubstanz und eine beginnende eitrige Leptomeningitis an der Basis des Gehirns und am Rückenmark. Der Bruch der Schädelbasis reichte bis in die Nase hinein, so daß auf diesem Wege die Infektion erfolgt war.

Die meningitischen Krankheitszeichen konnten in dem Fall bei dem Vorliegen eines schweren Basisbruches auch ohne weiteres auf eine Reizung der Meningen durch etwaige Blutungen in dieselben bezogen werden und nur die Höhe des Fiebers, das aber auch durch eine beginnende Bronchopneumonie bedingt sein konnte, machte eine eintretende eitrige Meningitis wahrscheinlich. Sicherlich war aber der tödliche Ausgang im Interesse des Kranken selbst zu begrüßen, da bei der Schwere der Gehirnverletzung der Ausgang der Kommotionspsychose auch im günstigsten Fall derjenige in eine schwere Demenz gewesen wäre. Ich habe auch mehrere Male gesehen, daß milder verlaufende Fälle von Kommotionspsychosen, wie z. B. auch Fall R. und C. (S. 32 u. 34) von in psychiatrischen Dingen nicht sehr erfahrenen Ärzten für Simulanten gehalten wurden, weil sie solche Fälle nicht kannten und dieselben in kein ihnen geläufiges Schema unterzubringen vermochten. Auch die Folgeerscheinungen nach überstandener Kommotionspsychose werden oft unrichtig und zu ungunsten der Geschädigten gedeutet, indem nicht selten die wirklich bestehenden und kennzeichnenden Beschwerden für erfundene oder stark übertriebene Angaben zur Erlangung einer höheren Rente gehalten werden.

Über die Behandlung der Kommotionspsychose ist nicht viel zu sagen, dieselbe ist eben so zu behandeln, wie jede derartige schwere psychische Erkrankung, am besten in einer Anstalt und vor allem mit Bettruhe, die schon im Hinblick auf die schwere Gehirnverletzung ohne weiteres das Gegebene ist und von den Kranken selbst meist bevorzugt wird. Man wird ferner rein symptomatisch vorgehen, am besten Beruhigungs- und Schlafmittel nach Möglichkeit vermeiden und mit Bädern, Packungen usw. auszukommen versuchen; allerdings wird manchmal selbst die Anwendung von Skopolamin nicht zu umgehen sein, um dem Kranken vorübergehend Ruhe zu schaffen oder die Umgebung vor den oft recht gefährlichen Angriffen der gewalttätigen Kranken zu schützen. Eine Eisblase auf den Kopf wird namentlich bei gleichzeitigen Schädelbrüchen von den Kranken oft sehr angenehm empfunden, kleinere Gaben von Phenacetin, am besten in Verbindung mit Koffein (Phenac. 0,5, Coff. 0,1) vermögen die „rasenden" Kopfschmerzen oft zu mildern. Natürlich müssen offene Schädelwunden, andere Nebenverletzungen und etwaige hinzukommende Erkrankungen nach den Regeln der Kunst ohne Rücksicht auf die bestehende geistige Erkrankung behandelt werden, jedoch hat man mit dem Abreißen der Verbände usw. oft viele Schwierigkeiten. Von einer operativen Behandlung etwaiger Knochendepressionen usw. habe ich keinen Erfolg für die Psychose gesehen; natürlich wird eine solche vorgenommen werden müssen, wenn Druckwirkungen auf das Gehirn oder in anderer Richtung Gefahr für dasselbe besteht. Wichtig ist, daß solche Kranke auch bei eingetretener Besserung noch der Überwachung bedürfen, da sie, wie schon wiederholt erwähnt, oft plötzlichen Einfällen oder Sinnestäuschungen Folge leistend, davonlaufen oder andere „wunderliche" Handlungen ausführen können. Unbedingt ist den Angehörigen und den Kranken selbst nach überstandener Psychose noch eine auf mehrere Monate sich erstreckende Schonung, Vermeidung aller Exzesse und am besten die Aufgabe eines mit schweren körperlichen Anstrengungen verbundenen Berufes anzuraten. Viele Fälle, bei denen eine schwere Form der Demenz eingetreten ist, bedürfen dauernder Anstaltspflege.

Die Rentenbemessung muß natürlich von Fall zu Fall entschieden werden. Während des Bestehens einer Kommotionspsychose sind die Betreffenden voll erwerbsunfähig und meist auch ganz hilflos im Sinne des Unfallgesetzes, so daß die Rente für diese Zeit bis zur vollen Höhe des früheren Arbeitsverdienstes gewährt werden kann, indem zur Vollrente von $66^2/_3\%$ desselben noch die Hilflosenrente hinzukommt. Oft sind aber die Fälle dann, wenn das Eingreifen der Unfallgesetzgebung in Frage kommt — nämlich am Ende der 13. Woche — schon abgelaufen und befinden sich in der Besserung oder in der Zeit des Übergangs in eine endgültige Verblödung. Auch nach der Entlassung aus der Anstalt oder dem Schwinden aller wesentlichen Krankheitserscheinungen bei dem zu Hause verpflegten Verunglückten ist derselbe nach einer so ernsten Erkrankung trotz völliger Genesung und des Fehlens körperlicher Ausfallserscheinungen noch $^1/_2$ Jahr lang als 75% erwerbsbeschränkt zu betrachten und erst nach Ablauf von 6 Monaten nach eingetretener Genesung sollte die Rente auf 50% und später entsprechend weiter heruntergesetzt werden. Oft ist aber wegen dauernd zurückbleibender körperlicher Schädigungen wie einer Abduzenslähmung, einer Optikusatrophie usw. die Erwerbsbeschränkung trotz völliger Genesung von der Psychose noch höher zu bemessen, als eben vorgeschlagen wurde. Immer ist darauf Rücksicht zu nehmen, daß der Betreffende wohl nie wieder ohne Schaden für seine Gesundheit imstande sein wird, eine schwere körperliche Arbeit zu leisten und sich gegebenenfalls einen anderen

Beruf suchen muß. Ich habe es immer für meine Pflicht gehalten, einen solchen Rat zu erteilen, oft allerdings ohne jeden Erfolg, da sich der Betreffende nicht so leicht zu einem Berufswechsel entschließt. Ich habe gelegentlich sehen müssen, daß ein Mann mit einem Schädelbruch nach überstandener Kommotionpsychose schon vier Wochen nach dem Unfall die Arbeit auf einem Neubau, von dem er damals abgestürzt war, wieder aufnahm. Die Fälle, bei denen eine traumatische psychopathische Konstitution als Folge der Psychose zurückbleibt, sind bei der Rentenabmessung so zu bewerten, wie die schweren Formen der traumatischen Neurasthenie. Auf die Rentenbemessung bei dem Ausgang in traumatische Demenz werden wir bei Besprechung dieser Form der traumatischen Psychosen ausführlicher einzugehen haben.

Literatur.

Aronsohn, Korsakoffscher Symptomenkomplex nach Commotio cerebri. Deutsche med. Wochenschr. 1909. 1007.

Berliner, Akute Psychosen nach Hirnerschütterung. Sommers Klinik. **3**, 291. 1908.

Borchardt, Über akute traumatische Psychose. Inaug.-Diss. Berlin 1893.

Buchholz, Zur Beurteilung der Psychosen nach Unfall. Monatsschr. f. Psych. **27**, 1. 1910.

Fraeb, Beitrag zur Frage der traumatischen Psychosen. Inaug.-Diss. Leipzig 1903.

Heilbronner, Über Geistesstörungen im unmittelbaren Anschluß an Hirnerschütterung. Münch. med. Wochenschr. 1905. 2353.

Huber, Das Verhalten des Gedächtnisses nach Kopfverletzungen. Inaug.-Diss. Basel 1901.

Kalberlah, Über die akute Kommotionspsychose usw. Arch. f. Psych. **38**, 402. 1904.

Marstatt, Trauma und Korsakoffsche Psychose. Ref. Neurol. Zentralbl. 1913. 1551.

Meyer, Korsakoffscher Symptomenkomplex nach Hirnerschütterung. Neurol. Zentralbl. 1904. 710.

Rathmann, Über die nach Schädeltraumen eintretenden psychischen Störungen. Vierteljahrsschr. f. gerichtl. Med. **23**, 1. 1901.

Reichardt, Über akute Geistesstörungen nach Hirnerschütterung. Allg. Zeitschr. f. Psych. **61**, 524. 1904.

Richter, Beiträge zur Klinik und Kasuistik der traumatischen Geistesstörung. Inaug.-Diss. Berlin 1890.

Sommer, Zur Kenntnis der akuten traumatischen Psychose. Monatsschr. f. Psych. **22**, 100. Erg.-Heft 1907.

Tiling, Über die amnestische Geistesstörung. Allg. Zeitschr. f. Psych. **48**, 549. 1892.

Trömmer, Über traumatische Psychosen. Zeitschr. f. d. ges. Neurol. **3**, 548. 1910.

Wille, Über traumatisches Irresein. Arch. f. Psych. 8, 219. 1878.

2. Traumatische Demenz.

Wir fassen unter diesem Namen alle die Erkrankungsformen zusammen, bei denen allein durch ein Trauma ein dauernder Zustand geistiger Schwäche hervorgerufen wird. Es handelt sich also um Formen des erworbenen Schwachsinns, der auf einer organischen Veränderung des Gehirns beruht und unheilbar ist. Das Trauma, welches die alleinige Ursache dieser geistigen Erkrankung darstellt, muß in allen Fällen in irgend einer Weise das Gehirn selbst betroffen haben, daher kommen als veranlassende Verletzungen vor allen Dingen Schädeltraumen in Frage, und nur in seltenen Fällen können sich, wie oben erwähnt, auch eine Hirnerschütterung und andere Hirnverletzungen bei einem Sturz auf die Füße, das Gesäß oder bei einem Wirbelbruch einstellen. Aber gerade auch scheinbar harmlos verlaufende Schädelverletzungen führen nicht selten zu schweren Erkrankungsformen der traumatischen Demenz. In einer Zusammenstellung von 58 Fällen, die den folgenden Ausführungen zugrunde gelegt wurden, werden folgende Unfälle als veranlassende Ursachen angegeben: Abstürzen von einem Gerüst, einer Leiter, der Fall durch ein sogenanntes Reichloch auf die Tenne. Ferner kommen Stürze von einem Wagen, dem Rad, einem Automobil und vor allem verhängnisvoll von einem Motorrad in Frage; nicht selten wird der Gestürzte bei diesen Unfällen auch noch überfahren. Sturz vom Pferd mit etwaigem Fall gegen eine Mauer, Hufschlag gegen den Kopf, Verletzungen durch die Eisenbahn, aber auch Fall auf ebener Erde ist weiter als veranlassender Unfall verzeichnet. Endlich sind solche Traumen zu erwähnen, bei denen ein Gegenstand auf den Schädel, z.T. mit großer Gewalt auftrifft, wie ein vom Dache fallender Ziegelstein, eine herabstürzende Eisenplatte, Steinfall im Bergwerksbetriebe oder ein sich mit großer Geschwindigkeit bewegender Maschinenteil, auch ein zerreißender, mit eisernen Nieten versehener Treibriemen eines großen Schwungrades. Auch durch Fahrstühle entstehen oft recht schwere Schädelverletzungen mit nachfolgender Demenz.

Die erbliche Belastung spielt keine wesentliche Rolle in allen diesen Fällen, es scheint aber das Alter des Verletzten nicht ganz gleichgültig, da sich im höheren Lebensalter nicht selten Gefäßveränderungen finden, so daß nach verhältnismäßig leichtem Trauma sich oft schwere Schwachsinnsformen entwickeln können. An sich kommt die traumatische Demenz in jedem Alter vor; ich habe hier Fälle, die zwischen dem 15. und 56. Lebensjahre liegen, berücksichtigt entsprechend unserer Beschränkung auf das Alter, in dem Betriebsunfälle im Sinne der Reichsversicherungsordnung vorliegen. Natürlich sind die Männer, da sie in größerer Zahl in den schweren Schädeltraumen ausgesetzten Berufen (S. 13) arbeiten, häufiger vertreten; in meiner Zusammenstellung kommen auf eine Frau 18 Männer. Man hat die traumatische Demenz auch mit verschiedenen anderen Namen belegt, wie primäre traumatische Demenz, sekundäre Demenz nach Trauma, Encephalopathia traumatica, Dementia posttraumatica, Dementia epitraumatica usw. Manche milder verlaufende Fälle hat man auch als Charakterveränderungen nach

Trauma, andere als moralisches Irresein nach Trauma bezeichnet. Wir wollen hier diese letzteren Fälle auch zur traumatischen Demenz rechnen.

Bei der Leichenöffnung von Kranken, welche an einer traumatischen Demenz litten und an deren Folgen oder einer hinzukommenden Krankheit verstarben, hat man alle möglichen Befunde am Schädel, dem Gehirn und seinen Häuten erhoben. Nicht selten fand man örtliche Schädelbrüche, oft mit Knochenvertiefungen, und gelegentlich waren Knochenteile in das Gehirn hineingetrieben. Auch bei äußerlich heilem Schädel sah man Splitter der Glastafel, welche abgestorben und verändert waren und Reizerscheinungen an der unter ihnen liegenden harten Hirnhaut hervorgerufen hatten. Sehr oft sind natürlich Schädelbasisbrüche gefunden worden. Manchmal konnte ein Bluterguß zwischen Schädelinnenwand und Dura, ein sogenanntes extradurales Hämatom, das zu einem örtlichen Druck auf das Gehirn, gelegentlich sogar zu einem Zusammendrücken einer ganzen Gehirnhälfte geführt hatte, festgestellt werden. Diese Blutergüsse können zur Zeit des Todes auch schon wieder geschwunden und durch einen großen, mit Flüssigkeit gefüllten Hohlraum, eine Zyste, ersetzt sein. An der harten Hirnhaut fanden sich an der Stelle der Schädelverletzung oder da, wo ein abgestorbener Splitter der Glastafel ihr auflag, erhebliche Verdickungen, ferner war die Dura oft mit dem Schädel an der Bruchstelle verwachsen. Auf der Durainnenseite sah man nicht selten flächenhafte Blutungen, eine sogenannte Pachymeningitis haemorrhagica interna, aber auch größere Blutergüsse, subdurale Hämatome, die auch eine sogenannte Pseudomembranbildung und die Umwandlung in Zysten darbieten können. Diese Blutergüsse können natürlich ebenso wie die extraduralen zum Zusammenpressen von Gehirnteilen mit weiteren Folgezuständen führen. Die Pia-Arachonidea ist oft örtlich getrübt und verdickt, mit der Dura und dem Knochen einerseits und dem Gehirn andererseits an umschriebenen Stellen fester verwachsen. Reste alter Blutungen finden sich auch in den Subarachnoidalräumen. Die Hirnrinde selbst weist oft strahlige Narbeneinziehungen mit stärkerer Verwachsung der weichen Hirnhäute an diesen Stellen auf. In frischeren Fällen findet man mit Blut durchsetzte Quetschherde, namentlich an den bevorzugten Stellen der Gehirnunterfläche, an der Spitze des Schläfenlappens und im Bereich der Orbitalflächen der Stirnlappen, soweit dieselben auf dem Augenhöhlendach des Schädelgrundes aufliegen, ferner an den Stellen des Stoßes und des Gegenstoßes. Auch mit gelbrötlicher Masse gefüllte Höhlen finden sich nicht selten bei den etwas längere Zeit nach der Schädelverletzung Verstorbenen, noch später kommt es oft auch zu den erwähnten Narbenherden. Der Sehnerv kann ebenso wie andere Gehirnnerven einen Schwund darbieten, indem dieselben durch Kalluswucherungen oder Blutungen in ihre Scheide einem Druck ausgesetzt wurden. Die

Gehirnventrikel sind nicht selten erweitert, namentlich in älteren Fällen; ganze Gehirnteile, selbst eine ganze Hemisphäre können im Laufe der Zeit infolge der traumatischen Veränderungen zum Einschmelzen gebracht worden sein. Manchmal ist der Gehirnbefund ein ganz normaler für das unbewaffnete Auge, und doch ergibt dann die mikroskopische Untersuchung schwere örtliche oder auch weiter verbreitete Veränderungen an den Gehirngefäßen, wie dies Weber in einem Falle feststellen konnte und wie ähnliche Befunde schon früher von Friedmann erhoben wurden. Auf die gelegentlich fehlende Übereinstimmung zwischen dem Leichenbefund, der in einigen umschriebenen Narben in der Hirnrinde bestand, und den klinischen Ausfallserscheinungen einer schweren Demenz hat Köppen hingewiesen und die Ansicht ausgesprochen, daß von diesen Narben vielleicht ein Reiz ausgehe, der die Gefäßversorgung der Rinde und damit ihre Ernährung schädige. Natürlich könnte man auch die Annahme, daß zerebrale Reiz- oder Ausfallserscheinungen auf den ganzen Stoffwechsel einwirkten und dessen Veränderungen auf das Gehirn als Ganzes zurückfielen, wie das oben angedeutet wurde, zur Erklärung heranziehen. Zunächst scheint aber eine genaue Untersuchung solcher Gehirne auf fortlaufenden Schnittreihen unter Anwendung der modernen Färbemethoden notwendig, ehe man dieser scheinbaren Unstimmigkeit zwischen anatomischem und klinischem Befunde weiter nachgeht. Fälle von Krafft-Ebing, Stolper, Herrmann, Phelps u. a. weisen auf die Bedeutung der Stirnhirnverletzung für das Zustandekommen schwerer Demenzzustände, wie mir scheint, in unzweideutiger Weise hin.

Die körperlichen Krankheitszeichen der traumatischen Demenz können dieser Vielgestaltigkeit des anatomischen Befundes entsprechend auch sehr mannigfaltige sein. Mit der Gehirnverletzung in unmittelbarem Zusammenhang stehen natürlich die Erscheinungen der Gehirnerschütterung. Die Bewußtlosigkeit wurde unter 53 Fällen von traumatischer Demenz, bei denen über diesen Punkt genauere Angaben vorlagen, 45 mal gefunden. Dieselbe trat 42 mal sofort nach dem Schädeltrauma ein, 3 mal erst einige Zeit nach der Verletzung, und zwar in einem Falle $1/2$ Stunde, in einem anderen 12 Stunden, in einem dritten am Tage nach dem Unfall. In 8 Fällen aber, also in 15% von der Gesamtzahl, fehlte die Bewußtlosigkeit vollständig. Dabei können in solchen, ohne Bewußtseinsverlust verlaufenden Fällen doch schwere Gehirnverletzungen vorliegen, worauf hier schon wiederholt hingewiesen wurde, eine Tatsache, die aber durchaus noch nicht die richtige Würdigung bei der Unfallbegutachtung findet. Krafft-Ebing berichtet z. B. über einen Fall: Ein 52 jähriger Stallbediensteter stürzte beim Herabspringen von einem Wagen gegen ein Rad desselben, stand sofort wieder auf und setzte seine Arbeit fort. Daran anschließend entwickelte sich bei ihm eine unter dem Bilde der klassischen Paralyse verlaufende, mit einem schweren geistigen Defekt einhergehende Psychose. Bei dem Tode des Betreffenden — ein Jahr nach dem Unfall — fand sich eine Knochenvertiefung im linken Stirnbein und an dieser Stelle im linken Stirnlappen ein umschriebener, mit rostfarbener breiiger Masse ausgefüllter Substanzverlust bei sonst normalem Gehirnbefund und einem Gehirngewicht von 1350 g. Auch Petersen-Borstel teilt eine ähnliche klinische Beobachtung mit. Vor allem wichtig erscheint aber folgender von Köppen mitgeteilter, hier schon einmal erwähnter Fall: Einem 40 Jahre alten Kanzleigehilfen fiel eine Gardinenstange aus Messing auf den Kopf. Er war nicht bewußtlos und ging allein aus dem Zimmer, in dem sich der Unfall ereignete. Er hatte seitdem Kopfschmerzen, arbeitete aber weiter, bis es nach 6 Monaten wegen seines zunehmenden geistigen Rückgangs nicht mehr möglich war. Bei der Leichenöffnung ein Jahr nach dem Unfall fanden sich an der Unterfläche des linken Stirnlappens und an der Spitze des rechten Schläfenlappens durch jenes Trauma entstandene Narben.

Die Dauer der Bewußtlosigkeit wird in den von mir zusammengestellten Fällen sehr verschieden angegeben, sie schwankt von einigen Sekunden bis zu 12 Tagen. In den Fällen, bei denen die Bewußtlosigkeit nach der Schädelverletzung fehlte, fanden sich meist auch die anderen Hirnerschütterungszeichen wie Erbrechen und Pulsverlangsamung nicht. Dagegen waren beide Reizerscheinungen in den Fällen mit Bewußtlosigkeit vorhanden, der Puls ging in einem Falle bis auf 44 Schläge in der Minute herunter, in einem anderen Falle konnte noch $1^1/_2$ Jahre nach dem Unfall eine Pulsverlangsamung nachgewiesen werden. Bei den Fällen mit schwerer Gehirnerschütterung wurde auch unfreiwilliger Abgang von Kot und Urin und auch eine vorübergehende leichte Temperatursteigerung als Begleiterscheinung der Gehirnquetschung beobachtet. Bei den Schädelbasisbrüchen finden sich natürlich oft die bekannten Blutungen aus Mund, Nase oder Ohr. Unter 58 Fällen waren 12 Schädelbrüche vorhanden. Sehr häufig sind auch hier die Klagen über Kopfschmerz und Schwindel, jedoch werden von den stumpfen Kranken oft erst auf ausdrückliches Befragen darüber Angaben gemacht. Am Nervensystem finden sich zahlreiche, auf die organische Gehirnschädigung hindeutende Krankheitszeichen. Die Pupillen sind oft ungleich, in manchen Fällen sehr weit, in anderen auffallend eng, die Bewegungsfähigkeit derselben kann auch beeinträchtigt sein, es findet sich träge und auch aufgehobene Lichtreaktion an einem und sehr selten auch an beiden Augen, auch eine absolute Pupillenstarre (Aufhebung der Licht- und Konvergenzreaktion) kommt ein- oder doppelseitig vor. In anderen Fällen ist der Befund an den Pupillen vollständig normal. Optikusatrophie wird gelegentlich, namentlich nach Schädelbrüchen der vorderen und mittleren Schädelgrube beobachtet. Entsprechend dem häufigen Vorkommen von Schädelbasisbrüchen überhaupt findet man

Abduzens- und Rectus-internus-Lähmungen, Ptosis, vollständige Fazialislähmungen, seitliches Abweichen und halbseitigen Schwund der Zunge, Gaumenlähmungen usw. Sehr häufig ist eine ein- oder doppelseitige Aufhebung des Geruchs oder auch des Gehörs nachzuweisen. Die Quetschherde des Gehirns selbst oder der Druck von Blutungen, die außerhalb oder innerhalb der harten Hirnhaut und auch im Gehirn stattgefunden haben, führen gelegentlich zu einer Monoplegie, Hemiparese oder auch zur Hemiplegie, nicht selten sind auch Paraplegien oder Paraparesen der Beine dann, wenn die Gewalt auf die Schädelmitte in der Scheitelgegend eingewirkt und so beide oberen Enden der Zentralwindung und die Parazentralläppchen betroffen hat. Es findet sich weiter Ataxie der Arme und Beine ein- oder doppelseitig, auch Hemianästhesie und allgemeine Hypalgesie ist nachgewiesen worden. Selten war auch Hemianopsie vorhanden und Anton hat über eine zentrale Taubheit nach Schädelverletzung, durch Schädigung beider Schläfenlappen entstanden, berichtet. Die Reflexveränderungen weisen auch auf die organische Natur der Erkrankung hin; von den Hautreflexen fehlt nicht selten der Bauchreflex auf einer Seite oder auch gelegentlich auch beiderseits, und der Babinskische Reflex kann sich ein- oder doppelseitig finden. Die Kniereflexe sind oft stark gesteigert, es besteht dann meist auch langanhaltender Patellarklonus, manchmal sind sie ungleich, nicht selten, namentlich auch nach schweren Gehirnverletzungen, auffallend schwach und nur mit besonderen Hilfsmitteln nachzuweisen. Der Gang ist oft unsicher und taumelnd, Rombergsches Schwanken ist sehr häufig vorhanden, gelegentlich kommt es zu den Erscheinungen der Pro- und Retropulsion. Die Sprache ist auch in einigen Fällen geschädigt, sie kann auffallend verlangsamt, sie kann stockend sein, und auch die Artikulation kann eine sehr unsichere und verwaschene werden, so daß eine vollständig der paralytischen gleichenden Artikulationsstörung zustande kommt. Wiederholt wurde eine motorische Aphasie nach Trauma beobachtet, und ich kenne einen derartigen Fall durch Sturz von der Treppe aus eigener Erfahrung. In manchen Fällen waren nur die Worte „ja“ und „nein“ und Interjektionen erhalten, auch Paragraphie wurde bei der traumatischen Demenz beschrieben. Überhaupt können natürlich noch viele andere Herderscheinungen entsprechend den vielen örtlichen Möglichkeiten des Zustandekommens von Blutungen und Quetschherden beobachtet werden, und es konnten hier nur die häufigeren Vorkommnisse erwähnt werden. Namentlich durch das Zusammentreffen von Herderscheinungen von seiten des Großhirns mit Ausfalls- und Reizerscheinungen, die durch die Verletzungen tiefer gelegener Gehirnabschnitte, wie des Hirnstammes, des verlängerten Markes usw. hervorgerufen werden, können recht zusammengesetzte und schwer zu deutende klinische Bilder zustande kommen. Man muß eben bei der Art der Entstehung der organischen Schädigungen immer an die

Möglichkeit der Mehrzahl der Herde denken, während es sonst bei den anderen Hirnerkrankungen in bezug auf die Feststellungen der erkrankten Stelle als gute, alte Regel für den Untersucher gilt, zunächst zu versuchen, alle Erscheinungen auf einen Herd zurückzuführen. Den Spinaldruck hat man bei unseren Fällen öfters erhöht gefunden, dagegen war die Zusammensetzung der Spinalflüssigkeit ebenso wie bei den Kommotionspsychosen meist eine normale, abgesehen von den seltenen Fällen, in denen eine Blutbeimengung in derselben bei nicht zu alten Schädelbrüchen nachgewiesen wurde.

Nicht selten geht die Großhirnverletzung mit schweren Reizerscheinungen einher, die sich in der Form von epileptiformen Anfällen äußern. Unter 58 Fällen wurde 4mal darüber berichtet. Die Krampfanfälle traten in einem Falle gleich nach der Schädelverletzung, in einem anderen 5 Tage nach derselben, in einem dritten erst nach 4 Monaten und endlich in einem Falle sogar erst nach 10 Jahren nach dem Unfall auf. Petersen-Borstel teilt folgenden hierher gehörigen Fall mit: Ein 32jähriger Mann erlitt dadurch einen Unfall, daß ihm ein 4,7 kg schwerer Winkelhebel aus einer Höhe von über 2 m auf den Hinterkopf fiel. Er hatte keinen Bewußtseinsverlust, ging an die Pumpe, wusch sich selbst die Wunde aus und setzte nach dem Verbinden die Arbeit fort. Er wurde dann 19 Tage in einem Krankenhaus wegen der großen Wunde behandelt, 4 Monate nach dem Unfall traten zweimal epileptiforme Anfälle auf. Es machte sich ein allmählicher geistiger Rückgang mit zeitweisen schweren Erregungszuständen bemerkbar, die den Anlaß gaben zu wiederholten Unterbringungen in Anstalten. Die von dem Unfall herrührende Narbe fand sich auf der linken Seite des Scheitels.

Aber auch unter dem Bilde eines Schlaganfalles verlaufende Zustände, die wohl auf Spätblutungen zurückzuführen sind, wurden beobachtet. Rathmann erwähnt den Unfall einer 44jährigen Frau, welche von einer Karre herab auf den Kopf stürzte. Einige Tage nach dem Unfall stellten sich Kopfschmerzen und eine Geistesstörung ein und wieder einige Tage später erfolgte ein Schlaganfall mit rechtseitiger Lähmung. Eine schwere gemütliche Verstimmung machte später einem Erregungszustand Platz, in dessen Verlauf die Kranke vollständig verwirrt wurde und rasch verblödete. Von anderen selteneren körperlichen Begleiterscheinungen der traumatischen Demenz ist noch zu erwähnen ein anhaltender Speichelfluß, über den von Rathmann auch in dem eben angeführten Fall berichtet wurde. Krafft-Ebing hat auch eine solche Beobachtung mitgeteilt. Ein 51 Jahre alter Mann wurde, als er ein Stück Holz unter den Wagen schieben wollte, zu Boden geschleudert. Er erhob sich sofort allein wieder und ging nach Hause. Am folgenden Tage wurde er bewußtlos und diese Bewußtlosigkeit hielt 9 Tage an. Er klagte dann über Sausen im Kopf und Gedächtnisschwäche und mußte namentlich wegen der letzteren sein Handwerk als Wagner aufgeben. Er litt an einer „profusen Salivation“, die noch zwei Jahre nach dem Unfall bestand. Es wurden bis zu 720 ccm Speichel täglich abgesondert! Wegen der Zustände ängstlicher Erregung, die anfallsweise auftraten, und des zunehmenden Schwachsinns bedurfte auch dieser Kranke dauernder Anstaltspflege.

Der allgemeine Ernährungszustand der Kranken leidet meist nur vorübergehend, nicht selten wird über eine spätere starke Gewichtszunahme, wie wir sie auch sonst von verblödeten Kranken kennen, berichtet. Im Urin hat man wiederholt Zucker in geringen Mengen gefunden. Viele rasch verblödende Kranke bleiben dauernd unreinlich, nicht selten kommen später auch die Erscheinungen einer Arteriosklerose zu denen der traumatischen Demenz hinzu.

Auch die Krankheitserscheinungen auf geistigem Gebiete können bei der traumatischen Demenz recht verschiedene sein. Manchmal sind sie so wenig in die Augen fallend, daß sie zum großen Schaden der Verunglückten ganz übersehen werden, so daß zwar z. B. über den gleichzeitig gebrochenen Arm, aber nicht über die viel wichtigeren, geistigen Ausfallserscheinungen nach einem Sturz berichtet wird. Man ist manchmal erstaunt, wie schwere Schädigungen unberücksichtigt bleiben, und daß erst die Angehörigen auch auf diese Seite der Unfallbeschädigung hinweisen müssen. Natürlich gibt es unendlich viele Abstufungen in der Schwere der Ausfallserscheinungen, wie dies nicht anders zu erwarten ist. Die Auffassung der äußeren Eindrücke ist in den Fällen, welche den Endausgang einer Kommotionspsychose darstellen, so wie das dort geschildert wurde, nicht selten vorübergehend gestört, es gibt auch Fälle, wo die dort erwähnte Besserung und Klärung ganz ausbleibt und sich ein dauernder Zustand von Verwirrtheit einstellt, wie z. B. in dem oben aus anderen Gründen angeführten Fall von Rathmann. Andere Fälle zeigen eine ganz normale Auffassung der Vorgänge der Außenwelt und unterscheiden sich darin nicht vom Gesunden. Das gleiche gilt für die etwaigen Störungen der Aufmerksamkeit. Manche Kranke verfallen auch, ohne daß sie jemals akute Krankheitserscheinungen dargeboten hätten, sehr bald in eine sich schleichend entwickelnde und stetig zunehmende Stumpfheit, andere bewahren ein leidlich normales Verhalten. Sinnestäuschungen können bei den unter dem Bilde der halluzinatorischen Verwirrtheit verlaufenen und ungünstig ausgegangenen Fällen von Kommotionspsychosen auch in diesem Endstadium der traumatischen Demenz dauernd bestehen bleiben und anfallsweise gehäufter auftreten, in anderen solchen Fällen verlieren sie sich aber trotz fortbestehender Verwirrtheit allmählich ganz. Wie bei allen chronischen Erkrankungen sind die Gehörstäuschungen und vor allem die Stimmen die häufigsten der auch hier nachweisbaren Sinnestäuschungen. Aber auch Visionen kommen vor und sie werden wohl gelegentlich durch den mit der Schädelverletzung in Zusammenhang stehenden Schwund des Sehnerven begünstigt. In vielen Fällen sind aber Sinnestäuschungen nie aufgetreten und fehlen auch weiterhin dauernd. Wichtig ist noch, daß auch ohne den Zustand einer halluzinatorischen Verwirrtheit als Herderscheinungen bei der traumatischen Demenz Sinnestäuschungen vorkommen und dauernd bestehen bleiben können. So erinnere ich mich eines Falles einer Stichverletzung des linken Schläfenlappens, bei der in zeitlichem Anschluß an dieselbe Stimmen auftraten, die zunächst noch von dem Verletzten als krankhafte Erscheinungen erkannt wurden. Dieselben blieben fast ein Jahr lang bestehen.

Das Gedächtnis und die Merkfähigkeit weisen mehr oder weniger schwere Schädigungen auf und vor allem ist auch hier wieder die Merkfähigkeit die schwerer betroffene, wie dies schon bei den Kommotionspsychosen erwähnt wurde. Die dort geschilderte vorübergehende Merkfähigkeitstörung wird hier eine dauernde und kann hier statt zurückzugehen eine immer schwerere werden. Es finden sich aber auch unter den traumatischen Demenzen Fälle, bei denen die Merkfähigkeitsstörung eine verhältnismäßig leichte ist und von den Betreffenden durch Zuhilfenahme schriftlicher Aufzeichnungen so verdeckt werden kann, daß sie im gewöhnlichen Leben kaum hervortritt. Meist zeigt aber auch das Gedächtnis deutliche Störungen, ganz abgesehen von der natürlich in vielen Fällen vorhandenen retrograden Amnesie. Es läßt sich ein Ausfall von früher erworbenen Kenntnissen auf den verschiedensten Gebieten nachweisen, und bei den schweren Erkrankungsformen kann es ganz ähnlich wie bei der Paralyse so weit kommen, daß die Kranken selbst über die ihnen früher geläufigsten und selbstverständlichsten Sachen, wie ihren früheren Lohn, ihr Alter, ihren Heimatsort usw. keine Auskunft mehr geben können. Der Gedankenablauf zeigt in vielen Fällen keine in die Augen fallenden Störungen, bei genauerer Prüfung bemerkt man aber auch dann oft eine leichte Verlangsamung. Nicht selten ist auch in anderen Fällen eine starke Hemmung mit Kleben an den jeweiligen Vorstellungen nachweisbar. In den schwersten Fällen findet sich oft, und zwar z. T. dauernd, z. T. vorübergehend eine ausgesprochene Zusammenhangslosigkeit des Gedankenganges, eine Inkohärenz. Die geistige Leistungsfähigkeit ist in allen Fällen geschädigt und gerade auf Grund dieser Ausfallserscheinungen hat diese Erkrankung oder dieser Endzustand eines abgelaufenen psychischen Leidens den Namen der traumatischen Demenz erhalten. Natürlich gibt es aber sehr viele Grade der Beeinträchtigung der geistigen Leistungsfähigkeit. Ein Mensch, welcher über eine hohe geistige Begabung verfügt, wird eben nach einer erheblichen geistigen Einbuße noch einen leidlich intelligenten Eindruck machen, während dieselbe Einbuße bei einem, der von Haus aus wenig zuzusetzen hatte, zu einem deutlichen Schwachsinn führt. Ob nun der Ausfall an geistiger Leistungsfähigkeit bei dem verletzten Arbeiter bemerkt wird oder nicht, das wird wesentlich auch von den Anforderungen abhängig sein, die das Leben und sein Beruf an ihn stellen. Unsere Feststellung eines Schwachsinns im psychiatrischen Sinne ist keineswegs gleichbedeutend mit einer entsprechenden Einbuße an Erwerbsfähigkeit; sehr oft sind die Anforderungen gerade in dieser Beziehung sehr geringe, und macht sich daher der Ausfall nicht geltend. Daß es aber selten einmal umgekehrt sein kann, zeigt folgender Fall, den ich den Akten entnommen habe:

Der 22jährige Maschinist L. erlitt dadurch eine Gehirnerschütterung, daß der Treibriemen der Lokomobile, welche er bediente, riß und ihn mit dem einen Ende, in dem eine Schraube saß, traf. Er wurde besinnungslos in das Krankenhaus eingeliefert und bot vier Wochen lang die Erscheinungen einer schweren Kommotionspsychose dar. Bei seiner Entlassung aus der Behandlung, drei Monate nach dem Unfall, bestand noch eine deutliche Merkfähigkeitsstörung und leichte Ermüdbarkeit, er klagte über Kopfschmerzen, Schwindelgefühl und allgemeine Schwäche. Ein Jahr nach dem Unfall war ein Ausfall auf geistigem Gebiet bei eingehender psychiatrischer Untersuchung nicht mehr nachweisbar und doch zeigte sich L. den praktischen Anforderungen seines Berufes nicht mehr wie früher gewachsen. Der Arbeitgeber sagte aus, derselbe sei früher ein sehr geschickter Arbeiter gewesen, dem man die verantwortungsvollste Arbeit anvertrauen konnte, seit dem Unfall sei das anders geworden, er sei außerstande, einen mit einer gewissen Verantwortlichkeit verbundenen Dienst noch zu leisten, er könne nur mit untergeordneten Reparaturarbeiten beschäftigt werden. Es fehle ihm vor allem die Fähigkeit des selbständigen Vorgehens, die ihn früher so vorteilhaft vor seinen Mitarbeitern auszeichnete.

Wir sind also gelegentlich nicht imstande, auch bei einer eingehenden Intelligenzprüfung die Fragen so zu wählen, daß sie den wirklichen praktischen Anforderungen des Berufs mit seinen unendlich vielen Möglichkeiten entsprächen. Immerhin gehören aber solche Vorkommnisse zu den Seltenheiten; meist ist das Umgekehrte der Fall, daß wir einen erheblichen Schwachsinn feststellen können, und der Verletzte ist doch noch imstande, seine seit vielen Jahren gewohnten landwirtschaftlichen Arbeiten oder Ähnliches zu verrichten, wie z. B. im folgenden Fall:

Der 54jährige landwirtschaftliche Arbeiter S. verunglückte am 27. III. 1903 dadurch, daß ein Fohlen, welches er führte, unruhig wurde, ihn zu Boden warf und schleifte. Er wurde dabei von Hufschlägen am Kopf und an der Brust getroffen und erlitt einen Schädelbruch. Er war lange Zeit bewußtlos, nahm aber nach Ausheilung zweier offener Wunden am Schädel am 29. IV. 1903, also etwa vier Wochen nach dem Unfall die Arbeit wieder auf; er klagte noch über Schwindel und Kopfschmerzen. Die Untersuchung einige Jahre nach dem Unfall ergab eine starke Steigerung der Reflexe, es fand sich beiderseits Patellarklonus. Ferner bestand starker statischer Tremor der Hände, beiderseitige Herabsetzung des Hörvermögens und Rombergsches Schwanken. Er bot das Bild einer schweren gemütlichen Verstimmung dar, zeigte deutliche Urteilsschwäche und Störungen des Gedächtnisses und der Merkfähigkeit. Er verrichtete aber einfache landwirtschaftliche Arbeiten ganz gut, so daß nach einem Vergleich seines früheren und jetzigen Arbeitsverdienstes die Einbuße an Erwerbsfähigkeit nicht höher als auf 30% geschätzt werden konnte.

Natürlich wird auch gerade die Urteilsbildung mehr oder weniger schwer geschädigt, da eben sie eine der höchsten Leistungen unseres Seelenorgans darstellt. Pick hat auf die interessante Tatsache aufmerksam gemacht, daß von Traumatikern sehr oft die Abnahme der eigenen geistigen Kräfte sehr treffend beurteilt wird, was sonst bei anderen Formen des erworbenen Schwachsinns keineswegs der Fall zu sein pflegt, man denke nur an die einfache demente Form der Dementia paralytica. Diese Beobachtung Picks ist von den verschiedensten Seiten bestätigt worden, so berichtete neuerdings wieder Uhlmann über einen hierher gehörigen Kranken, der unter Lachen seinen geistigen Rückgang zugab. Ähnliches zeigt sich auch in folgender, aus verschiedenen Gründen erwähnenswerten Beobachtung:

Der Gutsbesitzer S., der erblich nicht belastet ist und immer gesund war, erlitt im 44. Lebensjahre einen Unfall, indem er von einem Düngerwagen, dessen Pferde durchgegangen waren, überfahren wurde. Er hatte schwere Verletzungen am rechten Oberschenkel und am Kopf davongetragen und lag 10 Minuten bewußtlos, er machte dann den Versuch aufzustehen, brach jedoch zusammen und mußte mit einem Wagen nach Hause geschafft werden. Er lag etwa sechs Wochen zu Bett, hatte eine Erinnerungslücke für mehrere Wochen, klagte beim Aufstehen über heftigen Schwindel und Schwere in den Beinen. Er war seit dem Unfall dauernd geistig verändert, hatte viel Kopfschmerzen, allmählich ließ auch seine Sehkraft nach und er vernachlässigte seine Wirtschaft, während er früher ein sehr eifriger Landwirt gewesen war und das vom Vater übernommene Gut vorwärts gebracht hatte. Er wurde auffallend heftig, behandelte seine Frau, mit der er bis dahin im besten Einvernehmen gelebt hatte, schlecht und schlug sie sogar gelegentlich. Er konnte Alkohol nicht mehr vertragen und vergaß sehr viel. Gegen seine frühere Gewohnheit wurde er sehr gesprächig und gab gern und viel Geld aus. Vor allem fiel aber seinem Bruder eine ihm früher unbekannte Neigung desselben, über alles Witze zu machen, auf: „Für jedes Wort hat er einen anderen Namen und eine besondere Beziehung.“ — Er wurde fünf Jahre nach dem Unfall in der psychiatrischen Klinik zu Jena untersucht. Der sehr kräftige Mann sah sehr gut aus, aber der Urin enthielt seit der Verletzung geringe Mengen von Zucker bis zu einem Höchstbetrag von 0,5%. Die Kniephänomene waren lebhaft und gleich, es bestand Rombergsches Schwanken, die Pupillen waren sehr weit, gleich und rund. Die Lichtreaktion war am linken Auge fast ganz erloschen, am rechten normal. Die Augenspiegeluntersuchung ergab links eine Sehnervenatrophie, rechts eine temporale Abblassung. Der Geruch war vollständig aufgehoben. S. war in heiterer Stimmung, machte gleich viele Witze, rechnete ganz gut, zeigte aber eine deutliche Störung der Merkfähigkeit. Er gab seine Heftigkeit zu und bewies vor allem eine klare Selbsterkenntnis, indem er äußerte: „Es fällt mir fast alles schwer, und ich bin der Verwaltung des Gutes infolge meines geistigen Rückganges nicht mehr gewachsen.“

Also auch hier finden wir trotz eines merklichen Schwachsinns eine zutreffende Beurteilung dieses Zustandes von seiten des Kranken, was im ersten Augenblick den Untersucher schmerzlich berührt und recht peinlich werden kann, da man im Grunde der Seele diesem Urteil nur beipflichten muß. Interessant ist dieser Fall ferner infolge der wohl durch eine Kalluswucherung am Foramen opticum bedingten Sehnervenatrophie und vor allem auch durch die hier durch den Bruder von selbst, ohne dahin gehendes Befragen angegebene und schon länger beobachtete Witzelsucht, wie sie als Herderscheinung bei Stirnhirnerkrankungen beschrieben wurde. Daß es sich auch hier um im Bereich der Stirnlappen gelegene Veränderungen handelt, geht eben aus der Sehnervenatrophie und der Geruchsstörung mit einiger Wahrscheinlichkeit hervor. Unser Kranker beurteilte auch seine zeitweisen Zornausbrüche und sein Verhalten gegen seine Frau durchaus zutreffend. Aber in anderen Fällen fehlt diese Selbsterkenntnis dauernd vollständig. Von den Kranken werden oft alle möglichen Wahnideen geäußert, und nicht selten sind die schon bei der Besprechung der Kommotionspsychosen erwähnten, den paralytischen vollständig gleichenden schwachsinnigen Größenideen. Schon Krafft-Ebing hat sie beobachtet: Ein 28 Jahre alter belasteter Landwirt erlitt durch Sturz von einem Wagen im Mai in der Gegend des linken Scheitelbeines eine Kopfverletzung, die mit den Erscheinungen einer leichten Hirnerschütterung einherging. Er genas in einigen Tagen, ohne ärztliche Hilfe in Anspruch nehmen zu müssen. Im Juli desselben Jahres, also zwei Monate später, wurde er auffallend nachlässig in seinen Geschäften und sehr jähzornig. Sein Gedächtnis, und wie aus den Schilderungen hervorgeht, namentlich seine Merkfähigkeit, nahmen rasch ab und er äußerte „enorme Größenwahnideen" und „verfiel in ein schwachsinniges Pläneschmieden, so daß sein Zustand ganz dem paralytischen Größenwahn glich". Es trat dann eine tobsüchtige Erregung ein, die im November bei fortbestehenden Größenideen wieder schwand. Sein Zustand besserte sich weiter, er gewann eine gewisse Krankheitseinsicht und gab auch die Wahnideen auf. Die geistige Schwäche nahm aber allmählich weiter zu. Bei der Leichenöffnung, sechs Jahre nach dem Unfall, fand sich am linken Scheitelhöcker eine trichterartige Einsenkung des Knochens von $1\,^1/_2$ cm Durchmesser, darunter lagen zwei unregelmäßige Sequester der Glastafel. Die Dura war an dieser Stelle stark verdickt und die weichen Hirnhäute zeigten Trübungen, während sonst der makroskopische Befund ein normaler war. Auch viele andere Wahnideen und namentlich die auch bei der Kommotionspsychose schon ausführlicher besprochenen hypochondrischen, an unangenehme Empfindungen im Kopfe anknüpfenden, finden sich auch hier. Es kommt aber auch zu anderen depressiven Wahnideen, gelegentlich mit deutlichem Lebensüberdruß. Auch Verfolgungsideen finden sich und werden von den verblödeten Kranken oft lächelnd geäußert. Aber alle Wahnbildungen kommen nur bei den schweren Schwachsinnsformen vor und daher tragen diese Wahnideen auch meist die Zeichen der geistigen Schwäche an sich. Häufig werden verworrene, ihrem Inhalte nach sich vollständig widersprechende Wahnideen von den Kranken in einem Atemzuge affektlos vorgebracht. Auch die Wahnbildung kann Schwankungen unterliegen und ganz wieder schwinden, wie in dem eben angeführten Fall Krafft-Ebings.

Die Gemütsvorgänge lassen oft, namentlich in den schweren Fällen, eine auffallende Labilität erkennen, wie wir sie auch sonst nicht selten bei organischen Gehirnleiden, z. B. bei der Dementia senilis oder Dementia paralytica usw., aber auch gelegentlich nach einfachen Schlaganfällen sich einstellen sehen. Ein gehobenes Selbstgefühl und heitere Stimmungslage findet sich gewöhnlich in Verbindung mit den erwähnten Größenideen, es sind aber auch schwere gemütliche Verstimmungszustände beobachtet und wiederholt beschrieben worden, so von Stadelmann ein Fall: Einem 45 Jahre alten Arbeiter war im Januar 1900 ein schwerer Schamottestein auf den Kopf gefallen; er war fünf Minuten bewußtlos, jedoch kam es nicht zum Erbrechen. Er wurde verbunden, ging dann nach Hause und wurde mehrere Wochen daheim behandelt. 4—5 Wochen nach dem Unfall war er sehr still und gedrückt, und etwa sechs Wochen nach dem Unfall machte er einen Selbstmordversuch. Später stellten sich heftige Erregungszustände ein. Als Stadelmann $2\,{}^1/_2$ Jahre nach dem Unfall den Verletzten untersuchte, fand er einen ausgesprochenen Schwachsinn, und er konnte eine Narbe auf der linken Schädelseite, an der Grenze zwischen Stirn- und Schläfenbein, nachweisen. ${}^1/_2$ Jahr später machte der Kranke durch Erhängen seinem Leben ein Ende. Hier lag neben der Demenz eine schwere, lange Zeit bestehende gemütliche Verstimmung vor, in der der Verletzte den Selbstmord ausführte. Vor allem wichtig ist aber die starke Reizbarkeit dieser Kranken, ihre Neigung zu heftigen Zornausbrüchen, in denen es zu Angriffen auf die Umgebung und anderen schweren Gewalthandlungen kommen kann. So berichtete Gaulke über einen Mann, der vor Jahren einen Sturz vom Pferde erlitten hatte und seitdem schwere Erregungszustände darbot. In einem solchen hatte er plötzlich ohne Grund seine Frau getötet. Bei seiner Leichenöffnung ergab sich, daß die ganze rechte Hemisphäre infolge der Schädelverletzung geschwunden war. Ich will hier folgenden eigenen Fall kurz erwähnen:

Der 21jährige Müller H. erlitt eine schwere Schädelverletzung dadurch, daß ihm die Pferde durchgingen, er vom Wagen stürzte und das Hinterrad des Wagens seinen Kopf traf. Er lag lange Zeit schwer krank darnieder. Seit dem Unfall wurde er auffallend reizbar, konnte den Alkohol nicht mehr vertragen und klagte viel über Kopfschmerzen. Er wurde wegen seiner Gewalttätigkeiten wiederholt bestraft und im 41. Lebensjahre in die Jenenser Klinik eingeliefert, weil er in einem Erregungszustande seine Frau mit dem Beile bedroht hatte. Es fand sich eine tiefe Knochenimpression im Bereich beider Stirnlappen, eine Aufhebung des Geruchs bei sonst normalen Befund am Nervensystem. Seine Kenntnisse waren recht beschränkte und sein Gedächtnis und die Merkfähigkeit hatten gelitten. Er erkannte aber diese Erregungszustände als krankhafte und war selbst über dieselben und sein Verhalten, an das er sich nur dunkel erinnerte, sehr unglücklich.

In einem anderen, mir nur aus den Akten bekannt gewordenen Falle, der im 17. Lebensjahr durch einen Unfall einen komplizierten Schädelbruch ebenfalls in der Stirngegend erlitten hatte, kam es wiederholt zu schweren Gewalthandlungen und auch zum Totschlag in einem Zornausbruch. Der 37jährige Mann schilderte sehr anschaulich seine Verfassung in einem solchen Erregungszustande; er gab an: unter Alkohol steigere sich die stets vorhandene Unruhe und Reizbarkeit derart, daß er das Gefühl habe, er sähe keinen Menschen sondern Schatten vor den Augen. Bei starker Erregung erkenne er auch die dicht vor ihm stehenden Menschen nicht. Er empfinde dann oft, wenn er an einer Spiegelscheibe vorbeigehe, einen Trieb hineinhauen, oder wenn jemand auf ihn zukomme und ihn ansähe, blindlings auf ihn losschlagen zu müssen.

Sehr häufig findet sich die schon bei den Kommotionspsychosen erwähnte Störung des Handelns in der Form des plötzlichen Weglaufens. Die Kranken empfinden, wie ein solcher angab, plötzlich einen unwiderstehlichen Drang fortzugehen, ohne einen bestimmten Grund dafür angeben zu können. Manchmal sind allerdings auch Sinnestäuschungen und auch plötzlich aufschießende Wahnideen der Anlaß zu dieser auffallenden Handlungsweise. Es kommt nicht gerade selten zur ausgesprochenen Vagabondage. Viele Fälle verfallen auch dem Trunke, wobei die durch die Schädelverletzung erworbene verminderte Widerstandsfähigkeit gegen geistige Getränke bewirkt, daß sie schon nach kleineren Alkoholmengen berauscht werden oder die an anderer Stelle zu besprechenden pathologischen Rauschzustände darbieten. In manchen Fällen tritt die Neigung zu verbrecherischen Handlungen so in den Vordergrund, daß man auch, wie schon gesagt, von einem moralischen Irresein nach Trauma gesprochen hat. Bei allen diesen Kranken lassen sich aber auch unschwer Störungen des Gedächtnisses, der Merkfähigkeit und eine Abnahme der geistigen Kräfte überhaupt nachweisen, so daß man diese Fälle unbedenklich der traumatischen Demenz einordnen kann. Ebenso gehören die sogenannten Charakterveränderungen nach Trauma auch hierher, da sie bei genauerer psychiatrischer Untersuchung auch Intelligenzdefekte, wenn auch nur leichterer Art, erkennen lassen. Die Größenideen und die mit denselben im Zusammenhang stehende Plänemacherei bedingen natürlich manchmal Handlungen im Sinne dieser Wahnideen, während die depressiven Wahnideen nicht selten zu Selbstmordversuchen und auch gelegentlich zu einem gelungenen Selbstmord führen, wie in dem von Stadelmann beobachteten und hier angeführten Falle. Auch den katatonischen gleichende Störungen der Handlungen werden gefunden, wie man sie eben auch sonst bei anderen verblödeten Kranken und nicht allein bei Endausgängen der Dementia praecox sieht. Daß es auch oft zum Sammeln wertloser Sachen bei der traumatischen Demenz kommt, wurde schon bei der Besprechung dieses ungünstigen Ausgangs der Kommotionspsychose hervorgehoben.

Bei der Vielgestaltigkeit der körperlichen und geistigen Krankheitserscheinungen der traumatischen Demenz läßt sich ein für alle Fälle geltendes Krankheitsbild nicht entwerfen. Das wesentliche der Erkrankung ist eben, daß unmittelbar durch eine Gehirnverletzung ein dauernder Schwachsinn hervorgerufen wird.

Der klinischen Form nach kann man die Fälle zunächst der Schwere der Ausfallserscheinungen oder dem Grade des zustande kommenden Schwachsinns entsprechend in leichtere und schwerere sondern. Bei den letzteren finden sich oft, aber keineswegs immer, außer den Erscheinungen der Geistesschwäche andere geistige Krankheitszeichen, wie Sinnestäuschungen, Wahnbildungen, Erregungszustände und manchmal auch vollständige Verwirrtheit. Nach ihrem Verlauf kann man die Fälle zweckmäßig folgendermaßen einteilen: 1. in diejenigen, welche den Ausgang einer Kommotionspsychose darstellen, und 2. in solche, bei denen ohne vorangehende akute Psychose sich schleichend und oft zunächst unbemerkt ein Schwachsinn entwickelt. Von 51 Fällen von traumatischer Demenz sind 26 als Endzustand nach überstandener Kommotionspsychose anzusehen und 25 haben sich schleichend entwickelt. Wie schon mehrfach erwähnt und es auch schon durch Mitteilung von Beobachtungen bei Besprechung der Kommotionspsychosen belegt wurde, geht die Erkrankung in diesen erstgenannten Fällen oft ohne scharfe Grenze nach dem Abklingen der akuten Krankheitserscheinungen in eine traumatische Demenz über. Von Wichtigkeit ist aber auch ein etwas anderer Verlauf, wobei die Kommotionspsychose zunächst einen günstigen Ausgang genommen zu haben scheint und sich doch später ein erheblicher geistiger Ausfall einstellt, wie dies in folgender Beobachtung der Fall war:

Der 36jährige Fabrikarbeiter T. verunglückte am 24. VI. 1907 dadurch, daß er $2^1/_2$ m hoch herabstürzte und mit dem Hinterkopf auf das Steinpflaster aufschlug; er war $^1/_2$ Stunde bewußtlos, klagte dann über Kopfschmerzen und große Müdigkeit. Er erbrach drei Stunden nach dem Unfall und lag zwei Tage lang „schlafend“ zu Hause, machte dabei oft Würgbewegungen; am dritten Tage war die Somnolenz geschwunden und er schien klar und geordnet. Da sich aber eine schwere gemütliche Verstimmung geltend machte, wurde er am 29. VI. 1907 in die psychiatrische Klinik in Jena eingeliefert. Der Puls war auffallend klein, seine Schläge betrugen 60 in der Minute, die Temperatur war leicht erhöht auf 37,5. Die Pupillen reagierten normal, von den Reflexen war der Achillessehnenreflex links stärker als rechts, der rechte Mundwinkel hing etwas herab, der Gang war unsicher, die Schmerzempfindlichkeit war allgemein etwas herabgesetzt, die Sprache wies der paralytischen ähnliche Störungen auf. Er hatte retrograde Amnesie für den Unfall, war vollständig unorientiert, und es bestand eine sehr schwere Störung der Merkfähigkeit mit deutlichen Konfabulationen. Die Stimmungslage war eine stark gedrückte. Sein Zustand besserte sich rasch und schon nach drei Wochen war die Heilung so weit fortgeschritten, daß er in Familienpflege entlassen werden konnte. Die Prognose wurde günstig gestellt und er nahm auch nach einiger Zeit die Arbeit wieder auf. Als er aber ein Jahr nach dem Unfall zur Nachuntersuchung kam, ließ sich ein Schwachsinn, der auch seine Arbeitsfähigkeit wesentlich beeinträchtigte, nachweisen.

Hier hatte es anfänglich ganz entschieden den Anschein, als ob eine völlige Genesung eintreten würde und die Kommotionspsychose ausgeheilt sei, und doch fand man später einen ganz deutlichen, sich nachträglich noch entwickelnden geistigen Rückgang. Jedenfalls ersieht man auch daraus wieder, wie vorsichtig man bei der Voraussage in allen Fällen von Kommotionspsychose sein sollte. Es kann unter Umständen wichtig sein zu wissen, innerhalb welcher Zeit nach einem Trauma sich die Demenz in den schleichend verlaufenden Fällen ungefähr bemerklich zu machen pflegt. In 16 von diesem Gesichtspunkt aus zusammengestellten Fällen fand ich folgende zeitliche Angaben: 2 mal wurde schon innerhalb der ersten 10 Tage nach der Verletzung eine geistige Schwäche bemerkt, 2 mal nach 4—5 Wochen, 2 mal 2—3 Monaten, 5 mal nach $^1/_2$ Jahre, 1 mal nach einem und 1 mal sogar erst nach 2 Jahren, in 3 Fällen endlich konnte ein bestimmter Zeitpunkt nicht angegeben werden. In 11 Fällen von 16 wurde also nach $^1/_2$ Jahre der geistige Rückgang so deutlich, daß er nicht übersehen werden konnte. Diesen Zahlen kommt natürlich nur ein sehr bedingter Wert zu, denn es wird eben nicht nur von dem rascheren oder langsameren Fortschreiten des Verblödungsvorganges, sondern vor allem auch, wie schon einmal gesagt wurde, von den Anforderungen abhängig sein, die an den Verletzten bei seiner täglichen Berufsarbeit und im häuslichen und öffentlichen Leben gestellt werden, wann die geistigen Ausfallserscheinungen zu Tage treten.

Ihrem Verlaufe nach gehört die traumatische Demenz zu den chronischen Erkrankungen, und sie stellt sich als einen, nach einer verhältnismäßig kurzen Zeit des Fortschreitens im ganzen meist gleichbleibenden Zustand geistiger Schwäche dar. Der tödliche Ausgang der Erkrankung als solcher ist nicht häufig, ich fand unter 58 Fällen 11 Todesfälle, von denen 3 auf Selbstmord zurückzuführen waren. Anscheinend trägt die erwähnte, von Pick zuerst beschriebene, auffallende Erkenntnis des eigenen geistigen Verfalls neben den gelegentlichen schweren gemütlichen Verstimmungen zu diesem Ausgang wesentlich bei. Von den anderen 8 Kranken starben 2 etwa $^1/_2$ Jahr nach dem Unfall an einem Schlaganfall, welcher in einem offenbaren Zusammenhang mit der schweren Gehirnverletzung stand. Bei den übrigen erfolgte nach Jahren meist infolge hinzukommender Erkrankungen der tödliche Ausgang. In der Mehrzahl der Fälle von traumatischer Demenz besteht eine beschränkte Zeit des Fortschreitens der Erkrankung unter Zunahme der Ausfallserscheinungen, die kürzer oder länger dauern kann, dann tritt ein gleichbleibender Zustand ein, der bis zu den etwa hinzutretenden Erscheinungen des Alters oder einer damit im Zusammenhang stehenden Verkalkung der Gehirngefäße unverändert bleibt. Bei manchen Fällen liegt aber gleich nach dem Abklingen der akuten Krankheitserscheinungen ein Schwachsinn vor, der sich gleichbleibt und sogar in den nächsten Monaten noch eine gewisse Besserung erfahren kann. Bei den eine zunehmende Verblödung zeigenden Fällen schreitet die Schwere des geistigen Rückganges meist langsam fort, so daß durchschnittlich nach etwa 5 Monaten bis 1 Jahre nach dem Unfall der nunmehr bleibende Endzustand erreicht ist. Man hat aber selbst noch nach $1^3/_4$ und 2 Jahren ein weiteres Zunehmen der geistigen Ausfallserscheinungen gesehen, so in einem Falle von Weyert. Es wurde aber auch über eine nach längerer Zeit eintretende, allerdings meist nur vorübergehende Besserung berichtet, z. B. von Geßner: Ein 21 jähriger Arbeiter fiel von einer Treppe, er unterhielt sich nach dem Sturz noch $^1/_2$ Stunde lang liegend mit seinen Arbeitsgenossen und wurde dann bewußtlos. Es bestanden bei ihm lange Zeit die Erscheinungen einer unter dem Bilde des Korsakoff verlaufenden Kommotionspsychose, ferner fand sich eine rechtsseitige Hemianopsie, eine Schwäche des rechten Arms und der rechtsseitigen Mundmuskulatur, die Wortfindung war erschwert und der Kranke konnte nicht mehr lesen und schreiben. Die Erkrankung ging in einen Zustand geistiger Schwäche aus, aber $1^1/_2$ Jahre nach dem Unfall machte sich eine rasche Besserung bemerkbar, die Hemianopsie war geschwunden, es konnte aber ein beginnender Schwund des rechten Sehnerven nachgewiesen werden. Auch die geistigen Fähigkeiten hatten sich erheblich gehoben, jedoch hatte diese Besserung keinen dauernden Bestand und bald traten die Erscheinungen eines ausgeprägten Schwachsinns wieder deutlicher hervor. Die sehr wichtigen Fälle von Spätheilung einer scheinbaren traumatischen Demenz, die Trömmer mitgeteilt hat, wurden bei Besprechung des Endausgangs der Kommotionspsychosen schon erwähnt. Wenn ich die von mir zusammengestellten Fälle nach ihrem Ausgang trenne in leichtere und schwerere, indem ich als Maßstab für die letzteren die Notwendigkeit eines dauernden Anstaltsaufenthaltes, der natürlich nur bedingten Wert beanspruchen darf, benutze, so finde ich fast genau gleichviele schwere wie leichte Fälle. Ich habe aber den Eindruck gewonnen, daß dies Verhältnis der Wirklichkeit nicht entspricht und daß es da viel mehr leichte als schwere Fälle von traumatischer Demenz gibt. Ich glaube die damit nicht übereinstimmenden Ergebnisse meiner Zusammenstellung so erklären zu müssen, daß viele leichtere Fälle von Demenz nicht erkannt werden oder deshalb nicht zur Begutachtung kommen, weil auch die durch die Verminderung der geistigen Leistungsfähigkeit erlittene Einbuße an Erwerbsfähigkeit so gering ist, daß sie unberücksichtigt bleibt oder auch neben den körperlichen Schädigungen gar nicht in Betracht kommt. Auch die schweren Fälle verharren verhältnismäßig selten in einem Zustande dauernder Verwirrtheit, häufiger ist auch da eine stille, weitgehende Verblödung unter allmählich immer seltener werdenden und schließlich ganz schwindenden Erregungszuständen. Von den milde verlaufenden Fällen ergeben sich, wie auch schon erwähnt wurde, einige dem Trunke, und durch das Hinzukommen von alkoholistischen Störungen zu der ursprünglichen traumatischen Demenz können recht zusammengesetzte und für den Uneingeweihten kaum zu deutende Krankheitsbilder zustande kommen.

Meist macht aber die Erkennung einer traumatischen Demenz keine Schwierigkeiten, sofern man überhaupt an die Möglichkeit dieser Erkrankung denkt. Daß aber auch eine solche neben den chirurgischen Unfallfolgen ganz übersehen werden kann, beweist folgende Beobachtung:

Frau M. erlitt in ihrem 54. Lebensjahre am 25. I. 1913 folgenden Unfall: Sie arbeitete auf dem Scheunenboden und wurde später auf der Tenne bewußtlos aufgefunden. Sie war anscheinend durch das Reichloch 4—5 m hoch abgestürzt und hatte bis zu ihrer Auffindung etwa eine Stunde gelegen. Sie hatte einen Bruch des linken Unterarms und Verletzungen am Kopf und im Gesicht erlitten. Sie wurde bewußtlos in ihre Wohnung getragen, wo nach zwei weiteren Stunden sie wieder zum Bewußtsein kam. Zwei Tage lang bestand dann eine Somnolenz und nach drei Wochen konnte die Kranke wieder aufstehen. Sie war aber seit dem Unfall nicht mehr wie früher, zeitweise sprach sie verwirrt und war sehr ängstlich. Im August, also etwa $^1/_2$ Jahr nach dem Unfall, lief sie drei Nächte hintereinander von daheim fort und versteckte sich im Walde. Sie wurde erst nach langem Suchen von den Angehörigen aufgefunden. Als im Dorfe Einquartierung war, versteckte sie sich wieder im Heu, ein anderes Mal im Keller, weil sie vor den Soldaten Angst hatte. Sie war überhaupt sehr ängstlich und mißtrauisch; wenn die Angehörigen zum Fenster hinaussahen, glaubte sie, man wolle jemand herbeirufen, der sie töten solle. Sie war ganz außerstande, ihre kleine Wirtschaft zu besorgen. Da sie nur über ihren Arm klagte, war von dem Arzt auch nur darüber ein Gutachten abgegeben worden und ein anderer Gutachter kam nach Jahresfrist zu dem auffallenden Ergebnis, daß die Erwerbsfähigkeit der Frau M. infolge des Unfalls nicht mehr beeinträchtigt sei und die Rente fortfallen könne. Und in der Tat wurde ihr die Rente entzogen. Dagegen wendete sich mit aller Entschiedenheit der Gemeindevorstand des kleinen Dorfes, in dem Frau M. wohnte, er wies darauf hin, daß durch den Unfall Frau M. doch auch an ihren Geisteskräften Schaden gelitten habe, sie sei infolgedessen nicht nur nicht erwerbsfähig, sondern brauche sogar noch Aufsicht. Jetzt endlich wurde auf Veranlassung des Oberversicherungsamtes der Arzt über den damaligen Unfall genauer vernommen und die Frau M. zur Begutachtung der Jenenser Klinik überwiesen. Die Untersuchung ergab, daß die Kniereflexe rechts stärker als links waren, ebenso die Achillessehnenreflexe, daß das Gehör links herabgesetzt war und starkes Rombergsches Schwanken vorlag. Sie war zwar orientiert, konnte aber die einfachsten Rechenaufgaben nicht lösen und äußerte sehr bezeichnend: „Ich habe es gewußt, ich bin aber so schwach im Kopfe." Die Merkfähigkeit war stark herabgesetzt, sie war auch in der Klinik auffallend ängstlich, schlief schlecht und stand in der Nacht auf, um ihr Geld nachzuzählen usw. Sie war außerstande, die Reise nach Jena und wieder heim allein auszuführen.

Man hatte hier eben lediglich auf die von der schwachsinnigen Kranken selbst geäußerten Beschwerden von seiten des gebrochenen Armes geachtet, und als an demselben chirurgische Folgen des Unfalls nicht mehr nachweisbar waren, die Sache für erledigt gehalten, während die ungleich schwerere Gehirnverletzung mit ihren dauernden Folgezuständen erst auf ausdrücklichen Hinweis von dritter Seite Berücksichtigung fand.

Die Unterscheidung einer traumatischen Demenz von einer Dementia paralytica kann namentlich auch dann, wenn sie unter dem Bilde einer klassischen Paralyse verläuft und Pupillen- und Sprachstörungen bestehen, Schwierigkeiten machen. Es wäre aber hier nur all das zu wiederholen, was bei Besprechung der Kommotionspsychose über die Differentialdiagnose gegenüber der Dementia paralytica gesagt wurde. Auch bezüglich der Erkennung einer traumatischen Demenz mit katatonischen Erscheinungen kann auf das dort Gesagte verwiesen werden. Die schwere, gleich im Beginn der Erkrankung sich geltend machende Merkfähigkeitsstörung wird eben ein wesentliches Unterscheidungsmerkmal gegen die Dementia praecox abgeben, wenn man nicht etwa die Fälle erst nach Jahren nach dem Schädeltrauma zu sehen bekommt. Es ist auch immer darauf hinzuweisen, daß die Zeit des Fortschreitens bei der traumatischen Demenz doch eine meist verhältnismäßig kurze ist, während andere erworbene Schwachsinnsformen nicht selten einen zwar auch manchmal langsam erfolgenden, aber doch stetigen weiteren Fortschritt erkennen lassen. Wichtig ist, daß die traumatische Demenz nicht selten in zwei anderen Richtungen verkannt wird. Man hält sie einmal oft für ein funktionelles Leiden und nach Jahr und Tag zeigt sich bei einer Nachuntersuchung, daß die nach einer Gehirnerschütterung entstandene scheinbare traumatische Neurose schwere geistige Ausfallserscheinungen darbietet und es sich also nicht wie angenommen um eine traumatische Neurose, sondern eben um eine verkannte traumatische Demenz handelte. In den Akten findet man zahlreiche solche Fälle. Zu dieser recht unangenehmen Verwechslung gibt nicht selten der Umstand Anlaß, daß neben organischen Ausfallserscheinungen sich auch funktionelle Störungen finden, wie dies auch von anderen organischen Gehirnleiden, z. B. sogar von der Dementia paralytica bekannt ist. Diese von ihm richtig erkannten und vielleicht auch mehr in die Augen springenden funktionellen Störungen veranlassen den Untersucher, alle Erscheinungen für funktionell zu halten, indem er sich nur die Frage vorlegt, ob die Erkrankung eine funktionelle oder eine organische sei, und nicht an das häufige Zusammentreffen beider denkt. Hand in Hand damit geht die zweite Art der Verkennung einer traumatischen Demenz. Die geistigen Ausfallserscheinungen werden nämlich oft für simuliert gehalten, und mancher Gutachter ist rasch fertig mit der Feststellung, daß es sich um einen Fall von traumatischer Neurose mit starken Übertreibungen handele. Ich habe oft Fälle gesehen, bei denen die sicheren Symptome einer unzweifelhaften traumatischen Demenz in diesem Sinne in der besten Absicht gewaltsam gedeutet wurden. Oft wird auch der schon oben gerügte Fehlschluß gemacht, daß von einigen Erscheinungen auf alle geschlossen wird. Es läßt sich vielfach nachweisen, daß der Kranke in einigen Punkten unrichtige Angaben macht und vielleicht auch sicher übertreibt, daraus wird aber dann nur zu leicht der voreilige Schluß gezogen, alles sei nur vorgetäuscht. Man sollte da doch die alte psychiatrische Erfahrung berücksichtigen, daß eben gerade die Schwachsinnigen oft und gerne Krankheitserscheinungen vortäuschen oder in der plumpsten Weise übertreiben. Ferner sollte man sich daran erinnern, daß man nach Schädeltrauma auch gerade ethische Ausfallserscheinungen beobachtet und, wie erwähnt, unter dem besonderen Namen eines moralischen Irreseins nach Trauma beschrieben hat.

Auch bei den Fällen von traumatischer Demenz bedürfen natürlich die chirurgischen Unfallfolgen ohne Rücksicht auf den geistigen Zustand des Betroffenen ebenso wie bei den Kommotionspsychosen einer sorgfältigen Behandlung. Man wird auch am Schädel in manchen Fällen Eingriffe vornehmen müssen, man wird ausgedehnte Knochendepressionen heben und vor allem etwa abgesprengte Splitter der Glastafel baldmöglichst entfernen müssen, ebenso wie man gegen extra- und intradurale Hämatome operativ vorzugehen hat. Vor allen Dingen ist aber nicht lange zu warten, damit sich nicht etwa sekundäre Veränderungen an den dem Druck ausgesetzten Gehirnteilen oder dessen Häuten einstellen. Fehlen aber örtliche Verletzungen oder der Hinweis auf sie, so kann man sich von einem operativen Vorgehen namentlich für eine etwaige Behebung der geistigen Störungen nicht viel Erfolg versprechen, da die durch das Trauma gesetzten Schädigungen des Gehirns selbst in solchen Fällen die wesentliche Krankheitsursache darstellen und die Entfernung eines Quetschherdes des Gehirns, selbst dann, wenn er leicht zugänglich sein sollte, wohl kaum einen günstigen Einfluß auf den weiteren Verlauf der Demenz haben kann. Eher kämen da meiner Ansicht nach noch Eingriffe in Frage, durch die der in vielen Fällen erhöhte intrakranielle Druck dauernd herabgesetzt wird. Anders liegen die Verhältnisse in den Fällen, in denen von solchen Narbenherden aus epileptiforme Anfälle ausgelöst werden, aber darauf müssen wir an anderer Stelle zurückkommen. Die Kranken, bei denen die Schädelverletzung, welche zur traumatischen Demenz führte, lange Zeit, vielleicht viele Jahre zurückliegt, sollte man operativen Eingriffen auch dann, wenn Veränderungen am Schädel usw. nachweisbar sind, nur ausnahmsweise unterwerfen, da meist das Gehirngewebe und die Hirnhäute dann schon tiefgreifende und nicht mehr ausgleichbare Veränderungen erlitten haben.

Die Fälle von traumatischer Demenz, bei denen eine weitgehende Verblödung vorliegt, sind natürlich in einer Anstalt am besten aufgehoben, ebenso wie alle die der Anstaltspflege bedürfen, bei denen Sinnestäuschungen oder gar Verwirrtheitszustände bestehen und bei denen schwere körperliche Lähmungserscheinungen vorhanden sind. Aber selbst manche leichtere Fälle müssen auch oft dauernd in einer Anstalt verwahrt werden aus dem einfachen Grunde, weil sie infolge ihrer krankhaften Zornmütigkeit und ihrer ethischen Defekte gemeingefährliche Menschen sind, die eine schwere Gefahr für ihre Umgebung, namentlich nach Alkoholgenuß, darstellen können und vor denen die Allgemeinheit geschützt werden muß. Auch in den leichteren Fällen, die unbedenklich einer Familienpflege anvertraut werden können, ist eine völlige Enthaltsamkeit vom Alkohol, der bekanntlich von allen Leuten mit einer überstandenen Gehirnerschütterung schlecht vertragen wird, dringend anzuraten. Im übrigen ist eine den Fähigkeiten und körperlichen Kräften der Verletzten angepaßte, regelmäßige Beschäftigung entschieden das zweckmäßigste für diese doch unheilbaren Kranken. Namentlich sollte man von der Verabreichung von Medikamenten gegen etwaige Beschwerden im Hinblick auf den chronischen, sich auf viele Jahre erstreckenden Krankheitszustand nur äußerst selten Gebrauch machen und lieber bei stärkeren Beschwerden mit vorübergehender Bettruhe und Anwendung von warmen oder kalten Umschlägen u. dgl. auszukommen suchen. Am besten ist es natürlich, wenn die Unfallverletzten mit leichteren Demenzformen in ihrer Berufsarbeit verbleiben können. Oft scheitert aber das daran, daß sie infolge ihrer gleichzeitigen körperlichen Ausfallserscheinungen dieser nicht mehr gewachsen sind und dann auf leichteren Posten auch deshalb versagen, weil ihnen die Fähigkeit abgeht, sich neuen, ihnen bis dahin nicht geläufigen Anforderungen anzupassen.

Die Rente ist in den Fällen, welche zu den schwersten Formen der Verblödung geführt haben, natürlich auf 100% zu bemessen und sehr häufig ist außerdem für diese Kranken eine Hilflosenrente zu beantragen. Die leichteren Fälle erhalten eine ihrer Einbuße an Erwerbsfähigkeit entsprechende Rente, die in jedem Einzelfalle unter genauer Erwägung auch der geistigen Anforderungen des Berufs bemessen werden muß, und bei der auch die etwaigen körperlichen Ausfallserscheinungen einer Berücksichtigung bedürfen. Daß die gleiche Abnahme der geistigen Kräfte für einen Präzisionsmechaniker oder für einen auf einem sehr verantwortungsvollen Posten stehenden Maschinenwärter etwas ganz anderes bedeutet als für einen einfachen Handarbeiter, der mit Erdarbeiten oder in der Landwirtschaft beschäftigt ist, ist selbstverständlich. Bei der weiteren Beschäftigung ist natürlich auch darauf Rücksicht zu nehmen, daß der Verletzte sich und andere infolge seines geistigen Rückganges nicht unnötig der Gefahr aussetzt und so als Folge des früheren Unfalles ein neuer Unfall zustande kommt. Im allgemeinen habe ich aus dem Studium zahlreicher Akten den Eindruck gewonnen, daß die praktischen Ärzte oft die geistigen Ausfallserscheinungen der traumatischen Demenz bei der Rentenbemessung zu niedrig, die Irrenärzte dagegen dieselben oft zu hoch einschätzen. Es ist notwendig, sich den tatsächlichen Verhältnissen, die aus den Lohnlisten hervorgehen, anzupassen und sich auch bei den Nachuntersuchungen von den in diesen enthaltenen Zahlen manchmal eines Besseren belehren zu lassen. Es gibt nicht wenige Fälle von traumatischer Demenz, die trotz eines erheblichen geistigen Ausfalls eine Einbuße an Erwerbsfähigkeit tatsächlich nicht erlitten haben und daher einer Rente nach den Bestimmungen des Unfallgesetzes nicht bedürfen.

Literatur.

Ackermann, Beitrag zur Kasuistik der Schädelverletzungen. Monatsschr. f. Psych. 1907. 22. Erg.-Heft 1.

Anton, Über Herderkrankungen des Gehirns usw. Wiener klin. Wochenschr. 1898. Nr. 10.

Gessner, Ein Fall von traumatischer Geistesstörung. Inaug.-Diss. Würzburg 1913.

Guder, Die Geistesstörungen nach Kopfverletzungen. Jena 1886.

Hartmann, Über Geistesstörungen nach Kopfverletzungen. Arch. f. Psych. **15**, 98. 1884.

Herrmann, Beiträge zur Lehre der nach Unfällen auftretenden nervösen und psychischen Störungen. Inaug.-Diss. Göttingen 1897.

Kleyn, A. de, Progressive Optikuserkrankungen nach Schädeltrauma. Gräfes Arch. **87**, Heft 1. 1914.

Kölpin, Die psychischen Störungen nach Kopftraumen. Volkmanns klin. Vortr. **418**, 1906.

Köppen, Über Erkrankung des Gehirns nach Trauma. Arch. f. Psych. **33**, 568. 1900.

Krafft-Ebing, Über die durch Gehirnerschütterung und Kopfverletzung hervorgerufenen psychischen Krankheiten. Erlangen 1868.

Meyer, L., Drei Gutachten über Unfallerkrankungen. Arch. f. Psych. **26**, 124. 1894.

Petersen-Borstel, Geistesstörung nach Kopfverletzung. Vierteljahrsschr. f. gerichtl. Med. **52**, 85. 1890.

Rathmann, Über die nach Schädeltrauma eintretenden psychischen Störungen. Vierteljahrsschr. f. gerichtl. Med. **23**, 1. 1901.

Rieger, Beschreibung der Intelligenzstörungen infolge einer Gehirnverletzung usw. 1889.

Stolper, Die Geistesstörung infolge von Kopfverletzungen. Vierteljahrsschr. f. gerichtl. Med. **13**. 130. 1897.

Trespe, Ein Fall von Dementia posttraumatica usw. Münch. med. Wochenschr. 1908. 675.

Trömmer, Über traumatische Psychosen. Zeitschr. f. d. ges. Neurol. **3**, 548. 1910.

Uhlmann, Ein Fall von subkutaner Psychose nach Schädeltrauma. Psych. neurol. Wochenschr. **181**, Nr. 15. 1913/14.

Viedenz, Über psychische Störungen nach Schädelverletzungen. Arch. f. Psych. **36**, 863. 1903.

Weber, Über 25 Fälle von Geistesstörung nach Kopfverletzungen. Inaug.-Diss. Zürich 1891.

Westphal, Über seltene Formen von traumatischen und Intoxikationspsychosen. Arch. f. Psych. **47**, 213. 1910.

Weyert, Das Trauma als ätiologischer Faktor von Geisteskrankheiten. Ärztl. Sachverst.-Zeitg. **16**, 25. 1910.

Weygandt, Zur Frage der amnestischen Aphasie. Ref. Neurol. Zentralbl. 1907. 616.

Wohlwill, Zum Kapitel der posttraumatischen Psychosen. Monatsschr. f. Unfallheilk. 1913. Nr. 3.

3. Traumatische Dämmerzustände.

Außer den Kommotionspsychosen und der traumatischen Demenz hat man als echte traumatische Psychosen, also als Psychosen, bei denen das Schädeltrauma die alleinige wesentliche Ursache der Erkrankung darstellt, traumatische Dämmerzustände beschrieben. Der Begriff derselben ist sehr verschieden weit gefaßt worden. In engster Fassung, so wie er mir allein berechtigt erscheint, bezeichnet man damit eigentlich einen den Kommotionspsychosen zuzurechnenden Zustand. Derselbe schließt sich an eine Hirnerschütterung an und ersetzt die Somnolenz, die sich in anderen Fällen zwischen die Bewußtlosigkeit und die Wiederkehr des klaren Bewußtseins einschiebt, diese wird durch eine mit den Kennzeichen eines Dämmerzustandes einhergehende kurze geistige Störung vertreten. Einen solchen traumatischen Dämmerzustand hat Näcke in einer genauen Selbstbeobachtung beschrieben. Derselbe hatte bei seinem ärztlichen Rundgang von einem Geisteskranken einen Schlag mit der flachen Hand gegen die Mundgegend erhalten, er stürzte zu Boden und hatte eine „momentane" Bewußtlosigkeit. An dieselbe schloß sich ein Dämmerzustand an, in dem Näcke eine Reihe von zusammenhängenden Handlungen ausführte, nach 10—15 Minuten trat der normale Bewußtseinszustand wieder ein und es bestand eine Erinnerungslücke für die Ereignisse des Dämmerzustandes. Mit dieser Beobachtung im Einklang steht der Fall, den Klink beschrieben hat. Eine 40jährige Krankenpflegerin war etwa $1^1/_2$ m hoch herabgestürzt, es lag vollständige Bewußtlosigkeit und Brechreiz vor und dann schloß sich unmittelbar an die Bewußtlosigkeit ein Zustand veränderten Bewußtseins an, in dem die Gestürzte mehrere Handlungen vornahm, an die sie sich dann nicht mehr erinnerte. Ein ähnlicher Zustand schien mir auch in der Beobachtung S. 34 vorzuliegen, jedoch schloß er sich da nicht unmittelbar an die Bewußtlosigkeit der Hirnerschütterung an, sondern war durch eine kurze klare Zwischenzeit von derselben getrennt. Der Verletzte war in das Postgebäude zurückgegangen, hatte über seinen Unfall berichtet und eine Begleitung erhalten. Dann setzte ganz plötzlich der Dämmerzustand ein, indem er auf seine Umgebung einschlug, sich dann zwar wieder beruhigte, jedoch nichts mehr von seinem Unfall wußte, von dem er kurz vorher gesprochen hatte und dessen er sich auch später wieder erinnerte. An den kurzen Dämmerzustand schloß sich hier eine Somnolenz an, in der ihn der Arzt daheim vorfand. Wenn man diesen der späteren Kommotionspsychose vorangehenden Zustand besonders abtrennen will, so könnte man ihn wohl nur hierher rechnen. Im Gegensatz zu den Fällen von Näcke und Klink würde hier der Dämmerzustand die Somnolenz nicht ersetzen, sondern gewissermaßen nur den ersten Teil derselben ausmachen.

Wenn man andererseits gewisse, meist bald vorübergehende, unter dem Bilde der halluzinatorischen Verwirrtheit verlaufende Fälle der Kommotionspsychose auch unter dem Namen der traumatischen Dämmerzustände beschrieben hat, so handelt es sich da lediglich um eine andere Bezeichnung einzelner Fälle unserer Kommotionspsychose. Man hat aber endlich auch noch in ganz anderer und mir besonders bedenklich erscheinender Richtung den Begriff der traumatischen Dämmerzustände wesentlich weiter gefaßt. So schildert Pelz drei Fälle, bei denen nicht etwa im zeitlichen Anschluß an eine Hirnerschütterung an der Stelle der Benommenheit ein Dämmerzustand auftrat, sondern bei denen z. T. viele Jahre nach einer Kopfverletzung sich wiederkehrende dipsomanische Anfälle mit Erinnerungslosigkeit für das in denselben Geschehene und ähnliche Zustände einstellten. Wendenburg rechnet hierher auch die Beobachtungen an einem Studenten, bei dem es nicht nur anschließend an die Hirnerschütterung zu einem kurzen Dämmerzustand kam, den man ungezwungen dem Näckeschen anreihen könnte, sondern er zählt diesen posttraumatischen Bewußtseinsstörungen auch die sich wiederholenden ähnlichen Zustände zu, in denen der betreffende Student weite Reisen, z. B. bis an die Riviera, ausführte. Ich selbst kenne aus eigener Erfahrung Fälle, die dieser weiteren Fassung der traumatischen Dämmerzustände entsprechen würden, nicht, und ich habe mich auch vergeblich bemüht, einwandfreie Beobachtungen aufzufinden. Ich glaube wohl, daß man diese Fälle von Pelz und Wendenburg auch anders auffassen kann und daß vor allem der Beweis, daß es sich bei den Beobachtungen mit wiederkehrenden Dämmerzuständen nicht doch um eine Form der psychischen Epilepsie nach Trauma gehandelt habe, keineswegs erbracht ist. Ich kann nur sagen, daß alle meine Fälle, bei denen solche sich wiederholenden, vielleicht zunächst auch als traumatische Dämmerzustände aufzufassenden Bewußtseinsstörungen nach Schädeltrauma vorlagen, sich bei weiterer Beobachtung, oft schon nach einer nochmaligen genauen Nachforschung als höchstwahrscheinlich oder auch sicher epileptische erweisen ließen. Ich erinnere hier auch daran, daß z. B. auch Wendenburg von Schwindelanfällen seines Kranken spricht. Wir werden darauf bei der traumatischen Epilepsie und ihren Erscheinungsformen ausführlich zurückkommen müssen.

Wir wollen also hier die traumatischen Dämmerzustände nur in der oben gekennzeichneten Fassung eines sich an eine Hirnerschütterung zeitlich anschließenden einmaligen, meist die Somnolenz ersetzenden Dämmerzustandes gelten lassen. Auch bei dieser engen Umgrenzung ist der traumatische Dämmerzustand nicht immer leicht zu erkennen, da natürlich auch ein hysterischer Dämmerzustand gelegentlich durch eine Hirnerschütterung ausgelöst werden kann; das gleiche gilt auch für einen epileptischen, eines schon vorher an Epilepsie leidenden Menschen. Im ganzen scheinen die echten traumatischen Dämmerzustände sehr selten zu sein, aber ein sicheres Urteil kann man darüber nicht abgeben, da es wohl möglich ist, daß sie sich häufig der Beobachtung entziehen und im Hinblick auf die anderen körperlichen und geistigen Ausfallserscheinungen nach einer schweren Gehirnverletzung übersehen werden, besonders, da auch die Kranken infolge der begleitenden Amnesie sich an die Vorkommnisse in denselben nicht erinnern.

Eine besondere Behandlung beanspruchen die traumatischen Dämmerzustände nicht. Man sollte jeden Kranken, der eine Hirnerschütterung erlitten hat, bald möglichst zu Bett bringen und ihn am besten längere Zeit — nach der Ansicht mancher Ärzte sogar einige Wochen — liegen lassen, was meist nicht durchführbar ist.

Die Bedeutung der traumatischen Dämmerzustände vom praktischen Gesichtspunkt aus ist eine ziemlich geringe, denn einer besonderen Berücksichtigung bei der Rentenbemessung nach einer mit der Gehirnerschütterung einhergehenden Hirnverletzung bedürfen diese vorübergehenden, einmaligen geistigen Störungen nicht.

Hier mag auch noch kurz die Frage aufgeworfen werden, ob mit den Kommotionspsychosen, der traumatischen Demenz und den traumatischen Dämmerzuständen die Zahl der Krankheitsformen außer der noch zu besprechenden traumatischen Epilepsie erschöpft ist, welche auf ein Trauma als alleinige Ursache zurückzuführen sind und die wir unter der Bezeichnung der traumatischen Psychosen im engeren Sinne in diesem Abschnitt zusammenfaßten. Es war nämlich im Hinblick auf die Erfahrung, daß eine Hirnverletzung bei einem Trauma, auch ohne die Erscheinungen einer Hirnerschütterung zustande kommen kann und man auch in 15% der Fälle von traumatischer Demenz die Erscheinungen einer solchen vermißt, sehr wohl denkbar, daß auch ohne Commotio cerebri echte traumatische Psychosen außer der traumatischen Demenz zustande kämen, die bei unserer bisherigen Darstellung uns entgangen wären. Zu den Kommotionspsychosen konnten wir diese Fälle deshalb nicht rechnen, weil bei ihnen eben die Erscheinungen einer Kommotion fehlen und wir lediglich nach diesem äußeren Merkmal die Kommotionspsychosen als besondere Gruppe aufstellten. Die praktische Erfahrung spricht nicht zugunsten einer solchen Möglichkeit. Bei den Fällen, welche vielleicht hierher hätten gerechnet werden können, waren bei genauerer Nachforschung doch noch weitere wesentliche und in ihrer großen Bedeutung für die Entstehung psychischer Erkrankungen bekannte Ursachen außer dem Trauma vorhanden, so daß ich immer wieder zu der Ansicht gelangte, es handele sich dabei nur um die traumatische Auslösung von solchen Psychosen, die wir im III. und IV. Abschnitt zu behandeln haben.

Literatur.

Klink, Dämmerzustand mit Amnesie nach leichter Hirnerschütterung. Neurol. Zentralbl. 1900. 210.

Meyer, Dämmerzustände mit nachfolgender Amnesie bei leichter Commotio cerebri. Deutsche med. Wochenschr. 1914. 24.

Näcke, Dämmerzustand mit leichter Amnesie nach leichter Hirnerschütterung usw. Neurol. Zentralbl. 1897. 1122.
Pelz, Über periodische traumatische Bewußtseinsstörungen nach Trauma. Monatsschr. f. Psych. **21**, 53. 1907.
Wendenburg, Posttraumatische transitorische Bewußtseinsstörungen. Monatsschr. f. Psych. **23**, 223. 1908.

II. Epilepsie.

4. Traumatische Epilepsie.

Wir verstehen hier unter traumatischer Epilepsie nur solche Fälle von Epilepsie, bei denen das Trauma die alleinige und wesentliche Ursache dieser Erkrankung darstellt, dagegen sind alle Fälle, bei denen eine sogenannte genuine Epilepsie durch einen Unfall nur ausgelöst oder verschlimmert wurde, grundsätzlich von der echten traumatischen Epilepsie zu scheiden, und sie werden an anderer Stelle besprochen werden. Auch die Fälle, bei denen außer dem Trauma noch andere Ursachen eine wesentliche Rolle für die Entstehung der Epilepsie gespielt haben, wie dann, wenn eine Schädelverletzung einen Alkoholisten betraf und auf Grund der durch den chronischen Alkoholmißbrauch erworbenen Anlage eine Epilepsie auslöste oder auf dem Boden der Arteriosklerose durch einen Unfall epileptische Zustände zutage treten, bleiben hier unberücksichtigt. Auch auf sie müssen wir an anderer Stelle noch eingehen. Die erbliche Belastung spielt bei der echten traumatischen Epilepsie keine Rolle und alle Fälle, bei denen etwa eine Belastung mit genuiner Epilepsie vorliegt, sind hier auszuschließen, da bei ihnen die wahre traumatische Entstehung des Leidens keineswegs bewiesen werden kann und die Auslösung einer genuinen Epilepsie durch die Verletzung viel wahrscheinlicher ist. Unter 59 Fällen von traumatischer Epilepsie, die ich für die folgenden Ausführungen verwertet habe, finde ich nur bei zwei eine erbliche Belastung, insofern als in der Familie Psychosen vorgekommen sind, während 57 als nicht belastet bezeichnet wurden. Zwei Fälle von diesen sollen in der Schule schwer gelernt haben, in den anderen Fällen bietet die Vorgeschichte nichts Bemerkenswertes dar. Natürlich kommen bei dieser engen Fassung der traumatischen Epilepsie nur Schädelverletzungen, die in irgend einer Weise das Gehirn mitbetroffen haben, als Ursache in Frage; in zwei Fällen wurden die Verletzten zweimal von Schädeltraumen betroffen und erst nach dem zweiten stellte sich die traumatische Epilepsie ein. Auch hier wären wieder alle möglichen Verletzungsarten des Schädels und Gehirns anzuführen, da wir dies jedoch ausführlich bei den Kommotionspsychosen und der traumatischen Demenz durch Aufzählen zahlreicher Unfälle getan haben, so können wir wohl hier davon absehen. Erwähnt soll nur werden, daß sich auch bei diesen 59 Fällen wieder Verletzungen durch den häufigen

Sturz auf die Tenne, durch einen Fahrstuhl und auch einmal durch einen Schlag mit einem Hammer, der die Niete verfehlte, gegen den Kopf usw. finden. Es handelt sich fast in allen Fällen um ernste, z. T. um sehr schwere Verletzungen. Gleich hier mag auf einen verbreiteten Irrtum über die Erscheinungsformen der traumatischen Epilepsie hingewiesen werden; es ist nämlich nicht gerade häufig, daß eine traumatische Epilepsie als Rindenepilepsie auftritt, wie dies oft als die Regel angenommen wird unter etwaiger Zurückweisung anderer Fälle als nicht traumatisch, da sie keine Rindenanfälle darböten. Nur bei einer Mitbeteiligung der motorischen Region kann es zu den Erscheinungen der Rindenepilepsie kommen, aber selbst dann muß dies nicht der Fall sein. Auch bei Herderkrankungen der motorischen Region können sofort allgemeine Krämpfe auftreten, wie ich dies auch in einem Falle eines Gliosarkoms des unteren Teils der rechten vorderen Zentralwindung beobachtet und beschrieben habe. Unter 59 Fällen von echter traumatischer Epilepsie sind nur in zwei Fällen Rindenanfälle festgestellt, in denjenigen anderen Fällen, in denen große Krampfanfälle bestanden, ergriffen dieselben sofort den ganzen Körper und unterschieden sich in ihrem Ablauf in nichts von denjenigen bei der genuinen Epilepsie. Die traumatische Epilepsie stellt neben der Kommotionspsychose und der traumatischen Demenz eine der für uns hier wichtigsten traumatischen Gehirnerkrankungen dar. Nach dem Sanitätsbericht der Armee aus dem Jahre 1870/71 kamen auf 8985 Kopfverletzungen 0,57% Fälle von Epilepsie. Stolper erwähnt, daß aus den Pensionslisten der Amerikaner hervorgehe, daß von 98 Schädeltraumen schon 9 zur Epilepsie führen, also etwa 9%, und daß von 69 Menschen, bei denen große Knochensplitter oder Sequester entfernt wurden, 14 also sogar 20% epileptisch wurden. Auch über die Zahl der echten traumatischen Epilepsie in ihrem Verhältnis zur genuinen und anderen Epilepsieformen liegen mehrere gute Berechnungen vor: Echevirra fand unter 783 Fällen von Epilepsie 63 mal, also in 8% der Fälle ein Schädeltrauma als alleinige Ursache, Wildermuth dagegen unter 210 Fällen nur in 8, also in 3,8%, dagegen Finkh in etwa 7%, Kißling in 7,35%, Kaplan in 6,2% und Schuster in 6%. Man kann also sagen, daß etwa 7% aller Epileptiker zur echten traumatischen Epilepsie gehören. Die zahlreichen Fälle, in denen eine in der Jugend erlittene Gehirnverletzung den Anlaß zu einer späteren Epilepsie gibt, werden wir entsprechend unserer Beschränkung auf das Lebensalter, in dem Betriebsunfälle vorkommen, hier nicht berücksichtigen. Unsere 59 Fälle verteilen sich auf die zwischen dem 14. und dem 55. gelegenen Lebensjahre, in 28 von diesen Fällen fällt das Trauma in die Zeit vor dem 30. Lebensjahre. Die Erscheinungsformen und der Verlauf der traumatischen Epilepsie sind, wie schon gleich hier hervorgehoben werden mag, im allgemeinen als schwere zu bezeichnen und gerade bei ihr kommt es auch, wie von allen Seiten bestätigt wird, zu ausgeprägten geistigen Störungen. Finkh berechnet, daß in fast zwei Drittel aller Fälle von traumatischer Epilepsie sich geistige Veränderungen einstellen, während dies bei der genuinen Epilepsie seltener der Fall ist. Bei der verschieden weiten Fassung der Geistesstörungen auf epileptischer Grundlage von seiten verschiedener Schriftsteller liegen leider keine sicheren Vergleichszahlen für die genuine Epilepsie vor. Im folgenden werden natürlich nur die Fälle von traumatischer Epilepsie eine Berücksichtigung finden, welche mit geistigen Störungen einhergehen, während Fälle ohne solche hier nicht besprochen werden, da wir uns hier, entsprechend dem Titel des Werkes, auf das Verhältnis von Trauma und geistigen Störungen beschränken wollen. Gerade die sogenannte psychische Epilepsie ist aber recht häufig bei der traumatischen Epilepsie, und solche Fälle besitzen auch ein großes praktisches Interesse.

Bei einer Leichenöffnung von solchen Fällen sind alle jene Befunde zu erheben, die wir schon bei der traumatischen Demenz und auch im allgemeinen Teil als Veränderungen nach einer Hirnerschütterung ausführlich besprochen haben: also namentlich Erweichungsherde, Blutungen und Narben an der Spitze der Schläfenlappen oder auf der Unterfläche der Stirnlappen, Verwachsungen an diesen Stellen mit den Gehirnhäuten, Blutungen in das Marklager der Großhirn-Halbkugeln usw. In vielen Fällen liegt auch hier ein für das unbewaffnete Auge normaler Befund vor. Bei der mikroskopischen Untersuchung hat man Veränderungen der Gehirngefäße, Narbenherde, Gliawucherungen, Degenerationszustände von Nervenzellen und Nervenfasern nachgewiesen. Wir sind aber zurzeit trotz dieser Befunde noch außerstande anzugeben, warum es in dem einen Fall zu einer traumatischen Demenz, in einem anderen, nach dem anatomischen Befunde ganz ähnlich liegenden, zu einer traumatischen Epilepsie gekommen ist. Wahrscheinlich spielt eben auch dabei die Örtlichkeit der Verletzung eine ausschlaggebende Rolle und es ist nicht angängig, dieser Frage etwa auf Grund nur makroskopischer Befunde ohne genauere mikroskopische Durchforschung der ganzen Gehirne auf die Verteilung aller Veränderungen näher treten zu wollen.

Bei der Operation von traumatischer Epilepsie fand Tilmann Narben in der Pia, die wohl mit der unterliegenden Hirnrinde, nicht aber mit der Dura verwachsen waren. Er ist der Ansicht, daß sich dann am leichtesten und frühesten epileptische Anfälle einstellen, wenn die Rinde der motorischen Region selbst verletzt ist und die Pia daselbst Verwachsungen mit ihr darbietet. Bei Verwachsungen der Pia mit der Dura sowie bei Gehirnschädigungen entfernt von den Zentralwindungen könne es Jahrzehnte dauern, ehe sich im Gehirn der Zustand entwickele, der zur Auslösung eines epileptischen Anfalls erforderlich sei. Sicher ist es durch zahlreiche Beobachtungen belegt, daß Narben des Gehirngewebes, Verletzungen der Hirnhäute, Kalluswucherungen an der Stelle der Schädelbrüche auch dann, wenn sie die motorische Region nicht unmittelbar in Mitleidenschaft gezogen haben, nach Jahr und Tag den Anstoß zu einer nachträglich auftretenden traumatischen Epilepsie abgeben können.

Von den körperlichen Krankheitserscheinungen der traumatischen Epilepsie bedürfen zunächst diejenigen einer kurzen Erwähnung, welche mit der als veranlassendes Trauma wirkenden Schädelverletzung einhergehen. Auch hier zeigt sich wieder, wie dies bei der traumatischen Demenz der Fall war, daß keineswegs die Erscheinungen einer Hirnerschütterung eine zum Zustandekommen der traumatischen Epilepsie notwendige Bedingung darstellen. Unter 57 Fällen, bei denen darüber genaue Angaben vorlagen, war die Bewußtlosigkeit der Hirnerschütterung 46 mal vorhanden gewesen, während sie in 11 Fällen bei der Schädelverletzung fehlte, also in etwa 19%. Man erinnere sich bei diesen Zahlen an die oben angeführten, von Schönwerth gemachten Beobachtungen bei komplizierten Schädelbrüchen. In den Fällen, in denen eine Bewußtlosigkeit nachweisbar war, war die Dauer derselben auch recht verschieden: so wurden Werte von einigen Sekunden bis zu 12 Stunden angegeben.

In den schweren Fällen waren auch meist die anderen, bekannten Zeichen der Hirnerschütterung, wie Übelkeit oder Erbrechen, Pulsverlangsamung, die oft lange Zeit anhielt, und bei den schwersten Verletzungen auch unwillkürlicher Abgang von Kot und Urin vorhanden. Eine retrograde Amnesie lag in diesen Fällen auch meist vor. Bei der Schwere der eine traumatische Epilepsie veranlassenden Schädelverletzungen fanden wir natürlich hier auch solche, welche zu Schädelbrüchen geführt hatten und unter 59 Fällen lagen 10 mal Schädelbrüche, meist Basisbrüche vor. Von den Klagen der Kranken wiederholten sich, wie bei der einfachen Hirnerschütterung, aber auch bei der Kommotionspsychose und der traumatischen Demenz, diejenigen über starken Kopfschmerz, über eigentümliche bohrende und nagende Empfindungen im Schädelinnern und endlich die fast nie fehlende über Schwindel. Auch fast alle Kranken boten die Überempfindlichkeit gegen Sonnenhitze, starke Anstrengungen mit Bücken und gegen Alkohol dar.

Am Nervensystem ließen sich die auch schon bei der Besprechung der Kommotionspsychosen und der traumatischen Demenz beschriebenen, mit der schweren Hirnverletzung in innigstem Zusammenhang stehenden Ausfallserscheinungen nachweisen, von denen der unsichere Gang und das Rombergsche Schwanken vor allem zu nennen sind. Wie dort erwähnt, kommen aber auch Steigerungen, Abschwächungen und Ungleichheiten der Kniereflexe, Pupillenstörungen usw. nicht selten vor. Bei den mit Schädelbrüchen verbundenen Verletzungen finden sich oft die bekannten Lähmungen des Fazialis, Abduzens, Gehörsstörungen usw. Wir können auf das an jenen Stellen Gesagte unbedenklich verweisen, da alles auch in vollem Umfange für die traumatische Epilepsie gilt.

Die wichtigsten körperlichen Erscheinungen aber, die eben der ganzen Erkrankung den Namen gegeben haben, sind die Krampfanfälle; der Ablauf und die Erscheinungsformen des großen epileptischen Anfalls können hier als bekannt vorausgesetzt werden. Von praktischer Bedeutung ist, daß dieselben oft, aber keineswegs immer, mit einem Zungenbiß, dessen Folgen noch längere Zeit nach dem Anfall nachweisbar sein können, manchmal auch mit Einnässen und regelmäßig mit Amnesie einhergehen. Im Anfall kommt es bei dem plötzlichen Zusammenstürzen nicht selten auch zu ganz erheblichen Verletzungen, die auch den Kopf treffen und deren Narben zu Verwechslungen mit derjenigen, welche von dem eigentlichen Unfall herrührt, Anlaß geben können. Von Wichtigkeit ist auch die Tatsache, daß ebenso wie bei den großen Anfällen der genuinen Epilepsie es auch bei der traumatischen Epilepsie gelegentlich vorkommt, daß dieselben sich vorwiegend und namentlich im Beginn ihres Auftretens, in manchen Fällen aber auch dauernd in der Nacht einstellen und daher leicht übersehen werden. Unter 57 Fällen von traumatischer Epilepsie finde ich 34 mal große Anfälle angegeben, während in 23 Fällen, also in 40% der Gesamtzahl, solche nicht festgestellt werden konnten. Wie schon erwähnt, finden sich Rindenanfälle nur zweimal unter diesen 57 Fällen. Die große Mannigfaltigkeit der abortiven und kleinen Anfälle bei der genuinen Epilepsie ist allgemein bekannt und von den verschiedensten Seiten ausführlich geschildert worden, ihnen gleichen auch vollständig die kleinen Anfälle der traumatischen Epilepsie. Erwähnenswert ist, daß im kleinen Anfall nur ausnahmsweise eine Aufhebung der Lichtreaktion der Pupillen vorkommt, meist stellt sich nur eine beträchtliche Erweiterung der Pupillen bei erhaltener Reaktion ein. Zustände, bei denen der Verletzte plötzlich vor sich hinstiert und Schluckbewegungen macht, reihen sich den kleinen Anfällen ein. Aber auch unter dem Bilde einer Ohnmacht verlaufende Anfälle finden sich nicht selten. Sehr interessant und wichtig ist eine Beobachtung von Viedenz. Ein Generalmajor hatte im 40. Lebensjahre bei einem Sturz vom Pferde einen Schlüsselbeinbruch und eine Hirnerschütterung erlitten. Ganz allmählich stellten sich bei ihm danach Störungen ein, die zunächst in Schwindelanfällen und Abschweifen der Gedanken bestanden, aber ein Jahr nach dem Unfall traten Anfälle auf, in denen er umfiel, ohne daß es dabei zu irgendwelchen Zuckungen gekommen wäre. Die Anfälle kamen auch zunächst nur alle $^1/_4$—$^1/_2$ Jahre, und zwar meist nach schweren körperlichen Anstrengungen. Seit dem 49. Lebensjahre traten dann fast täglich Anfälle auf, die mit heftigem Schwindel, Schweißausbruch, Verlust der Sprache und Greifbewegungen einhergingen. Der Kranke konnte bei diesen Anfällen stehen bleiben und versah seinen Dienst noch bis zum 51. Lebensjahr, in dem er seinen Abschied nahm. Er starb im Alter von 54 Jahren an den Folgen eines Schlaganfalles, und bei der Leichenöffnung fanden sich zarte Gehirngefäße, aber traumatische Narben an der Spitze beider Schläfenlappen.

Von besonderer Wichtigkeit sind neben den großen und kleinen Anfällen aus dem rein praktischen Grunde wegen ihrer Bedeutung für die Erkennung der oft schwer feststellbaren traumatischen Epilepsie die sogenannten epileptoiden Zeichen. Man hat unter diesem Namen verschiedene, sich gerade bei der Epilepsie findende Merkmale zusammengefaßt. So hat man wiederkehrende Anfälle von starkem Kopfschmerz beobachtet, die auch mit leichten Bewußtseinstrübungen einhergingen und von denen ein Kranker aussagte: es werde bei diesen Kopfschmerzen finster in seinem Kopfe. Aber auch in andere Formen können sich epileptoide Merkmale kleiden. So gab ein Kranker, der einen Schädelbruch im Bergwerke erlitten hatte, drei Monate nach dem schweren Unfall an, daß ihm öfters eine plötzliche und dann ganz unwiderstehliche „Schlappheit" in den Gliedern mitten im besten Wohlsein überkomme. Nach weiteren sieben Monaten trat in der Nacht der erste vollentwickelte epileptische Anfall auf, und es blieb bei nächtlichen Anfällen.

Vor allem sind aber die fast nie fehlenden Schwindelanfälle wichtige epileptoide Zeichen. Es handelt sich dabei nicht um den vorübergehenden Schwindel nach einer Hirnerschütterung, wie er z. B. beim ersten Aufrichten im Bett und bei den ersten Gehversuchen oder auch bei der Aufnahme einer anstrengenden Arbeit zunächst sich einstellt, sondern um auch noch längere Zeit nach der Verletzung und vor allem ohne äußere Veranlassungen einsetzende heftige Schwindelanfälle, die so stark werden können, daß sich der Betreffende plötzlich niedersetzen muß. Diese Schwindelanfälle sind, wie auch aus der eben angeführten Beobachtung von Viedenz hervorging, nicht selten mit einem Schweißausbruch verbunden. Auch mit diesen Schwindelanfällen einhergehende Übelkeit und auch wirkliches Erbrechen gehört nicht gerade zu den Seltenheiten. Gelegentlich kann man in diesen Zuständen auch eine deutliche Pulsveränderung, namentlich eine Verlangsamung desselben, manchmal aber auch eine erhebliche Beschleunigung nachweisen. Der einzelne Schwindelanfall kann unter Umständen längere Zeit bestehen bleiben und sich auch noch mit weiteren Ausfallserscheinungen verknüpfen, wie in folgender wichtiger Beobachtung aus dem Sanitätsbericht von 1870/71. Ein Einjährig-Freiwilliger hatte durch eine Gewehrkugel eine Verletzung oberhalb des linken Ohres erhalten. Bald nachher stellten sich Sprachlosigkeit, Schwindel und Taumel ein, Lähmungen bestanden jedoch nicht. Die Sprachlosigkeit ging schnell vorüber, kehrte aber entweder periodisch wieder oder statt ihrer eine Silbenverwechslung und Begriffsverwirrung mit Schwindelanfällen. Hauptsächlich trat dies ein bei angestrengter geistiger Tätigkeit. Nach sechs Jahren bestanden noch regelmäßig wiederkehrende Schwindelanfälle von etwa $^1/_2$ stündiger Dauer, bisweilen mit dem Unvermögen, einzelne Worte auszusprechen, fort, sonst hatten sich keine Ausfallserscheinungen eingestellt. In einem von mir beobachteten Fall wurden auch periodisch wiederkehrende Anfälle von Nasenbluten oder Erbrechen, die sich gegenseitig ersetzen konnten, neben kleinen epileptischen Anfällen beobachtet. Auch Anfälle von plötzlicher Übelkeit und auch von Erbrechen ohne Schwindel und sonstige Erscheinungen, aber gelegentlich mit längerem nachfolgendem Schlaf kommen vor, so habe ich z. B. folgenden Fall zu sehen Gelegenheit gehabt.

Ein 45jähriger Arbeiter verunglückte, indem er 3 m hoch herabstürzte und sich dabei einen Schädelbasisbruch zuzog. Er lag eine Stunde lang bewußtlos und wurde dann längere Zeit in einem Krankenhause behandelt. Er soll nach seiner Genesung lediglich die Erscheinungen einer traumatischen Neurose dargeboten haben. Vier Jahre nach dem schweren Unfall konnten in der Jenenser Klinik schwere und langanhaltende Schwindelanfälle nachgewiesen werden und außerdem Anfälle, in denen er über starke Übelkeit klagte, es auch bei ganz verfallenem Aussehen und stark beschleunigtem, sehr kleinem Puls zu Erbrechen und dann zu einem $^1/_2$stündigen schweren Schlaf kam entsprechend dem terminalen Schlaf des epileptischen Anfalles. Bei diesem Manne wurden nie große Anfälle auch nicht in der Nacht beobachtet und es konnten auch keine Anzeichen für solche nachgewiesen werden, jedoch war ein deutlicher geistiger Rückgang eingetreten.

In der Literatur finden sich auch Angaben über länger dauernde Schlafzustände bei der traumatischen Epilepsie, wie sie auch bei der genuinen Epilepsie beschrieben worden sind. So berichtet Herrmann über einen hierher gehörigen Fall, der auch sonst noch Beachtenswertes darbietet. Ein Soldat, der den Feldzug 1870/71 mitgemacht hatte, erhielt in seinem 29. Lebensjahre bei einem Sturz vom Pferd auch mehrere Hufschläge gegen den Kopf. Er lag danach 2—3 Wochen krank. Seit dem Unfall klagte er über Kopfschmerzen, 1—2 Jahre später ging er eines Tages auf den Kasernenhof und lief dort zornig erregt und heftig schimpfend herum, ohne sich am folgenden Tage an den Vorfall zu erinnern. Diese Zustände wiederholten sich, er gab den Dienst auf und kam immer mehr in seiner Stellung herunter. Er sagte später in einer Anstalt, in die er untergebracht wurde, aus: „Es kommen Zeiten, da kann ich nichts tun, ich habe dann keine Geduld nicht; dann ist mir alles wirr im Kopf.“ Nach solchen Zuständen hat er auch oft acht Tage und Nächte ständig geschlafen. Seinen Blutandrang nach dem Kopf suchte der Kranke durch Waschungen mit Schnee zu bekämpfen.

Von seiten der Sinnesnerven werden auch gelegentlich vorübergehende Störungen beobachtet, so klagte einer meiner Kranken, auf dessen Krankengeschichte wir noch an anderer Stelle zurückkommen müssen, darüber, daß er manchmal plötzlich die Empfindung habe, als sei er von Rauchwolken umgeben, er suche dann durch Auswischen seiner Augen dieselben zu vertreiben, es sei aber nichts wegzuwischen und nach kurzer Zeit schwänden diese Rauchwolken auch ganz plötzlich wieder. Ein anderer meiner Kranken, dessen optische Erscheinungen ich gleich hier erwähnen will, hatte in den bei ihm sehr selten eintretenden schweren Schwindelanfällen Lichterscheinungen. Es bestand bei ihm eine große, von einem schweren Sturz herrührende Knochenlücke in der Gegend über und hinter dem linken Ohre, die sich bis in das Gebiet des Hinterhauptslappens hinein erstreckte. Er klagte eines Tages, als er im Garten auf- und abging, plötzlich über heftigen Schwindel, der so stark wurde, daß er sich legen und zu Bette bringen lassen mußte. Der Kranke war dabei leichenblaß, der Puls war klein, Brechneigung bestand nicht, dagegen nahm er eine helle Lichterscheinung wahr, die das ganze Gesichtsfeld beider Augen ausfüllte und etwa eine halbe Stunde anhielt. Es war nach seiner Schilderung wie eine einzige große und sehr blendende Lichtmasse. Solche Anfälle, genau in derselben Weise, hatte er schon öfters gehabt, daneben allerdings auch einmal einen vollentwickelten großen Anfall.

Die geistigen Krankheitserscheinungen der traumatischen Epilepsie bieten dieselbe Mannigfaltigkeit dar, wie sie von der genuinen her allgemein bekannt ist. Man kann aber wohl sagen, daß geistige Störungen bei der traumatischen Epilepsie sich noch häufiger einstellen und daß die traumatische Epilepsie manchmal sich ausschließlich in der Form der psychischen Epilepsie äußert. Die Auffassung der äußeren Eindrücke ist natürlich immer während der großen Anfälle, meist auch während der kleinen Anfälle und sehr oft während der Dämmerzustände aufgehoben. Jedoch gibt es zwischen dem traumhaft veränderten Bewußtsein des Dämmerzustandes und dem normalen Wachbewußtsein alle möglichen fließenden Übergänge, in denen die Auffassung der äußeren Welt mehr oder minder getrübt oder auch fast vollständig klar sein kann. Ebenso findet man bald sehr schwere und leicht nachweisbare Störungen der Aufmerksamkeit, bald lassen sich Abweichungen von dem Normalen auf diesem Gebiete nicht auffinden. Auch während eines anscheinend normalen Zustandes fällt oft das teilnahmslose Wesen dieser Kranken, ohne daß bei denselben etwa schon eine ausgesprochene geistige Schwäche eingetreten wäre, auf. So lag einer meiner Kranken zu Hause auch am Tage meist schlummernd auf dem Sopha und ermunterte sich nur bei den ärztlichen Besuchen und zur Essenszeit etwas, um dann wieder weiter zu schlafen. Sinnestäuschungen sind in den Dämmerzuständen und während anderer, auf dem Boden der traumatischen Epilepsie sich entwickelnder, länger dauernder psychischer Störungen sehr häufig, sie können aber auch während eines Dämmerzustandes vollständig fehlen oder nur ganz vereinzelt auftreten. So gab ein Kranker an, daß er während der ihm selbst als veränderter Bewußtseinszustand auffallenden, öfter wiederkehrenden Erregungszustände immer wieder dieselbe Vision, aber stets nur flüchtig, zu haben pflege. Und vielleicht wäre auch hier die Lichterscheinung des Kranken während seines schweren Schwindelanfalles besser einzureihen. Die Sinnestäuschungen können sich auf alle Sinnesgebiete erstrecken und beschränken sich keineswegs nur auf den Gesichtssinn, wenn er auch verhältnismäßig oft betroffen erscheint. Ein Kranker, der eine schwere Kopfverletzung überstanden hatte und an Schwindelanfällen mit Erbrechen litt, gab an, er habe seit Wochen gemerkt, daß er erregter werde und sich über Kleinigkeiten noch mehr wie früher ärgern könnte. Er habe auch eine eigentümliche Angst auf der Straße bekommen, es sei ihm immer, als ob jemand hinter ihm herliefe und bald habe er auch beim Nachsehen jemanden hinter sich stehend bemerkt. Er könne in der Nacht nicht mehr schlafen und habe eine ständige innere Unruhe, er höre in der Stille der Nacht manchmal plötzlich über sich schimpfen. Später glaubte er, auch bei der Arbeit werde von seinen Mitarbeitern über ihn selbst gesprochen. Er hörte dann Klopfen an den Wänden und die Sinnestäuschungen wurden immer massenhafter, so daß er wegen eines heftigen halluzinatorischen Erregungszustandes, der in etwa zwei Monaten abklang, in eine Irrenanstalt aufgenommen werden mußte. Viele andere Fälle von traumatischer Epilepsie bieten nie, auch nicht in ihren Dämmerzuständen Sinnestäuschungen dar. Bei den schweren Formen der traumatischen Epilepsie finden sich natürlich auch schwere Störungen des Gedächtnisses und der Merkfähigkeit. Oben wurde schon die der Hirnerschütterung zukommende retrograde Amnesie erwähnt. Bekannt ist doch auch, daß für die großen epileptischen Anfälle, meist auch für die kleinen und die Dämmerzustände eine solche Amnesie besteht. Aber gerade bezüglich der Dämmerzustände gibt es große Verschiedenheiten. Es kann die Amnesie für dieselben eine vollständige sein, es kann aber auch eine allgemeine, mehr oder minder verschwommene Erinnerung an die Vorkommnisse derselben bestehen. Endlich können aber auch nur einzelne, nicht selten ganz nebensächliche Ereignisse des Dämmerzustandes in der Erinnerung haften geblieben und andere, ungleich wichtigere dem Vergessen anheim gefallen sein, eine sogenannte lückenhafte Erinnerung. Für die Erregungszustände und die noch zu besprechenden poriomanischen Anfälle ist nicht selten die Erinnerung vollständig, wenn auch manchmal nicht in allen Einzelheiten, erhalten. Durch das Schädeltrauma hat aber auch sehr häufig, so wie dies bei der Kommotionspsychose und bei der traumatischen Demenz geschildert wurde, die Merkfähigkeit einen dauernden Schaden erlitten, der mit der Zeit meist größer wird, indem bekanntlich häufige Krampfanfälle mit einem geistigen Rückgang einhergehen, der sich sehr bald in einem Nachlassen der Merkfähigkeit und auch der Gedächtnisleistungen zu erkennen gibt. Man sieht auch Fälle von traumatischer Epilepsie, die schon nach Jahresfrist unter gehäuften epileptischen Anfällen auf die tiefste Stufe des Schwachsinns herabgesunken sind und kaum ihren Namen, ihr Alter usw. angeben können. Wie mir scheinen will, sieht man namentlich bei Jugendlicheren solche rasch verblödende traumatische Fälle. Es gibt aber auch Fälle, bei denen trotz nicht seltener großer Anfälle und namentlich auch trotz vieler kleiner Anfälle, die doch sonst für besonders gefährlich für die geistigen Fähigkeiten gelten, sich wesentliche Störungen des Gedächtnisses und der Merkfähigkeit nicht nachweisen lassen. Bei solchen Fällen zeigt auch trotz der gelegentlichen kurzen geistigen Störungen in der Form von Dämmerzuständen in den freien Zeiten der Gedankenablauf usw. keine krankhaften Veränderungen. In den schwer geschädigten Fällen ist die Umständlichkeit und Schwerfälligkeit des Epileptikers, sein Haften an einzelnen bevorzugten Vorstellungen usw. leicht erkennbar. Die Verlangsamung des Denkens kann eine sehr große werden. Es kommen aber auch gelegentlich vorübergehende Zustände mit deutlicher Ideenflucht, die von einem oberflächlichen Beobachter für eine solche manischen Ursprungs gehalten werden könnte, sich aber durch ihre Gedankenarmut auszeichnet, zur Beobachtung. Auch Inkohärenz ist bei Psychosen auf dem Boden der traumatischen Epilepsie beschrieben worden. Durch die sich nicht selten in den normalen Gedankenablauf unvermittelt einschiebenden kurzen Dämmerzustände wird oft derselbe jäh unterbrochen, und so kommt es zu den plötzlichen unsinnigen Äußerungen, von denen die Kranken auf Vorhalt später nichts wissen wollen und über die so oft von den Angehörigen usw. berichtet wird. Natürlich leidet auch die geistige Leistungsfähigkeit in der Mehrzahl der Fälle Schaden, und es wurde von den verschiedensten Seiten darauf hingewiesen, daß gerade die traumatische Epilepsie die geistigen Fähigkeiten rascher und schwerer schädige als die genuine Epilepsie, was ich aus eigener Erfahrung nicht so ohne weiteres bestätigen kann. Es gibt Fälle von traumatischer Epilepsie, die sich vollständig auf der Höhe ihrer geistigen Leistungsfähigkeit erhalten. Richtig ist, daß man auch sehr viele Fälle mit schweren geistigen Ausfallserscheinungen sieht. Es hängt natürlich sehr wesentlich von der oft zufälligen Zusammensetzung des Materials ab, ob der Einzelne einen schwereren oder leichteren Eindruck von der allgemeinen Natur der traumatischen Epilepsie bekommt.

Auch die Urteilsbildung bietet natürlich oft Schädigungen dar, eine Urteilsschwäche ist oft sofort erkennbar. Nicht selten sind aber auch, namentlich in den Dämmerzuständen, gelegentlich auch bei anscheinend klarem Bewußtsein plötzlich aufschießende oder auch mit Sinnestäuschungen in Zusammenhang stehende Wahnideen, namentlich häufig scheinen mir Verfolgungsideen zu sein. So äußerte ein Kranker in seinen Angstzuständen ganz unvermittelt, man wolle ihn vergiften, die Polizisten, welche sich seiner angenommen, hätten die Absicht, dies zu tun. Bei einem anderen Kranken spielten Sinnestäuschungen dabei eine gewisse Rolle, er gab an, es sei ihm manchmal, namentlich am Abend so, als ob Leute sich über ihn unterhielten, er höre dann Drohungen gegen sich ausstoßen, er habe deshalb heftige Angst bekommen und sei gar nicht zu Bett gegangen, sondern habe in Kleidern auf dem Sopha geschlafen. Er wies auch 14 Tage lang das Essen zu Hause zurück, da er glaubte, seine Frau wolle ihn vergiften. Die Wahnideen haben aber auch nicht selten einen anderen Inhalt, selbst Größenideen, und zwar auch schwachsinnige, kommen vor. Ein Kranker wollte ein großes Haus bauen, das er der Allgemeinheit zur Verfügung stellen wollte, ein anderer erzählte in seinen kurzen Dämmerzuständen seinen staunenden Arbeitsgenossen, er sei an dem Tage schon 1000 Meilen zu Fuß gelaufen und wußte gleich darauf von dieser Äußerung nichts mehr. Auch auf dem Gebiete der gemütlichen Vorgänge sind viele Abweichungen zu verzeichnen. Bechterew hat darauf hingewiesen, daß an Stelle eines epileptischen Anfalls auch ein schwerer, aber ohne Bewußtseinsverlust verlaufender Angstanfall sich einstellen kann und das hat man auch bei der traumatischen Epilepsie beobachtet. Nicht selten sind auch plötzlich einsetzende Stimmungsschwankungen bei der traumatischen Epilepsie beschrieben worden. Bei einem unserer Kranken trat außer den großen Anfällen und an Stelle derselben eine traurige Verstimmung oder ein heiterer Erregungszustand bis zur Dauer von je 14 Tagen auf. Interessant scheint mir folgende Beobachtung, die ich den Akten entnommen habe.

Einem 40jährigen Arbeiter war ein etwa 4 kg schwerer Mauerstein aus einer Höhe von 2 m auf den Kopf gefallen und es war eine Hautwunde entstanden, die glatt heilte. Bei einem Arbeitsversuch 10 Tage nach dem Unfall kam es zu „Drehen im Kopf, Herzbeklemmung, Unruhe und Erbrechen". Der Kranke klagte viel über Schwindel und hatte alle 3—4 Tage mehrere Stunden anhaltende Verstimmungszustände, die sich auch durch eine deutliche Pulsverlangsamung bis zu 58 Schlägen in der Minute leicht erkennbar erwiesen. Diese Zustände wurden immer länger und hielten einmal fünf Tage ständig an, schwanden aber später ganz. Der Kranke wurde bald für einen traumatischen Hysteriker, bald für einen geschickten Betrüger gehalten, aber 17 Jahre nach der Verletzung wurden einwandfreie epileptische Anfälle und auch solche mit nachfolgenden Dämmerzuständen beobachtet.

Auch bei der traumatischen Epilepsie findet man natürlich die schon bei der traumatischen Demenz erwähnte, bei allen Schwachsinnsformen nicht seltene Labilität der Gemütszustände. Die Zornmütigkeit der Leute, welche eine Gehirnverletzung überstanden haben, kann man in den höchsten Graden vor allem bei den traumatischen Epileptikern finden. Die Handlungen der traumatischen Epileptiker bieten auch vielerlei Störungen dar. Darauf, daß auch stuporöse und katatonische Zustände, Stereotypien, Negativismus, Flexibilitas cerea und gezwungene Haltungen und Stellungen bei den Psychosen der traumatischen Epilepsie vorkommen, braucht wohl nur hingewiesen zu werden. Wir finden aber auch eine Reihe von um so auffallenderen Störungen der Handlungen, da sie sich während eines vollständig normalen Zustandes plötzlich einstellen können. So wird häufig von unseren Kranken berichtet, daß sie plötzlich von der Arbeit weggelaufen seien und am nächsten Tag nichts davon wußten. In einem Dämmerzustand sind sie einem augenblicklichen Antrieb gefolgt und erinnern sich im Wachzustand nicht mehr an die Vorkommnisse. In diesen Dämmerzuständen kann es aber auch ganz plötzlich zu Gewalthandlungen kommen; so versuchte eine meiner Kranken, die einen schweren Basisbruch mit nachfolgender Epilepsie erworben hatte, in einem solchen ihren kleinen Bruder aus dem Fenster zu werfen. In der gerichtlichen Literatur finden sich viele Angaben über Gewalthandlungen gerade von seiten traumatisch epileptischer Personen. Rathmann berichtet über einen Handarbeiter, der im 19. Lebensjahre eine schwere Schädelverletzung erlitten hatte. Es fand sich bei ihm eine breite Knochenrinne auf der Höhe des Scheitels und eine Ptosis am linken Auge. Im 23. Lebensjahre mißhandelte er seine alte Mutter und nötigte sie zur Duldung des Beischlafes; er wußte nachher nichts von dem ganzen Vorgang. Nach seiner Begutachtung aus der Anstalt entlassen, wiederholte er genau die gleiche Handlung ein zweites Mal. Es ist bekannt, daß nicht selten die geschlechtliche Erregung in den epileptischen Dämmerzuständen eine gesteigerte sein und es deshalb leicht zu Sittlichkeitsverbrechen usw. kommen kann. Von anderen Kranken werden in den Dämmerzuständen oft weite Reisen ausgeführt. So teilt Viedenz die Krankengeschichte eines Kaufmannslehrlings mit, der im 14. Lebensjahre nach einem Sturz auf den Hinterkopf beim Turnen eine Stunde bewußtlos war und zwei Jahre später Dämmerzustände darbot, in denen er Reisen machte. Die Dämmerzustände dauerten bei ihm 4—49 Tage und hinterließen eine völlige Amnesie, hatten aber eine deutliche Aura, von der der Kranke selbst angab, er merke 1—2 Tage vor einem solchen Anfall, daß seine Stimmung eine schlechtere werde. Der meiner Ansicht nach auch hierher gehörige Fall von Wendenburg wurde schon bei Besprechung der traumatischen Dämmerzustände erwähnt. Aber auch ohne ausgesprochene Dämmerzustände mit nachfolgender vollständiger oder teilweiser Amnesie kommt es zu krankhaften Handlungen. Da sind vor allem zu erwähnen eigentümliche, oft von den Kranken selbst auch als krankhaft erkannte Wutanfälle. So hatte ein Knabe meiner Beobachtung, der ein schweres Schädeltrauma erlitten hatte, Anfälle, in denen er selbst seine Angehörigen flehentlich bat ihn festzuhalten, damit er nichts zerstöre. Der Zustand ging in einigen Minuten vorüber, an den Wutanfall schloß sich aber öfters ein terminaler Schlaf an. Wichtig sind auch die unter dem Namen der Poriomanie beschriebenen, auch bei der traumatischen Epilepsie nicht seltenen Zustände. Mein Kranker, den ich wegen der eigentümlichen Lichterscheinung während eines Schwindelanfalles hier schon erwähnt habe, lief oft triebartig, aber doch bei vollerhaltenem und ungetrübtem Bewußtsein von daheim fort, irrte tagelang umher, brachte sich dabei oft in der kümmerlichsten Weise mit Feldfrüchten durch und kehrte dann nach Hause zurück. Er konnte über alle Vorkommnisse während seiner Wanderung Auskunft geben. Ein anderer traumatischer Epileptiker lief von Hause oft planlos fort und kam abends ganz erschöpft heim. Auch er konnte über die Erlebnisse des Tages berichten.

Auch Dipsomanie ist auf dem Boden der traumatischen Epilepsie beschrieben worden. Daß es in den schweren Angstzuständen oder auch unter dem Einfluß plötzlicher Wahnideen zu Selbstmordversuchen kommt, bedarf kaum der Erwähnung, ebenso wie die unter dem Einfluß von Sinnestäuschungen ausgeführten Handlungen. Natürlich werden bei den schwachsinnig gewordenen Kranken auch alle möglichen Defekthandlungen, wie Sammeln wertloser Gegenstände, Unreinlichkeit, Unmäßigkeit im Essen und Trinken, Schamlosigkeiten usw. beobachtet.

Ihrer klinischen Form nach kann man die mit geistigen Störungen einhergehenden Fälle von traumatischer Epilepsie sehr äußerlich scheiden, erstens in solche, bei denen große Anfälle vorkommen. Oft finden sich daneben auch kleine Anfälle, vor allen Dingen aber kürzere oder längere Dämmerzustände oder auch ausgeprägte epileptische Psychosen, die die verschiedensten Zustandsbilder und den mannigfaltigsten Verlauf darbieten können. Man hat epileptische Psychosen beschrieben, die unter dem Bilde einer halluzinatorischen Verwirrtheit sich zeigen, man hat aber auch gelegentlich Bilder beobachtet, die, wie schon einmal gesagt, einen manischen Zustand, namentlich der sogenannten verworrenen Manie gleichen, auch an eine schwere Melancholie erinnernde geistige Störungen kommen vor, und man hat auch der Katatonie ähnliche Zustände gesehen. Man kann also eigentlich sagen, unter allen Formen geistiger Störungen kann eine auf dem Boden der traumatischen Epilepsie sich entwickelnde Psychose auftreten.

Zweitens gibt es nun Fälle von traumatischer Epilepsie, bei denen große Anfälle dauernd ganz fehlen, die aber doch wenigstens kleine Anfälle und auch andere epileptoide Merkmale darbieten. Auch bei ihnen kommen Dämmerzustände und verschieden gefarbte Psychosen vor, ebenso wie auch poriomanische Zustände, die auch bei der ersten Gruppe nicht fehlen. Die kleinen Anfälle können in verschiedenster Gestalt sich zeigen.

Endlich gibt es drittens Fälle, bei denen auch kleine Anfälle ganz fehlen, bei denen sich nur epileptoide Zeichen und häufig wiederkehrende geistige Störungen finden. Es sind das diejenigen Fälle der traumatischen Epilepsie, welche nur in der Form der psychischen Epilepsie sich zeigen. Gerade die Fälle der dritten Verlaufsform werden oft sehr verkannt und bei dem bunten Durcheinander der geistigen Störungen, die sie darbieten können, bald dieser, bald jener Krankheitsform zugerechnet, weil leicht epileptoide Merkmale übersehen oder doch nicht genügend gewürdigt werden. Eine solche Form ausschließlich psychischer Epilepsie bot zum Beispiel folgender Kranker dar:

Der 52jährige Lederarbeiter B., welcher nicht belastet und bis dahin gesund war, wurde am 29. IV. 1909 von einem Fahrstuhl auf den Kopf getroffen; er wurde bewußtlos und hatte Erbrechen. Seit dem Unfall litt er viel an Kopfschmerzen, hatte öfters Schwindelanfälle, die so stark werden konnten, daß er zu

Boden stürzte. Er verlor aber dabei nie das Bewußtsein und hat auch nie Krämpfe gehabt. Es bestanden aber bei ihm auch Anfälle von rasch vorübergehender geistiger Unklarheit, die von seinen Angehörigen als Erregungszustände bezeichnet wurden. Für diese bestand Amnesie. Er bot ferner eine Veränderung seines Charakters dar, trieb sich tagelang ziellos auf der Landstraße umher und kümmerte sich kaum mehr um das Wohl und Wehe seiner Familie, während er vor dem Unfall ein liebevoller Familienvater gewesen war. Er wurde immer reizbarer gegen seine Angehörigen und machte nach einem Wortwechsel den Versuch, sein kleines Anwesen zu verschleudern, um von seiner Familie loszukommen. Auf der Scheitelhöhe fand sich eine querverlaufende Narbe, unter der eine Knochenvertiefung fühlbar war. Die Pupillen waren sehr eng, aber von normaler Reaktion, die Sehnenreflexe waren namentlich an den Beinen sehr stark gesteigert, die Bauchreflexe fehlten, es bestand deutliche Ataxie beider Beine und Rombergsches Schwanken. Die Schmerzempfindlichkeit war allgemein herabgesetzt und der Puls war auch noch $1^1/_2$ Jahre nach dem Unfall dauernd auf 50 verlangsamt, der Blutdruck betrug nur 95 mm Hg nach Riva-Rocci. Auf geistigem Gebiete ließ sich außer den schon geschilderten Dämmerzuständen und seinem sonstigen veränderten Verhalten eine starke Störung der Merkfähigkeit und des Gedächtnisses und eine auffallende Stumpfheit nachweisen. Aber auch hier bestand eine gewisse Selbsterkenntnis, indem er äußerte: „Es liegt seit dem Unfall etwas in meiner Natur, das mich drückt und hemmt.“ In einem ärztlich beobachteten Schwindelanfall wurde er auffallend blaß und die Pulszahl ging noch weiter zurück. Da er in einem Erregungszustand seine Frau auch mit Erschießen bedroht hatte, wurde wegen Gemeingefährlichkeit dauernde Anstaltsbehandlung angeraten.

In diesem Falle fehlten, so weit er verfolgt werden konnte, große und kleine Anfälle vollständig, dagegen kamen die wichtigen Schwindelanfälle, die hier auch noch durch eine besondere Stärke ausgezeichnet waren und ohne weiteres auf die wahre Natur der Krankheit hindeuteten, zur Beobachtung. Auf geistigem Gebiet sahen wir hier außer den Dämmerzuständen auch einen zunehmenden geistigen Rückgang, der sich auch in seinem feindlichen Verhalten gegen seine Familie zeigte. Die Neigung zu Gewalthandlungen ließ hier eine dauernde Unterbringung des bei seinem Umherwandern auf der Landstraße auch allen möglichen Gefahren ausgesetzten Kranken dringend notwendig erscheinen. Eine sehr schwere Verletzung, die ebenfalls nur zu psychischer Epilepsie führte, mag auch noch hier erwähnt werden.

Der Arbeiter K., welcher weder belastet noch jemals krank gewesen ist, erlitt am 13. III. 1910 dadurch einen Unfall, daß ein anderer Arbeiter mit einem 12 kg schweren Eisenhammer die Eisenstange verfehlte und den neben derselben stehenden K. gegen die rechte Stirnseite traf. K. brach sofort zusammen und lag zwei Stunden bewußtlos; mit Leichtigkeit konnte ein Schädelbruch festgestellt werden und eine Spalte desselben verlief von der rechten Schläfengegend nach der Scheitelhöhe. Er bot fünf Wochen die Erscheinungen einer unter dem Bilde der halluzinatorischen Verwirrtheit verlaufenden schweren Kommotionspsychose dar, die dann rasch abklang. Aber nach der Klärung bestand noch eine große Überempfindlichkeit gegen alle stärkeren Sinnesreize, so verursachten alle Geräusche, grelle Sonnenstrahlen usw. ein heftiges Stechen im Kopf. Außerdem traten schwere Schwindelanfälle auf. Zwei Monate nach dem Unfall konnten lebhafte Reflexe, eine deutliche Trägheit der Lichtreaktion an beiden Augen und Rombergsches Schwanken neben schweren Störungen der Merkfähigkeit nachgewiesen werden. $^1/_2$ Jahr nach dem Unfall wurde in der Jenenser Klinik eine leichte Schwäche des linken Armes und Beines und eine Ungleichheit der Pupillen (1 >) bei normaler Lichtreaktion festgestellt. Es bestanden sehr schwere Schwindelanfälle. Vier Jahre später waren außer den Schwindelanfällen auch kurze Dämmerzustände nachweisbar, wie dies aus seiner Angabe hervorgeht: „Ich habe mich oft an einem Ort gefunden, ohne zu wissen, wie ich dahin gekommen bin.“

Dieser Fall ist auch deshalb beachtenswert, weil sich hier eine psychische Epilepsie an eine Kommotionspsychose anschloß. Interessant ist auch die Angabe, daß anfänglich alle Sinnesreize, die, wie wir aus den plethysmographischen Untersuchungen des Gehirns wissen, zu einer vorübergehenden stärkeren Blutfülle desselben führen, sofort mit heftigen Schmerzen von seiten der mitverletzten Dura beantwortet werden. Aber auch hier fehlten die Anfälle ganz, die Schwindelanfälle und die unverkennbar geschilderten Dämmerzustände wiesen jedoch sofort auf die traumatische Epilepsie hin.

Selbstverständlich ist die angeführte Einteilung nur eine ganz rohe und hat lediglich den Zweck, die Fälle überhaupt für die Praxis zu trennen. Es kann auch dabei vorkommen, daß ein Fall, wie der eben angeführte, nachträglich doch noch große Anfälle darbietet oder umgekehrt, daß in einem Fall der ersten Gruppe sich später die Anfälle ganz verlieren und nur noch epileptoide Merkmale und Bewußtseinsstörungen als Zeichen des Fortbestehens der Erkrankung übrig bleiben.

Die Zeit zwischen der Verletzung und dem Auftreten des ersten epileptischen Anfalles kann eine recht verschiedene sein, und es ist keineswegs gerechtfertigt, etwa aus der Kürze der Zeit, die zwischen Trauma und dem ersten Anfall liegt, den Schluß zu ziehen, daß es sich deshalb nicht um eine traumatische, sondern um eine ausgelöste genuine Epilepsie handele. Wir wissen, daß das Gehirn gewisse Schädigungen sofort auch ohne eine sogenannte epileptische Veränderung mit einem Krampfanfall beantwortet. Aber ebensowenig ist man etwa berechtigt, daraus, daß sich erst nach Jahren nach der Kopfverletzung Krampfanfälle einstellten, zu folgern, daß es sich nur um eine leichte Gehirnverletzung gehandelt haben könne. Solche theoretischen Schlüsse sind ohne Berücksichtigung der Sachlage des Einzelfalles vollständig haltlos. Von 30 Fällen von traumatischer Epilepsie trat der erste epileptische Anfall auf: einmal gleich bei und einmal gleich nach der Verletzung, einmal fünf Stunden später und zweimal noch am Tage des Unfalls, so daß in fünf Fällen der erste der sich wiederholenden Krampfanfälle noch auf den Unfalltag selbst fiel. Viermal trat der Krampfanfall in der Zeit vom zweiten Tage bis zu Ende der dritten Woche, achtmal in der Zeit von der vierten Woche bis zu $^1/_2$ Jahr und viermal zwischen $^1/_2$ und einem Jahre auf. Nach Ablauf eines Jahres nach der Verletzung kam noch neunmal der erste Krampfanfall zur Beobachtung, und zwar einmal nach zwei, zweimal nach drei, dreimal nach vier, und je einmal nach sechs, sieben und zwölf Jahren nach dem Unfall. In der Mehrzahl von 30 Fällen, und zwar 21 mal trat, wenn es im Verlaufe der traumatischen Epilepsie überhaupt außer den geistigen Störungen auch zu Krampfanfällen kam, der erste große Anfall innerhalb des ersten Jahres auf, also in 70% der Gesamtfälle. Ein von mir begutachteter Kranker war mit seinem Kopf zwischen einen Fahrstuhl und eine Tür geraten, so daß sein ganzer Schädel stark zusammengepreßt wurde und er auch eine ausgedehnte Knochenimpression auf der rechten Kopfseite davontrug. Er wurde sofort bewußtlos und schon auf der Fahrt nach dem Krankenhaus trat der erste epileptische Anfall ein, der sich am Abend wiederholte. Eine alsbaldige Trepanation ließ keine Verletzung der harten Hirnhaut erkennen. Trotz des operativen Eingriffes bestanden vereinzelte große Anfälle und häufige Schwindelanfälle noch nach zwei Jahren nach dem Unfall. Dodillet berichtet über einen 48jährigen Bauarbeiter, dem aus einer Höhe von 15 m ein Ziegelstein auf den Kopf gefallen war. Noch an demselben Tage trat der erste schwere Anfall auf. Und so ließen sich aus der Literatur noch zahlreiche Fälle von sofortigem Einsetzen der traumatischen Epilepsie unter Anfällen, wahrscheinlich infolge einer Hirnverletzung in der Nähe der Zentralwindungen anführen. In anderen Fällen kann es jahrelang dauern, ehe der erste Anfall sich einstellt; Fürstner berichtete über einen einwandfreien Fall, bei dem sich sechs Jahre nach der Verletzung, und Kocher über einen solchen, bei dem sich acht Jahre nach derselben der erste epileptische Anfall einstellte. Weber teilt folgende wichtige Beobachtung mit: Ein 44jähriger Mann erlitt bei einem Sturz in einen Steinbruch einen Bruch des Unterkiefers und der Nase und eine schwere Gehirnerschütterung, deren Bewußtlosigkeit 12 Stunden anhielt. Er klagte seitdem über Kopfschmerzen und 12 Jahre später bekam er einen heftigen Erregungszustand mit Sinnestäuschungen, auf den nach drei Tagen ein schwerer epileptischer Anfall folgte. Wenn wir das über die Befunde bei der Leichenöffnung Gesagte berücksichtigen, so wird es verständlich sein, daß unter Umständen längere Zeit verfließt und eben erst sekundäre Veränderungen, Kalluswucherungen, Narbenschrumpfungen usw. den Anlaß zum Ausbruch der Epilepsie geben können. Auch die Erscheinungen einer nur psychischen Epilepsie können erst Jahr und Tag nach der Verletzung sich geltend machen. Wichtig ist, daß außer den auf das Trauma hinweisenden Kopfschmerzen alle sogenannten Brückenerscheinungen fehlen können. Jedenfalls vermag man aber zu sagen, daß die Störungen einer traumatischen Epilepsie sich wohl am spätesten von allen uns bekannten Unfallfolgen auf geistigem Gebiete noch entwickeln können. Von 59 Fällen von traumatischer Epilepsie ist mir der tödliche Ausgang bekannt gworden in 8 Fällen. Zwischen dem Trauma und dem Tod lag 2mal die Zeit bis zu 1/2 Jahre, in einem Falle 6, in je zwei aber 7 und 8 und in einem Fall 14 Jahre. Der Tod erfolgte entweder in der ersten Zeit an den Folgen der schweren Hirnverletzung, später an hinzukommenden Erkrankungen, zweimal durch Ersticken und einmal durch tödliches Verunglücken im Anfall.

Der gewöhnlichste Verlauf einer traumatischen Epilepsie ist der, daß es bald nach der Verletzung zunächst zu kleinen Anfällen kommt und daß sich dann später große Anfälle einstellen, die immer häufiger werden und mit einem raschen geistigen Verfall einhergehen. Abweichungen von diesem Verlauf sind aber recht häufig, wie schon aus den bisher mitgeteilten Krankheitsfällen zur Genüge hervorgeht. Von Wichtigkeit ist, daß es aber auch oft noch nach Jahren sehr weitgehende Besserungen von traumatischen Epilepsien gibt, die praktisch einer Heilung gleichkommen. Ein selbstbeobachteter solcher Fall ist folgender:

Der 36jährige Arbeiter S., der erblich nicht belastet ist und Soldat war, erlitt am 11. VIII. 1899 einen schweren Unfall beim Entladen von Stabeisen. Ein etwa 100 kg schweres Eisenstück streifte seinen Kopf, er brach sofort zusammen, lag zwei Stunden bewußtlos und bot die übrigen Erscheinungen einer schweren Hirnerschütterung dar. Er lag nur acht Tage im Krankenhaus und wurde nach der glatten Heilung der Hautwunde entlassen. Er klagte viel über Kopf- und Nackenschmerzen und nahm erst nach vier Monaten seine Arbeit wieder auf. Er hatte noch oft Schwindelzustände und auf der Höhe des Scheitels fand sich eine Narbe. Man hielt seine Beschwerden für die einer traumatischen Neurose und er erhielt 15% Rente, bis drei Jahre nach dem Unfall ein schwerer epileptischer Anfall mit nachfolgendem Dämmerzustand und längerem Schlaf beobachtet wurde. Diese großen Anfälle wiederholten sich dann in vierwöchentlichen Zwischenräumen und außer ihnen traten häufige Schwindelanfälle auf. Diese Schwindelanfälle wurden immer schwerer und länger und waren gelegentlich mit einem zweistündigen nachfolgenden Schlaf verbunden, während die Krampfanfälle entsprechend seltener auftraten und im sechsten Jahre nach dem Unfall nur dreimal in Jahresfrist beobachtet wurden. Von da an, seit Ende 1905, blieben die Krampfanfälle dauernd ganz fort, auch die Schwindelanfälle wurden wieder leichter und seltener und im Jahre 1909 wurden sie schon als sehr selten bezeichnet. Im Jahre 1911, also 12 Jahre nach dem Unfall, kam nur ein kurzer Dämmerzustand zur Beobachtung und seitdem ist auch von solchen nichts wieder bekannt geworden.

Es stellten sich hier also drei Jahre nach dem Unfall schwere epileptische Anfälle ein, die drei Jahre bestehen blieben und sich dann wieder verloren und allmählich schwanden auch die Schwindelanfälle. Natürlich ist es dabei möglich, daß manche epileptische Erscheinungen der Beobachtung entgangen sein könnten, aber vom praktischen Gesichtspunkt aus ist dies jedenfalls belanglos, da dadurch die früher schwer beeinträchtigte Erwerbsfähigkeit des Verunglückten jetzt nicht mehr geschädigt ist. Zwei ähnliche Fälle habe ich in den Akten gefunden, und ich will auch sie des Interesses wegen, das solche Vorkommnisse beanspruchen dürfen, kurz mitteilen. Der folgende Fall bot auffällige Schwankungen in der Häufigkeit der Anfälle dar, später wurden sie so selten, daß man auch von einer relativen Heilung sprechen kann.

Der 36jährige Kutscher K., der kein Alkoholist sein und auch keine Anlage zur Epilepsie darbieten soll, stürzte bei dem plötzlichen Anziehen der Pferde von dem Wagen, auf dem er stand, fiel zwischen seine Pferde und wurde überfahren. Er hatte die Erscheinungen einer schweren Hirnerschütterung, war drei

Stunden bewußtlos, und es fand sich eine stark blutende Wunde an der rechten Kopfseite. Seit dem Unfall klagte K. über Schwindelgefühl und Kopfdruck und er bekam nach der Heilung der Wunde einen schweren epileptischen Anfall, mit Zungenbiß usw., der sich in $2^1/_2$ Jahren zunächst nur dreimal wiederholte. Aber dann wurden die Krampfanfälle rasch ohne erkennbaren Grund häufiger und sie traten Ende des dritten Jahres nach dem Sturz schon 2—3 mal in jeder Woche auf. 12 Jahre nach dem Unfall wurden sie wieder erheblich seltener und 18 Jahre nach demselben konnte die Rente ganz entzogen werden, da die Anfälle nur noch äußerst selten waren.

In dem letzten Falle, der hier folgen mag, umfaßt im Gegensatz zu den beiden vorangehenden das Bestehen der traumatischen Epilepsie nur einen kurzen Lebensabschnitt des Verletzten:

Ein 32jähriger Maschinenarbeiter erlitt durch einen Unfall einen schweren Bruch des Nasenbeins, der mit einer Hirnerschütterung einherging. Er nahm nach 14 Tagen die Arbeit wieder auf, hatte aber seit dem Unfall Schwindelanfälle und drei Wochen nach dem Trauma kam es zu einem schweren epileptischen Anfall. Die großen Anfälle wiederholten sich in Pausen von 5—6 Wochen, gleichzeitig ging aber die Merkfähigkeit des Kranken sehr erheblich zurück. Zwei Jahre nach dem Unfall waren die großen Anfälle ganz geschwunden und es bestanden nur noch Schwindelanfälle. Auch in den nächsten Jahren kehrten die großen Anfälle nicht wieder und verloren sich allmählich die Schwindelanfälle wieder ganz, so daß die Rentenzahlung eingestellt werden konnte.

Gerade in diesem Falle scheint eine wirkliche Heilung vorzuliegen, aber eine Beobachtung von Volland mahnt uns zur Vorsicht. Er berichtet über einen 34jährigen Mann, der bei einem Überfall einen Schlag mit einem Ziegelstein auf den Kopf oberhalb der linken Schläfengegend erhalten hatte, der zur Zertrümmerung des Knochens daselbst führte. Der Verletzte hatte nach dem Trauma wiederholt epileptische Anfälle, die dann ungefähr 20 Jahre aussetzten. Aber in seinem 54. Lebensjahre traten sie von neuem auf, und ein operativer Eingriff erwies sich als erfolglos. Übrigens findet sich auch in dem Sanitätsbericht von 1870/71 eine solche Selbstheilung von traumatischer Epilepsie erwähnt. Bei einem Soldaten traten $6^1/_2$ Monate nach einer Granatverletzung des linken Stirnbeins epileptische Anfälle auf, welche selten waren und sich nur über den Zeitraum von einigen Monaten erstreckten. Es ist also jedenfalls nicht ganz richtig, die Prognose der traumatischen Epilepsie als eine durchaus ungünstige hinzustellen, es gibt Fälle, deren weiterer Verlauf eine Heilung aufweist oder doch praktisch einer solchen gleichkommt. Unter 59 Fällen ist dies allerdings nur dreimal der Fall gewesen, was einem Ausgang in Heilung doch in 5% der Fälle entsprechen würde.

Die Erkennung der traumatischen Epilepsie kann unter Umständen äußerst einfach, in anderen Fällen aber so schwierig sein, daß sie erst nach längerer Beobachtung möglich ist. Leicht wird sie sein in allen den Fällen, in welchen schon bald nach der Verletzung große Anfälle auftreten und so ohne weiteres auf die wahre Natur auch etwaiger späterer geistiger Störungen hinweisen. Dabei ist aber immer daran festzuhalten, daß ein vereinzelter Krampfanfall noch keine traumatische Epilepsie bedeutet, sondern daß die Feststellung einer solchen erfordert, daß es sich um wiederkehrende Krankheitsäußerungen handelt. Auch die kleinen Anfälle mit ihrem oft so scharf gezeichneten und immer in der gleichen Weise bei demselben Kranken sich wiederholenden Ablauf werden meist die Diagnose auch ohne das Vorliegen eines großen Anfalles leicht machen. Schwierig kann die Sache aber dann werden, wenn beide, sowohl große als kleine Anfälle fehlen, und wir nur auf die sogenannten epileptoiden Merkmale angewiesen sind. Von diesen sind, wie schon erwähnt wurde, die öfter wiederkehrenden Schwindelanfälle die wichtigsten, sie sollen sich in 60% der Fälle ohne gleichzeitige große Anfälle finden. Es muß aber hier auch hervorgehoben werden, daß Schwindelanfälle auch bei anderen Hirnerkrankungen, z. B. bei der Arteriosklerose und auch bei Leiden anderer Körperorgane und namentlich bei Erkrankungen des Bogengangapparates vorkommen, und daß also nicht jeder Schwindelanfall als epileptisches Merkmal aufgefaßt werden darf. Kennzeichnend sind namentlich ohne äußere Veranlassung und ohne Zusammenhang mit einem Ohrleiden bei völligem Wohlsein plötzlich einsetzende, oft bis zu 1/2 Stunde anhaltende, wiederkehrende Schwindelzustände, vor allem auch solche, welche mit Übelkeit, Erbrechen, Schweißausbruch oder einem längeren nachfolgenden Schlafzustand einhergehen. Wenn solche Schwindelanfälle nach einem schweren Schädeltrauma neben kurzen Bewußtseinsstörungen vorkommen, sprechen sie mit aller Entschiedenheit für Epilepsie. Die Dämmerzustände selbst ohne sonstige epileptische oder epileptoide Zeichen beweisen eine traumatische Epilepsie keineswegs, da sie auch sonst vorkommen und sich z. B. auch bei einer traumatischen Hysterie finden. Es ist auch nicht richtig, dabei die Amnesie als beweisend für eine Epilepsie ins Feld zu führen; wie schon gesagt, kann dieselbe bei der Epilepsie vorhanden sein oder auch fehlen, und das gleiche gilt für die Bewußtseinstrübungen bei anderen in Frage kommenden geistigen Erkrankungen. Auch poriomanische Zustände kommen ebenso wie Stimmungsschwankungen nicht nur bei der Epilepsie, sondern auch bei anderen, unter Umständen ebenfalls traumatisch auslösbaren Leiden vor. Aber das Zusammentreffen mehrerer Erscheinungen wie das Vorkommen von Schwindelanfällen und kurzen Bewußtseinsstörungen, Anfälle von Kopfschmerzen mit Erbrechen, poriomanische Zustände usw. beweisen in ihrer Gesamtheit eine Epilepsie. Auch auffallend gleichartig verlaufende und wiederkehrende Verwirrtheitszustände, die durch eine Aura von Kopfschmerzen, Ohrensausen usw. eingeleitet werden, weisen namentlich dann, wenn sich an sie ein Schlaf anschließt, aus dem die Kranken geklärt erwachen, auf die Epilepsie hin. Ebenso spricht die Feststellung von Lichtstarre der Pupillen während solcher Bewußtseinsstörungen für eine epileptische Grundlage derselben. Aus dem Inhalt der geistigen Störungen selbst, den etwaigen Sinnestäuschungen, Wahnideen usw. kann man meiner Erfahrung nach einen bindenden Schluß auf die Natur der vorliegenden Erkrankung nicht machen. In den Fällen, in welchen als erstes Zeichen einer traumatischen Epilepsie eine unter dem Bilde der halluzinatorischen Verwirrtheit verlaufende geistige Störung sich einstellt, wird daher auch die Erkenntnis der epileptischen Natur dieses Leidens zunächst meist unmöglich sein, und erst später hinzukommende epileptoide Zeichen oder epileptische Krampfanfälle lassen die richtige Diagnose stellen.

Die traumatische Epilepsie wird manchmal auch deshalb übersehen, weil sie von anderen schweren Krankheitserscheinungen überdeckt wird; so kann gelegentlich eine schwere Gehirnverletzung mit den dadurch bedingten geistigen Ausfallserscheinungen eine gleichzeitig sich entwickelnde traumatische Epilepsie, die mit Schwindelanfällen und kurzen Bewußtseinsstörungen einhergeht, so in den Hintergrund schieben, daß sie der Beobachtung entgeht. Nur der Umstand, daß dann länger als dies sonst bei der traumatischen Demenz der Fall zu sein pflegt, der geistige Verfall weiter fortschreitet, weist auf dieses Zusammentreffen, das keine größere praktische Bedeutung besitzt, hin. Es sind auch seltene Fälle beschrieben worden, in denen nach einer schweren Hirnverletzung an der verletzten Stelle sich eine Hirngeschwulst entwickelte, die zu epileptiformen Anfällen führte, welche fälschlich für die Äußerung einer traumatischen Epilepsie gehalten werden könnten. Daß mit Krampfanfällen einhergehende traumatisch ausgelöste Paralysen nur vorübergehend und ohne genauere Untersuchung der Zerebrospinalflüssigkeit usw. mit einer traumatischen Epilepsie verwechselt werden können, bedarf nur der Erwähnung. Wichtiger und oft auch schwieriger ist dagegen die Scheidung einer traumatischen Epilepsie von einer auf dem Boden einer Arteriosklerose sich entwickelnden traumatisch ausgelösten Spätepilepsie. Dabei ist aber im Auge zu behalten, daß nach unseren Anschauungen, auf die wir noch an anderer Stelle zurückkommen müssen, ein Schädeltrauma keineswegs imstande zu sein scheint, eine Gehirnarteriosklerose zu bedingen und daß dementsprechend bald nach dem Trauma nachweisbare Erscheinungen einer solchen für das Bestehen des Leidens schon vor dem Unfall und also in diesem Fall für eine arteriosklerotische Form der Epilepsie sprechen. Ebenso kann die Abtrennung einer traumatischen Epilepsie von einer nur ausgelösten genuinen große Schwierigkeiten machen und es gibt manche Fälle, in denen sich eben nicht entscheiden läßt, ob das eine oder das andere vorliegt. Für die Praxis ist beiläufig bemerkt diese wissenschaftlich interessante Frage im Einzelfall meist ganz belanglos, da nach dem Unfallgesetz eine ausgelöste genuine Epilepsie übrigens auch eine arteriosklerotische Spätepilepsie genau so entschädigt werden muß als eine durch das Trauma allein hervorgerufene echte traumatische Epilepsie. In der Mehrzahl der Fälle weist aber die Vorgeschichte, oft auch die erbliche Belastung mit genuiner Epilepsie und anderes auf die letztere hin. Von allergrößter praktischer Bedeutung ist es aber unter Umständen, eine durch ein Trauma ausgelöste, nicht selten mit Krampfanfällen einhergehende Lues cerebri von einer traumatischen Epilepsie zu scheiden. Man sollte es sich daher in jedem Falle zur Pflicht machen, auch trotz aller Versicherungen des Verletzten über die Unmöglichkeit einer früheren Ansteckung eine Blutuntersuchung nach Wassermann vorzunehmen. Endlich kann auch die Differentialdiagnose gegenüber einer traumatischen Hysterie große Schwierigkeiten machen, da gerade bei dieser auch Dämmerzustände usw. vorkommen. Das Vorliegen anderer hysterischer Zeichen namentlich hysterischer Krampfanfälle, wird mehr für Hysterie sprechen, jedoch ist dabei unbedingt zu beachten, daß auch bei allen möglichen organischen Erkrankungen hysterische Erscheinungen vorkommen können, wie das schon wiederholt hier gesagt wurde. Daß man unter dem Einfluß der nur zu oft den Unfallverletzten entgegengebrachten Voreingenommenheit, daß es sich bei ihnen auch nach schweren Schädelverletzungen doch meist nur um funktionelle Störungen handele und die Befunde im Sinne einer traumatischen Neurose oder einer traumatischen Hysterie zu deuten seien, recht bedenkliche Irrtümer begehen und den Verunglückten sehr Unrecht tun kann, zeigt eine Beobachtung, die ich hier einfügen möchte:

Der Arbeiter E. verunglückte am 25. III. 1903 in seinem 28. Lebensjahre dadurch, daß er von der Deichsel eines festgefahrenen Wagens einen Schlag gegen die rechte Kopfseite erhielt und dabei mit dem Kopf gegen einen Prellstein flog. Er war $2^1/_2$ Stunden bewußtlos und hatte wiederholtes Erbrechen. Er klagte seit dem Unfall über Kopfschmerz, Schwindel und Ohrensausen, nahm aber nach 10 Wochen seine Arbeit wieder auf. Es wurde eine traumatische Neurose angenommen. Ein Jahr nach dem Unfall machte er die schon oben angeführten Angaben über Rauchwolken vor den Augen, die plötzlich auftauchten und wieder schwanden. Die Untersuchung ergab damals eine starke Steigerung der Kniereflexe und eine Herabsetzung der Berührungsempfindlichkeit auf der linken Körperseite, so daß jetzt eine traumatische Hysterie angenommen wurde. Fünf Jahre nach dem Unfall traten aber epileptische Anfälle mit Zungenbiß, nachfolgendem Schlaf usw. auf und sieben Jahre nach dem Trauma kam ein schwerer, vier Tage dauernder epileptischer Dämmerzustand, der eine klinische Behandlung notwendig machte, zur Beobachtung. Während dieses klinischen Aufenthaltes wurde eine leichte Schwäche der Muskulatur im Gebiet des linken Mundfazialis, eine Herabsetzung der Berührungs- und Schmerzempfindlichkeit auf der linken Körperseite, Rombergsches Schwanken und eine Ungleichheit der Sehnenreflexe (links $>$) festgestellt. Er zeigte nach dem Abklingen des Dämmerzustandes eine starke Verlangsamung aller geistigen Vorgänge und klagte darüber, daß er manchmal plötzlich die Gedanken verliere. Er wurde nach seiner Entlassung sehr bald wieder wegen eines epileptischen Dämmerzustandes, in dem er gegen seine Angehörigen handgreiflich geworden war, eingeliefert und starb am 2. VIII. 1910 an einer Lungenentzündung, die er sich durch Verschlucken in der Benommenheit zugezogen hatte. Die Leichenöffnung ergab außer der Lungenentzündung „eine umschriebene Pachymeningitis fibrosa interna im Bereich des rechten Schläfenlappens, große tiefgreifende Plaques jaunes im Bereich des rechten Schläfenlappens mit Einragen in den rechten Scheitellappen. Der Knochen zeigte keine Spur einer ehemaligen Kontinuitätstrennung“ (Prof. Duerck).

Die Ausfallserscheinungen, welche die Vorgutachter für hysterische Sensibilitätsstörungen hielten, waren zweifellos bedingt durch die weit in die rechte Hemisphäre hineinreichenden traumatischen Herde. Aber selbst wenn die Auffassung von der hysterischen Natur dieser Störungen die richtige gewesen wäre, so hätten doch nicht ohne weiteres alle Krankheitserscheinungen für hysterische gehalten werden dürfen, sondern es war noch unbedingt die Möglichkeit des Zusammentreffens hysterischer mit organischen Symptomen in den Bereich der diagnostischen Erwägungen miteinzubeziehen. Es bedarf kaum des Hinweises, daß man stets auch dann, wenn epileptische Anfälle nicht angegeben werden, auf Bißnarben der Zunge usw. fahnden soll, weil nicht selten die Betreffenden von Anfällen deshalb nichts wissen, weil sie immer nur in der Nacht auftreten oder wenigstens eine Zeitlang zunächst nur in der Nacht vorkommen, wie dies auch schon hervorgehoben wurde. Diagnostisch interessant war gerade im Hinblick darauf folgender Fall, bei dem die epileptische Grundlage der geistigen Störung erst nach langer Zeit erkannt wurde, obwohl bei geeigneten Nachforschungen die richtige Diagnose sich viel früher hätte stellen lassen.

Der Klempner M., der Soldat gewesen war und erblich nicht belastet ist, erlitt am 30. V. 1903 im Alter von 29 Jahren einen Unfall. Ein 2,5 kg schweres Eisenstück fiel ihm aus dem dritten Stockwerk eines Neubaues auf den Kopf. Der denselben bedeckende steife Hut milderte den Schlag so, daß zwar eine blutende Wunde, aber keine Bewußtlosigkeit entstand. M. setzte nach dem Anlegen eines Verbandes seine Arbeit fort. Im Juli 1904, etwa 14 Monate nach dem Unfall, dem er selbst keine Bedeutung beilegte, fiel er seinen Mitarbeitern dadurch auf, daß er plötzlich seine Arbeit liegen ließ, die Türe des Arbeitsraumes weit aufriß, dann an das Fenster ging, aus demselben auf die Straße sah und zu Rede gestellt, von alledem nichts wußte. Bald veränderte sich auch sein sonstiges Benehmen, er fing mit den anderen Arbeitern Streit an, beleidigte dieselben durch Schimpfworte in der gröblichsten Weise und wollte gleich darauf von dem ganzen Streit nichts wissen. Er verlor daher seine Stellung. Im Jahre 1907 führte er bei einer Kontrollversammlung plötzlich wirre Reden und brach dann bewußtlos zusammen, ohne daß Zuckungen usw. bemerkt worden wären. Im Mai 1908, also fünf Jahre nach dem Unfall, wurde der erste epileptische Anfall, der von einem $^1/_2$stündigem Dämmerzustand gefolgt war, beobachtet. M. hatte Ende des Jahres 1903 eine Gefängnisstrafe verbüßt und aus den Akten jener Anstalt läßt sich nachträglich feststellen, daß er am 30. XI., 1. XII. und 2. XII. 1903, also in drei Nächten hintereinander, je einmal einen schweren epileptischen Anfall gehabt hatte und daß also diese nächtlichen, $^1/_2$ Jahr nach dem Unfall auftretenden Anfälle den angeblich zuerst bemerkten kurzen Dämmerzuständen viele Monate vorangegangen waren. Es fand sich eine quere, der Koronarnaht parallel verlaufende Narbe dicht neben derselben.

Wenn in diesem Fall der Verunglückte nicht einige Monate nach der Verletzung eine Gefängnisstrafe hätte verbüßen müssen, so würden diese nächtlichen Anfälle überhaupt nicht festgestellt worden sein und man wäre lediglich auf den fünf Jahre nach dem Trauma beobachteten Anfall am Tage angewiesen. Man ersieht aber auch hieraus, wie wenig man wohl oft auf die zeitlichen Angaben über das Auftreten des ersten großen

Anfalles geben darf. In diesem Fall war auch ich der Überzeugung, daß derselbe erst nach so langer Zeit am Tage sich eingestellt habe, und erst meine Nachforschung in den von mir zur Einsicht eingeforderten Gerichtsakten ergab die früheren nächtlichen Anfälle. Eine traumatische Epilepsie wurde auch gelegentlich für Simulation gehalten; es geschieht deshalb, weil den begutachtenden Ärzten die Mannigfaltigkeit der Bewußtseinsstörungen der traumatischen Epilepsie und vor allem das wechselnde Verhalten der Amnesie bei solchen nicht bekannt ist. Es bedarf auch der Erwähnung, daß von Leubuscher die gelungene Simulation von epileptischen Anfällen bei einem jungen Menschen vorgeführt wurde, da gelegentlich doch auch eine traumatische Epilepsie vorgetäuscht werden könnte. Ich habe aber bisher nicht gesehen, daß eine traumatische Epilepsie zu oft und zu Unrecht angenommen worden wäre, dagegen sehr häufig bei den Aktenstudien gefunden, daß eine solche übersehen wurde. Bei der Häufigkeit der traumatischen Epilepsie nach schweren Schädelverletzungen sollte man an die Möglichkeit einer solchen stets auch denken, und man wird dann weniger leicht eine solche verkennen und den Geschädigten oft früher zu ihrem Rechte verhelfen können.

Eine Behandlung der traumatischen Epilepsie wird in der Mehrzahl der Fälle erforderlich sein, denn auf die verhältnismäßig seltene und dann doch meist erst nach langen Zeiträumen erfolgenden Selbstheilungen einer solchen kann man im Einzelfall nicht rechnen. Gerade bei der traumatischen Epilepsie glaubte man durch ein operatives Vorgehen im Beginne der jetzigen Entwickelung der Hirnchirurgie die Heilungsaussichten günstiger gestalten oder sogar unmittelbar die Heilung herbeiführen zu können. Man kann wohl sagen, daß im allgemeinen die großen Erwartungen sich bis jetzt nicht erfüllt haben, wenn auch zuzugeben ist, daß in manchen Fällen Heilerfolge zu verzeichnen waren. Oben ist schon auf den von Volland mitgeteilten Fall hingewiesen und über einen anderen operativ behandelten Fall berichtet worden; bei beiden versagte die Operation. Aus der Literatur und auch aus den Akten ließen sich noch manche solcher Mißerfolge anführen. Jedenfalls sollte man aber auch in den, nach einem operativen Eingriff anscheinend günstig verlaufenden Fällen mit der Annahme einer wirklichen Heilung recht vorsichtig sein, da nicht selten nach anfänglichem Erfolg die Anfälle später wiederkehren. So erinnere ich mich eines auf meine Veranlassung operierten Kranken, bei dem durch einen vom Dache fallenden Ziegelstein ein Stück Knochen in die linke erste Stirnwindung hineingetrieben worden war. Er wurde nach Jahren wegen bestehender Krampfanfälle und häufiger Dämmerzustände operiert und der Erfolg war zunächst ein glänzender. Etwa $^1/_2$ Jahr lang war der Kranke von allen Erscheinungen frei, jedoch dann kehrten die Anfälle und die sonstigen Störungen in verstärktem Maße wieder. Daß man auch noch in anderer Beziehung Enttäuschungen erleben kann, zeigt ein Fall von Weyert, welcher wegen rinden-epileptischer Anfälle nach einem Sturz operiert worden war. Der Chirurg sprach von einem glänzenden Erfolg und völliger Heilung, da in der Tat die Krampfanfälle weggeblieben waren. Aber die Epilepsie bestand in der Form einer psychischen Epilepsie weiter. Der Kranke litt an schweren Depressionszuständen, Angstanfällen und vor allem an Dämmerzuständen mit vollständiger Amnesie, die vor der Operation nicht dagewesen waren. Wenn bestimmte Herderscheinungen gegeben sind und vor allem die seit dem Trauma verflossene Zeit keine zu lange ist, wird man aber doch den Versuch einer operativen Behandlung wagen müssen, bei dem sonst nicht gerade günstigen Verlauf einer traumatischen Epilepsie. Gut ist es aber in allen solchen Fällen dem Kranken selbst nicht sichere Versprechungen einer Heilung oder wesentlichen Besserung zu machen. Sehr oft hat diese offene Aussprache den Erfolg, daß sich der Kranke nicht zu einer Operation entschließt, wie überhaupt nach meinen Erfahrungen Unfallverletzte für solche operativen Eingriffe schwer zu haben sind. Bestehen aber die Krämpfe usw. schon längere Zeit, so ist mit der von Nothnagel so benannten epileptischen Veränderung des Gehirns zu rechnen und ein Eingriff hat noch weniger Aussicht auf dauernden Erfolg. Vielleicht gelingt es aber der Chirurgie mit neuen Verfahren, die nach Hirnoperationen eine Verwachsung zwischen Gehirn und der Dura usw. unmöglich machen sollen, wie sie von Lexer u. a. geübt werden, günstigere Heilerfolge in allen Fällen zu erzielen. Bei dem Versagen oder dem Verweigern einer operativen Behandlung sind wir auf die Anwendung von allgemeinen diätetischen Maßnahmen und Arzneimitteln angewiesen. Unbedingt und rücksichtslos sollte in jedem Fall einer traumatischen Epilepsie eine vollständige Alkoholenthaltung verlangt und nicht, wie ich es noch kürzlich in einem solchen Falle gesehen habe, den Kranken zur Stärkung täglich ein Glas Portwein verordnet werden. Von anderen Diätvorschriften haben sich mir eine lakto-vegetabilische Ernährung am besten bewährt. Auf die Vermeidung starker Sonnenhitze und stark geheizter Räume sollte man die Kranken auch stets hinweisen. Von Arzneimitteln kommt natürlich vor allem Brom in kleinen und mittleren Gaben oder da, wo dies versagt, Luminal mit gutem Erfolg in Frage. Man soll aber mit der Verabreichung der Mittel öfters mal aussetzen oder sie wenigstens erheblich einschränken. Abraten möchte ich aber bei der traumatischen Epilepsie von der Brom-Opium-Behandlung, da ich in solchen Fällen keine Erfolge, sondern gelegentlich sehr bedrohliche Zustände gesehen habe. Die länger dauernden geistigen Störungen mit der Neigung zu Gewalthandlungen usw. machen meist eine Anstaltsbehandlung nötig. Ebenso ist in den kurzen Dämmerzuständen und auch in den schweren Depressionszuständen mit Selbstmordneigung eine ausreichende Überwachung erforderlich. Vor allem aber sind Leute mit Dämmerzuständen aus allen gefährlichen Betrieben, da sie nicht nur sich selbst sondern auch ihren Arbeitsgenossen schweren Schaden zufügen können, sofort und dauernd zu entfernen, was manchmal leider nicht gleich möglich ist. So lief z. B. ein Bergmann, der 10 Tage vorher eine Gehirnerschütterung erlitten hatte, in einem, als erstes Krankheitszeichen auftretenden Dämmerzustand an die Stelle, wo gerade von seinen Arbeitsgenossen ein Sprengschuß abgegeben werden sollte und konnte nur mit Mühe aus der größten Lebensgefahr eben noch gerettet werden; in einem anderen Falle kam es in einem epileptischen Anfall zu einen tödlich ausgehenden zweiten Betriebsunfall. Die traumatischen Epileptiker können in ihren Dämmerzuständen außer durch ihre Gewalthandlungen auch infolge der nicht selten in denselben gesteigerten geschlechtlichen Erregbarkeit durch Sittlichkeitsvergehen gemeingefährlich werden und man sollte stets die Angehörigen auf den Ernst der Erkrankung entsprechend hinweisen. Natürlich ist auch für den leichter Erkrankten eine regelmäßige Beschäftigung das Beste, jedoch findet ein solcher erfahrungsgemäß nur sehr schwer bei Bekanntwerden seines Leidens eine dauernde Arbeit.

Vor der Rentenbeurteilung muß natürlich zunächst die Frage des Zusammenhangs der vorliegenden Epilepsie mit dem angeblichen Unfall erörtert werden und da ist daran zu erinnern, daß erfahrungsgemäß nur solche Traumen in Frage kommen, welche in irgend einer Weise das Gehirn in Mitleidenschaft gezogen haben, ohne daß jedoch das Vorliegen einer Hirnerschütterung erforderlich wäre. Es muß aber auch das Bestehen einer Epilepsie schon vor dem Unfall mit Sicherheit ausgeschlossen sein. Andererseits ist aber darauf hinzuweisen, daß sich eine traumatische Epilepsie auch ohne Brückenerscheinungen noch lange Zeit nach einer schweren Hirnverletzung entwickeln kann und daß es nicht angängig ist, den Zeitraum, innerhalb dessen eine traumatische Epilepsie in Erscheinung treten müßte, etwa auf ein Jahr, wie dies in der Tat geschehen ist, bestimmen zu wollen. Es gibt zahlreiche einwandfreie Fälle, bei denen eine traumatische Epilepsie sich später einstellte, wenn es auch richtig ist, daß meist innerhalb des ersten Jahres nach dem Unfall sich irgendwelche Erscheinungen des epileptischen Leidens geltend zu machen pflegen. Die Rentenbemessung selbst wird sich natürlich in jedem einzelnen Falle genau den Verhältnissen anpassen und auch etwaige körperliche Ausfallserscheinungen berücksichtigen müssen, wobei man sich keineswegs durch das gute Aussehen der Kranken irreleiten lassen darf. In den Fällen, in denen täglich viele Anfälle auftreten, ferner während einer epileptischen geistigen Störung, endlich dann, wenn das Leiden zu den schwersten Formen der geistigen Schwäche geführt hat, wird die Bewilligung einer Vollrente, sehr häufig auch noch einer Hilflosenrente erforderlich sein. In anderen Fällen kann man einen guten Anhalt über die Höhe der Rente aus folgenden, von Cimbal aufgestellten Zahlen entnehmen:

Seltener Ohnmachts- oder Krampfanfall mit Aura = 20–30%.

Alle 5–6 Tage auftretende Krampfanfälle mit Aura = 40–60%.

Gehäufte epileptische Anfälle = 80%.

Krampfanfall bis viermal täglich ohne Aura = 100%.

Bei den Fällen ohne große oder kleine Anfälle, die gerade bei der traumatischen Epilepsie nicht selten sind, wird man die Häufigkeit der Dämmerzustände und anderer geistiger Störungen als entsprechenden Maßstab annehmen können und sich mehr an die obere Grenze der Cimbalschen Zahlen halten müssen. Natürlich können die Zahlen nur ganz allgemein einen Anhaltspunkt darbieten und das Bestehen eines geistigen Rückganges, die Anforderungen, welche in seiner Berufsarbeit an den Arbeiter gestellt werden, und anderes mehr müssen im Einzelfalle berücksichtigt werden. Gerade bei der traumatischen Epilepsie ist auch, wie schon gesagt wurde, öfter der Umstand verwirklicht, daß der frühere Anfall durch das ihm nachfolgende Leiden die Ursache eines neuen Betriebsunfalles wird. Unter Umständen können auch in anderer Richtung recht merkwürdige Fragen auftauchen, wie ich es im folgenden erlebt habe:

Der Arbeiter B. erlitt am 2. II. 1904 in seinem 29. Lebensjahre einen schweren Unfall dadurch, daß er von einem eisernen Rolltor eines Lokomotivschuppens, welches umstürzte, am Kopf gestreift wurde. Er fiel zu Boden, hatte eine große offene Schädelwunde und war $^1/_2$ Tag lang bewußtlos. Er lag zwei Monate im Krankenhaus, klagte seit dem Unfall viel über Kopfschmerzen und gab an: es sei ihm manchmal, als ob das Gehirn versage. Zwei Jahre nach dem Unfall hatte er einen „Schlaganfall". Er fiel plötzlich um und lag $^3/_4$ Stunden bewußtlos, jedoch ohne irgendwelche Krampferscheinungen darzubieten. Er wurde auffallend reizbar, schlug seine Kinder in unbarmherziger Weise, warf eine brennende Lampe wegen eines Widerspruches nach seiner Frau usw. Öfter hatte er Zustände von kurzen Bewußtseinstrübungen und in einem solchen ließ er sich bei der, wie gesagt, in solchen Zeiten nicht selten gesteigerten sexuellen Erregung mit einem Frauenzimmer ein und holte sich eine luetische Ansteckung. Vier Jahre nach derselben ließen sich schon eine Abschwächung der nach dem Unfall gesteigerten Kniereflexe, eine Ungleichheit derselben, eine sehr starke Herabsetzung der Achillesphänomene und eine träge Pupillenreaktion nachweisen; die Wassermannreaktion blieb im Blut trotz aller antiluetischen Behandlungen positiv. Es besteht also in dem Falle der begründete Verdacht, daß sich eine metasyphilitische Erkrankung des Zentralnervensystems entwickelt.

Die luetische Ansteckung steht also, als im Dämmerzustand erworbene, in mittelbarem Zusammenhang mit dem Unfall. Führt nun hier, wie es fast den Anschein gewinnt, dieselbe zu einer organischen Erkrankung des Nervensystems, so wird auch diese als mittelbare Unfallsfolge zu bezeichnen sein.

Literatur.

Bechterew, Epileptischer und epileptoide Anfälle in Form von Angstzuständen. Neurol. Zentralbl. 1898. 1121.

Berliner, Zur Klinik und Pathogenese der traumatisch bedingten psychischen Epilepsie. Sommers Klinik. 5, 44. 1910.

Biro, Über Epilepsie, Deutsche Zeitschr. f. Nervenheilk. **23**, 39. 1903.
Dodillet, Beitrag zur Lehre von den traumatischen Psychosen. Inaug.-Diss. Leipzig 1912.
Finkh, Beiträge zur Lehre von der Epilepsie. Arch. f. Psych. **39**, 832. 1905.
Geis, Beitrag zur Entstehung von Geisteskrankheiten nach und durch Kopfverletzungen. Inaug.-Diss. Bonn 1904.
Hartmann, Über Geistesstörungen nach Kopfverletzungen. Arch. f. Psych. **15**, 98. 1884.
Herrmann, Zur Kasuistik der traumatischen Psychosen. Inaug.-Diss. Würzburg 1891. Fall 1.
Hinrichsen, Beitrag zur Kenntnis des epileptischen Irreseins. Allg. Zeitschr. f. Psych. **68**, 22. 1911.
Krause, Chirurgie des Gehirns. 1908.
Kroemer, Beitrag zur Lehre der Psychosen nach Kopfverletzungen. Inaug.-Diss. Freiburg 1905.
Leubuscher, Vorstellung eines Falles von simulierter Epilepsie. Ref. Neurol. Zentralbl. 1905. 615.
Marcinowski, Epileptisches Irresein nach Trauma usw. Ärztl. Sachverst.-Zeitg. 1900. 408.
Mendel, Der Unfall in der Ätiologie der Nervenkrankheiten. XVI. Epilepsie und Unfall. Monatsschr. f. Psych. **23**, 535. 1908.
Meyer, Epilepsie und Trauma. Deutsche med. Wochenschr. 1912. 1211.
Raecke, Die transitorischen Bewußtseinsstörungen der Epileptiker. Halle 1903.
Rathmann, Über die nach Schädeltraumen eintretenden psychischen Störungen. Vierteljahrsschr. f. gerichtl. Med. **23**, 1. 1901.
Sanitätsbericht über die deutschen Heere in Frankreich. **7**, 454. 1885.
Schultze, E., Über epileptische Äquivalente. Münch. med. Wochenschr. 1900. 416.
Schuster, Trauma und Nervenkrankheiten. Handb. d. Neurol. **5**, 1045. 1914.
Seige, Operative Eingriffe bei traumatischer Epilepsie. Münch med. Wochenschr. 1910. 1094.
Siemerling, Über die transitorischen Bewußtseinsstörungen der Epilepsie. Ref. Neurol. Zentralbl. 1895. 884.
— Kasuistischer Beitrag zur forensischen Bedeutung der traumatischen Epilepsie. Tübingen 1895.
— Epileptische Psychosen und ihre Behandlung. Berl. klin. Wochenschr. 1909. 1.
Stadelmann, Über Späterkrankungen nach Schädeltraumen. Deutsche med. Wochenschr. 1903. 95.
Stolper, Die Geistesstörungen infolge von Kopfverletzungen. Vierteljahrsschr. f. gerichtl. Med. **13**, 130. 1897.
Tilmann, Anatomische Befunde bei Epilepsie nach Trauma. Med. Klin. 1908. 1442.
Viedenz, Über psychische Störungen nach Schädelverletzungen. Arch. f. Psych. **36**, 863. 1903.
Volland, Kasuistischer Beitrag zu den traumatischen Rindendefekten. Arch. f. Psych, **44**, 835. 1908.
Wagner, Epilepsie und Unfall. Med. Klin. 1912. 1967.
v. Wagner, Über Trauma, Epilepsie und Geistesstörung. Jahrb. f. Psych. **8**, 75. 1889.
Weber, Über 25 Fälle von Geistesstörung nach Kopfverletzung. Inaug.-Diss. Zürich 1891.
Weyert, Das Trauma als ätiologischer Faktor von Geisteskrankheiten. Ärztl. Sachverst.-Zeitg. **16**, 25. 1910
Zander, Epilepsie und Unfall. Med. Klin. 1911. 710.

5. Reflexepilepsie.

Wir verstehen unter Reflexepilepsie das Auftreten von epileptischen Anfällen und anderweitigen epileptischen Störungen bei nicht mit Epilepsie belasteten, bis dahin gesunden Menschen in Zusammenhang mit einer äußeren Verletzung, so daß bei den Anfällen usw. wenigstens im Beginn des Leidens die krankhaften Erscheinungen jedesmal von der verletzten Stelle ihren Ausgang nehmen. Man stellt sich gewöhnlich den Zusammenhang zwischen der äußeren Verletzung und der sich im Anschluß daran entwickelnden Epilepsie so vor, daß durch eine Narbe und die sich in ihr vollziehenden Veränderungen ein ständiger Reiz auf die in derselben enthaltenen Nervenelemente stattfindet, welche die ihnen fortwährend zufließende Erregung an die übergeordneten Rückenmarkszentren weiter leiten und so diese zunächst in einen Zustand leichterer Ansprechbarkeit versetzen. Mit der Zeit soll sich dann diese Übererregbarkeit von den Rückenmarkszentren auch auf die höheren Zentren und auch auf die Hirnrinde selbst übertragen, so daß dann die Möglichkeit des Entstehens einer epileptischen Veränderung derselben gegeben ist. Damit diese Möglichkeit aber zu einer Wirklichkeit werde, müssen ferner wohl auch noch gewisse, uns unbekannte Vorbedingungen von seiten des Nervensystems des Verletzten gegeben sein, denn sonst wäre die Seltenheit des Auftretens der Reflexepilepsie nach den so häufigen äußeren Verletzungen uns nicht verständlich. Natürlich sind das alles nur Annahmen, die sich nicht beweisen lassen und durch die man sich den uns immer noch rätselhaften Zusammenhang erklärlicher zu machen gesucht hat. Zugunsten einer solchen Auffassung könnte man vielleicht eine Beobachtung, welche sich in dem Sanitätsbericht der Armee von 1870/71 findet, anführen: in einem Falle, in dem wegen Neuralgie der schußverletzte Ischiadikus operativ gedehnt wurde, stellte sich im Anschluß daran eine Reflexepilepsie ein. Es gibt Schriftsteller, welche das Vorkommen einer Reflexepilepsie überhaupt leugnen und alle hierher gehörigen Fälle, meiner Ansicht nach völlig zu Unrecht, der Hysterie zurechnen möchten. Sicher ist die Reflexepilepsie eine seltene, ja sogar eine sehr seltene Erkrankung. Man hat früher manche Fälle von traumatischer Epilepsie, bei denen man Narben von der Schädelverletzung, am Kopfe oder im Gesicht fand, fälschlich hierher gerechnet, indem man glaubte, daß in solchen Fällen, die äußere Narbe der Haut oder auch des Knochens durch Verwachsungen oder Druck auf Nervenfasern die wesentliche Ursache reflektorisch ausgelöster Krampfanfälle wäre, während doch in Wirklichkeit die bei dem Trauma gesetzte Hirnverletzung die eigentliche Quelle der Epilepsie darstellte. Auch viele Fälle zweifelloser Hysterie sind als Reflexepilepsie beschrieben worden und es findet sich in der Literatur sogar die Mitteilung eines Falles von Dementia paralytica, bei dem die paralytischen Anfälle irrtümlich als Reflexepilepsie gedeutet wurden. Es ist daher auf die älteren Angaben über die Häufigkeit der Reflexepilepsie nicht allzuviel zu geben. In dem sehr kritischen Sanitätsbericht von 1870/71 findet sich die Mitteilung, daß auf 47 461 nicht tödliche Verwundungen 17 Fälle von Reflexepilepsie kommen, also in 0,076 % aller äußeren Verletzungen. Windscheid teilte mit, daß er unter 58 Fällen von traumatischer Epilepsie drei beweiskräftige Fälle von Reflexepilepsie gefunden habe. Ich habe unter fast 100 Fällen von traumatischer Epilepsie und traumatisch ausgelöster genuiner Epilepsie nur zwei einwandfreie Fälle feststellen können, allerdings lag es mir daran, nur solche Fälle zu verwerten, bei denen außer den epileptischen Anfällen auch psychische Störungen vorlagen. Man hat die verschiedendsten äußeren Verletzungen als Ursachen von Reflexepilepsie angegeben, namentlich oft scheinen Fingerverletzungen vertreten zu sein, jedoch kann das daran liegen, daß dieselben überhaupt zu den häufigsten peripheren Verletzungen gehören. Oft wird von den Verletzungen berichtet, daß es dabei zu einer Infektion der Wunde mit nachfolgender Entzündung und Eiterung gekommen sei.

Über die Leichenbefunde am Gehirn bei Reflexepilepsie liegen keine Angaben in der Literatur vor. Es ist wohl zu erwarten, daß dieselben in den Endzuständen die gleichen sein werden, wie bei einer genuinen Epilepsie, also sich im wesentlichen auf mikroskopische Veränderungen beschränken. In den äußeren Narben hat man bei Operationen öfter eine Verwachsung von Nervenfasern mit dem Narbengewebe und auch gelegentlich Neurombildung gefunden.

Die körperlichen Erscheinungen einer Reflexepilepsie bestehen sehr häufig, manchmal Jahre lang, zunächst nur in gelegentlich stärker auftretenden ziehenden, von der Narbe ausgehenden Schmerzen, die sich schließlich auf die ganze Körperseite, welcher der ursprünglich verletzte Gliedabschnitt angehört, ausbreiten können. Allmählich gesellen sich diesen Beschwerden oft auch Kopfschmerzen hinzu und es kommt zu einzelnen ruckartigen Stößen in dem verletzten Gliede wobei das Bewußtsein in keiner Weise gestört zu sein pflegt. Im weiteren Verlauf tritt dann im Anschluß an die ziehenden Schmerzen und die vereinzelten Zuckungen eine längere Zeit anhaltende tonische Spannung des verletzten Gliedes auf; dieser Tonus kann sich bei einer Wiederkehr eines solchen Anfalles auf die gesamte Körpermuskulatur erstrecken und dann kommt es zum Bewußtseinsverlust und einem vollentwickelten epileptischen Anfall mit klonischen Zuckungen, Einnässen, Zungenbiß und terminalem Schlaf. In der anfallsfreien Zeit sind irgendwelche krankhaften Erscheinungen am Nervensystem nicht nachweisbar und auch die Narbe ist keineswegs in allen Fällen bei Druck usw. besonders schmerzhaft. Die Anfälle nehmen mit der Zeit an Häufigkeit zu und vor allem verwischt sich später allmählich immer mehr der Zusammenhang mit der äußeren Verletzung, so daß die Auraerscheinungen in dem verletzten Gliedabschnitt dann oft fehlen. Auch die im Beginn der Erkrankung manchmal beobachtete Erscheinung, daß ein festes Umschnüren des verletzten Gliedabschnittes imstande ist einen Anfall aufzuhalten, ist dann nicht mehr nachweisbar. Außer den vollentwickelten Anfällen kommen namentlich im Beginn, aber auch später noch, häufig abortive Anfälle vor, die eigentlich nur das Vorspiel eines größeren Anfalls darstellen, indem in ihnen nur der Teil desselben in Erscheinung tritt, welcher in dem verletzten Glied den Anfall einzuleiten pflegt. Auch eine vorübergehende Schwäche kann in diesem zuerst in den Krampf eintretenden Gliedabschnitt nach einem großen Anfall zurückbleiben.

Auf geistigem Gebiete können sich bei einer Reflexepilepsie alle jene Erscheinungen einstellen, wie sie bei der traumatischen Epilepsie ausführlich beschrieben wurden. Namentlich Dämmerzustände scheinen nicht selten zu sein, dagegen ist mir keine Erkrankung bekannt, in der es zu einer längerdauernden epileptischen Geistesstörung gekommen wäre, obwohl das auch zweifellos der Fall sein wird. Ein geistiger Rückgang, namentlich eine Abnahme des Gedächtnisses und der Merkfähigkeit, aber auch eine gewisse Urteilsschwäche und eine auffallende Reizbarkeit sind auch bei der Reflexepilepsie bei weiterem Fortschreiten der Erkrankung beobachtet worden.

Der Verlauf einer Reflexepilepsie kann sich auf viele Jahre erstrecken und oft dauert es auch längere Zeit nach der Verletzung, ehe die ersten Erscheinungen sich geltend machen. Die gewöhnliche Entwickelung einer solchen Erkrankung zeigt folgende Beobachtung:

Der Schachtmeister H., welcher nicht belastet ist, sich normal entwickelte und Soldat war, hat am 2. VII. 1898 eine sehr schmerzhafte Verletzung dadurch erlitten, daß ihm eine eiserne Schiene auf den linken Fuß fiel. Es entstand dabei eine Luxation zweier Fußwurzelknochen und es kam an der Quetschwunde zu einer langwierigen Entzündung. Er konnte am 1. X. 1898 wieder gehen und nahm seine Arbeit auf. Er erhielt 25% Rente für seinen Fuß. Etwa seit 1/2 Jahr nach dem Unfall stellte sich gelegentlich ein Kribbeln im linken Fuß ein und an dasselbe schlossen sich Parästhesien in der ganzen linken Körperhälfte an. Er fiel seinen Bekannten in den nächsten Jahren dadurch auf, daß er auf der Straße manchmal plötzlich stehen blieb, starr vor sich hinsah, ohne etwas davon zu wissen und am 31. V. 1901 stürzte er bewußtlos auf der Straße zusammen und wurde wegen eines epileptischen Krampfanfalles in ein Krankenhaus aufgenommen. Alle acht Wochen trat dann ein schwerer epileptischer Anfall auf. Er wurde 1902 in der Jenenser Klinik behandelt; die Untersuchung ergab eine ausgedehnte Narbe am linken Fußrücken und eine erhebliche Verdickung des Fußgelenks, im übrigen aber einen normalen Befund am Nervensystem. Er hatte in der Klinik Anfälle, welche mit einem stärkeren Ziehen im linken Bein und einem sich daran anschließenden Strecktonus desselben begannen; es kam dann zu allgemeinen Krämpfen mit starkem Speichelfluß und vollständiger Amnesie. Nach den Anfällen wurde eine vorübergehende Schwäche im linken Bein nachgewiesen. Die unangenehmen Empfindungen in demselben gingen den Anfällen stets und meist tagelang voraus, so daß er ungefähr wußte, wann ein Anfall zu erwarten war. Er hatte nach den Anfällen öfters ausgeprägte postepileptische Dämmerzustände. Neben vollentwickelten wurden auch abortive Anfälle zeitweise mit geistiger Verwirrtheit beobachtet. Ein genauer beobachteter abortiver Anfall begann mit ziehenden Schmerzen, die vom linken Fuß bis nach dem Kopf ausstrahlten, dabei kam es zu gelegentlichen kurzen Stößen im linken Bein. Dieser Zustand hielt viele Stunden an und am Abend klagte er dann über Schmerzen in der linken Gesichtshälfte und Taubheitsgefühl im linken Bein, ohne daß sich jedoch bei feinsten Prüfungen eine Sensibilitätsstörung an demselben nachweisen ließ. Er war auffallend erregt, sprach lauter als sonst, schlief die ganze Nacht nicht und klagte am nächsten Tag noch über Schmerzen in der linken Kopfhälfte, die bald schwanden. Bei einer Nachuntersuchung im Jahre 1906 bestanden jährlich 5—6 große Anfälle mit Zungenbiß, Einnässen usw. und außerdem viele kleine Anfälle und häufige Dämmerzustände. Sein Gedächtnis und seine Merkfähigkeit waren zurückgegangen und er war auffallend reizbar. Der Befund am Nervensystem war ein normaler, Sensibilitätsstörungen usw. ließen sich nicht nachweisen. Die Anfälle gingen manchmal noch mit den linksseitigen Parästhesien einher, oft aber auch ohne solche.

Ich glaube, daß hier ein Fall von Reflexepilepsie vorliegt, der als einwandfrei bezeichnet werden muß, der zeitliche Zusammenhang ist gegeben und die Anfälle selbst enthalten den Hinweis auf die ursächliche Bedeutung der schweren Fußverletzung. Schon weniger einwandfrei liegt der schon von Alexander mitgeteilte Fall, den ich auch zu untersuchen Gelegenheit hatte und den ich hier anführen möchte, da sich bei demselben auch ausgeprägte geistige Störungen in der Form schwerer Dämmerzustände mit der Neigung zu Gewalthandlungen nunmehr eingestellt haben.

Der Stückschneider H., welcher nicht belastet ist und gedient hat, verletzte sich in seinem 26. Lebensjahre am Mittelfinger der rechten Hand an einer Nähmaschine. Die Hand schwoll nach drei Tagen an, so daß er ärztliche Hilfe in Anspruch nehmen mußte. Es wurde ein Einschnitt nötig, durch den Eiter entleert wurde. Sechs Jahre später — 1910 — trat in der Nacht nach einem Alkoholexzeß der erste epileptische Anfall auf, welcher mit Zuckungen in der rechten Hand, die dann auf den ganzen Körper übergingen, begann. Die Anfälle wiederholten sich und verliefen mit Bewußtlosigkeit auf der Höhe derselben, Einnässen und terminalem Schlaf. Alle Anfälle begannen mit Empfindungen in der Narbe und es konnte durch ein Umklammern des Arms ein Ausbreiten des Krampfes verhindert werden. Bei einer Untersuchung im Jahre 1911 fand sich eine reizlose Narbe an dem Mittelfinger der rechten Hand, die Reflexe waren lebhaft, hysterische Zeichen fehlten. Ein ärztlich beobachteter Krampfanfall begann mit tonischer Kontraktur des rechten Daumens und Zeigefingers bei erhaltenem Bewußtsein. Die tonische Spannung breitete sich dann auf die übrige Muskulatur des Körpers aus, das Bewußtsein schwand, es kam dann zu klonischen Krämpfen der ganzen Körpermuskulatur mit besonderer Beteiligung der rechten Körperhälfte, Lichtstarre der Pupillen, Abgang von Kot und Urin im Anfall und Schlafsucht nach demselben. Eine Entfernung der Narbe, welche 1911 vorgenommen wurde, hatte keinen Einfluß auf die Anfälle. Es kamen auch Zuckungen und Kontrakturen in der rechten Hand ohne Bewußtseinsverlust zur Beobachtung. Wiederholte Behandlungen brachten nur vorübergehende Besserungen. Am 4. und 5. XI. 1913 hatte H. wieder große Krampfanfälle, an dieselben schloß sich ein schwerer, eine Stunde anhaltender Dämmerzustand an, in welchem er seine Frau schlug und sein Kind mißhandeln wollte, so daß die Frau flüchten mußte. Die Zahl der Anfälle schwankte stark ohne ersichtlichen Grund. Bei einer Untersuchung im April 1914 in der Jenenser Klinik gab H. bestimmt an, daß er in den sechs Jahren, welche zwischen der Verletzung und dem Ausbruch der Krämpfe lagen, weder Kopfschmerzen noch irgendwelche Beschwerden in dem verletzten Arm gehabt habe. Er habe an einen Zusammenhang mit jener Verletzung nicht gedacht und er sei erst von ärztlicher Seite auf die Möglichkeit desselben hingewiesen worden.

Auffallend ist in diesem Falle der eben angedeutete Umstand, daß in dem langen Zwischenraum von sechs Jahren keine Erscheinungen jemals zutage getreten sind, die auf eine Nachwirkung der ursprünglichen Verletzung hindeuteten. Da aber alle kennzeichnenden Erscheinungen einer Reflexepilepsie, wie wir sie von anderen Fällen kennen, auch bei diesem in überzeugender Weise sich feststellen ließen, so werden wir ihn hierher zu rechnen und die Verletzung der rechten Hand als die Ursache der jetzigen Epilepsie anzusehen haben. Beide hier angeführten Fälle zeigen einen ungünstigen Ausgang, in der Literatur finden sich aber mehrfach Angaben über Heilungen, und zwar meist nach einer operativen Behandlung.

Die Erkennung einer wahren Reflexepilepsie ist meist eine leichte, namentlich dann, wenn man in der Lage ist, selbst einen vollentwickelten Anfall zu sehen, oder eine sichere Beschreibung eines solchen zu erhalten. Abortive Anfälle können aber sehr leicht mit hysterischen Anfällen verwechselt werden, wie überhaupt die Differentialdiagnose gegenüber der Hysterie unter allen Umständen berücksichtigt werden muß, denn hysterische Anfälle in Zusammenhang mit äußeren Verletzungen sind eine ziemlich häufige, reflexepileptische Anfälle eine doch sehr seltene Erscheinung. In allen Fällen, in welchen sich hysterische Sensibilitätsstörungen und andere, uns von der Hysterie her geläufige Befunde feststellen lassen, soll man von der Annahme einer Reflexepilepsie ganz absehen und es wäre dann außer einer Hysterie auch das Zusammentreffen hysterischer Störungen mit einer genuinen Epilepsie zu erwägen. Überhaupt sollte man mit der Annahme einer Reflexepilepsie so lange warten, bis man bei dauernder Abwesenheit hysterischer Zeichen einen ganz unzweifelhaften großen epileptischen Anfall beobachtet hat. Man wird sich bei dieser Zurückhaltung manche Enttäuschung ersparen.

Bei der Behandlung der Reflexepilepsie steht der operative Eingriff am Ort der Verletzung an erster Stelle. Man entfernt eine, auf einen Nervenstamm usw. drückende Narbe und etwaige Neurome. Nach meiner Ansicht ist es die Pflicht des Arztes, in jedem Falle einer echten Reflexepilepsie auf eine Operation zu drängen, da nach den vorliegenden Erfahrungen in manchen Fällen gute Erfolge erzielt wurden. So haben Pick, Hitzig und vor allem Binswanger über gute Heilergebnisse berichtet. Bei dem nicht seltenen Versagen der operativen Behandlung kommen alle jene Maßnahmen in Frage, die wir bei der Behandlung der traumatischen Epilepsie erörtert haben und wir können auf das dort Gesagte verweisen. Ebenso erledigt sich die Besprechung der Rentenbemessung durch das an jener Stelle Ausgeführte.

Literatur.

Alexander, Ein ungewöhnlicher Fall von Reflexepilepsie. Berl. klin. Wochenschr. 1911. 2068.
Binswanger, Epilepsie. II. Aufl. Wien 1913.
Mendel, Der Unfall in der Ätiologie der Nervenkrankheiten. XVI. Epilepsie und Unfall. Monatsschr. f. Psych. **23**, 535. 1908.
Sanitätsbericht über die deutschen Heere in Frankreich. **7**, 1885.
Schuster, Trauma und Nervenkrankheiten. Handb. d. Neurol. **5**, 1045. 1914.
Windscheid, Beitrag zur traumatischen Reflexepilepsie. Ref. Deutsche med. Wochenschr. 1908. 1253.

6. Genuine Epilepsie.

Die genuine Epilepsie ist trotz der zahlreichen Untersuchungen über dieselbe uns ihrem Wesen nach noch völlig unbekannt und wir wissen nur, daß die erbliche Übertragung der Anlage zu einer solchen, wohl auch der Alkoholismus der Erzeuger, überstandene Infektionskrankheiten und anderes mehr für die Entstehung derselben von Bedeutung sind. Oft sind schon im frühesten Kindesalter auftretende Krämpfe die Vorläufer einer späteren genuinen Epilepsie, aber bei weitem nicht alle Kinderkrämpfe sind als epileptische zu betrachten und ferner kann eine genuine Epilepsie sich auch bei einem Menschen entwickeln, der nie an Kinderkrämpfen gelitten hat. Für uns hier ist ferner wichtig, daß bei der Mehrzahl der Fälle — nach Binswanger in etwa 77% — die genuine Epilepsie vor dem 20. Lebensjahre zum Ausbruch kommt. Daß ein Trauma einen Einfluß auf die Entstehung und den weiteren Verlauf einer genuinen Epilepsie gewinnen kann, ist durch zahlreiche Beobachtungen sicher gestellt. Nach Kißling kann ein solches zusammen mit anderen Ursachen für den Ausbruch einer Epilepsie verantwortlich gemacht werden in 13,6%, nach Kaplan in 18%, während die Zahl der Fälle, bei denen ein Trauma allein, also als Ursache einer traumatischen Epilepsie im eigentlichen Sinne in Frage kam, nach beiden Schriftstellern, wie schon angeführt, 7,35% und 6,2% betrug. Für uns sind die Zahlen etwas zu hoch, insofern als auch die Fälle von Spätepilepsie, die wir der Arteriosklerose, von Alkoholepilepsie, die wir dem Alkoholismus zurechnen wollen und einige andere Formen mit inbegriffen sind, jedoch kann dies nur wenig ausmachen. Jedenfalls dürfte die Bedeutung des Traumas auch für die genuine Epilepsie keineswegs gering anzuschlagen sein; während aber bei der traumatischen Epilepsie das Trauma die alleinige Ursache darstellt, bei der Reflexepilepsie neben der äußeren Verletzung, der eine wesentliche Rolle zukommt, noch innere Bedingungen erfüllt sein müssen, ist bei der genuinen Epilepsie diese innere Anlage das Ausschlaggebende und das Trauma kann nur als auslösende

Ursache wirksam sein. Wir können das ursächliche Verhältnis zwischen Unfall und genuiner Epilepsie unter folgende fünf Gesichtspunkte bringen: 1. das Trauma löst die genuine Epilepsie aus, 2. das Trauma läßt eine zur Ausheilung gelangte genuine Epilepsie wieder auftreten, 3. das Trauma verschlimmert eine schon bestehende genuine Epilepsie, 4. die bestehende Epilepsie ist die Ursache des Unfalls und 5. ein epileptischer Anfall wird als Unfall verkannt. Was nun die Auslösung einer genuinen Epilepsie durch ein Trauma betrifft, so kommen zunächst Kopfverletzungen oder solche Verletzungen, die das Gehirn in irgendeiner Weise in Mitleidenschaft gezogen haben, in Frage. Dabei ist es aber keineswegs erforderlich, daß die Erscheinungen einer Hirnerschütterung mit denselben verbunden gewesen seien, aber auf keinen Fall darf die Verletzung eine ganz harmlose, eine Einwirkung auf das Gehirn ausschließende, gewesen sein. Ferner muß auch der zeitliche Zusammenhang gewahrt bleiben, denn während eine traumatische Epilepsie nach einer schweren Schädelverletzung noch nach Jahr und Tag sich einstellen kann, tritt die Auslösung der genuinen Epilepsie sehr bald, aber spätestens innerhalb eines halben Jahres nach der nicht unerheblichen Kopfverletzung usw. in Erscheinung. Ein häufiges Vorkommnis zeigt z. B. folgende Beobachtung:

Der Glasschreiber A. ist erblich belastet, sein Vater endete durch Selbstmord und seine Mutter hat als Mädchen an Krämpfen gelitten. Er hat sich normal entwickelt und gut gelernt. In seinem 21. Lebensjahre erlitt er beim Aufrichten einen sehr heftigen Stoß gegen den Schädel, so daß er kurze Zeit bewußtlos war, jedoch kam es nicht zum Erbrechen. Fünf Stunden danach trat der erste epileptische Anfall auf, der sich alle 3—4 Wochen wiederholte. Es kam zu einer rasch fortschreitenden Verblödung. Ein Rentenanspruch wurde nicht erhoben, da A. sich die Verletzung bei einer Beschäftigung im elterlichen Hause am Sonntage zugezogen hatte.

Hierher ist meiner Ansicht nach auch ein Fall Stolpers zu rechnen: ein 19jähriger Gutsbesitzerssohn erhält einen Faustschlag in die linke Scheitelgegend, der keine Bewußtseinsstörung hervorruft. $^1/_4$ Stunde später stellt sich der erste epileptische Anfall ein, auf den täglich 2—3 Anfälle folgten, die rasch zu einer weitgehenden Verblödung führten. In beiden Fällen handelt es sich wohl nur um die Auslösung einer genuinen Epilepsie durch ein verhältnismäßig leichtes Schädeltrauma. Folgender Fall zeigt einen ebenfalls recht häufigen Verlauf, bei dem der zeitliche Abstand zwischen Trauma und Ausbruch der ersten epileptischen Erscheinungen ein etwas größerer ist:

Der 16jährige Knecht M., in dessen Familie Epilepsie nicht vorgekommen ist, der aber schon in der Schule nicht recht mitkommen konnte, stürzte am 10. XI. 1910 beim Heuholen auf die Tenne herab und schlug mit dem Rücken so auf, daß er kurze Zeit bewußtlos war. Er hatte Quetschungen am Becken und den Schultern davongetragen, jedoch keine Kopfverletzungen erlitten und konnte schon nach drei Tagen seine Arbeit wieder aufnehmen. Er klagte aber seit dem Unfall viel über Kopfschmerzen. Anfang Februar 1911, also etwa $^1/_4$ Jahr nach dem Unfall, traten

Ohnmachtsanfälle auf, die nur kurz dauerten; bald danach wurde der erste vollentwickelte epileptische Anfall beobachtet, der sich öfter wiederholte und schon nach Jahresfrist bis zu sechsmal täglich sich einstellte. Die Untersuchung ergab außer vielen Bißnarben an der Zunge und Rombergschem Schwanken nichts Besonderes. Dagegen war schon bald eine sehr weitgehende Verblödung des Kranken eingetreten.

Es werden gelegentlich auch andere Traumen, die nicht das Gehirn in irgendeiner Weise mitbetroffen haben können, als die auslösende Ursache von genuiner Epilepsie angegeben, wie z. B. im folgenden Fall, den ich den Akten entnommen habe:

Ein Arbeiter H., welcher als Kind Zahnkrämpfe gehabt hatte, erlitt in seinem 18. Lebensjahre eine sehr schmerzhafte Verletzung, indem er mit den Fingern der linken Hand in eine Metallpresse geriet und sich einen komplizierten Bruch mit vielen Knochensplittern zuzog. Am dritten Tag nach dem Unfall traten in der Nacht drei vollentwickelte epileptische Anfälle auf, die sich dann wöchentlich zweimal wiederholten und auch am Tage vorkamen. Es stellte sich sehr bald ein geistiger Rückgang mit schweren ethischen Defekten ein.

In solchen Fällen ist, wenn der Zusammenhang wirklich unzweideutig, so wie es von den Angehörigen angegeben wird, erwiesen ist, sicher dem starken Schmerz und vor allem dem plötzlichen Schreck bei dem Unfall die wesentlichste Rolle zuzuschreiben, worauf wir gleich noch bei der Besprechung der Bedeutung der Schreckwirkung für die Auslösung der genuinen Epilepsie zurückkommen müssen. Aber in manchen Fällen einer anderweitigen Verletzung, abgesehen vom Schädel, kann der Zusammenhang auch ein ganz anderer sein. Von Feldmann wird ein Fall mitgeteilt, in dem bei einem 25jährigen Fuhrmann nach einem Hufschlag gegen die Brust mit nachfolgendem Rippenbruch schon bald nach der Verletzung epileptische Anfälle, anfänglich 2—3mal täglich, auftraten, die dann sich alle 8—14 Tage wiederholten und auch im 38. Lebensjahr, als Feldmann den Kranken untersuchte, noch bestanden. Hier käme sehr wohl eine durch eine Beteiligung der Lunge bei der Verletzung ermöglichte Hirnembolie, die leicht übersehen worden sein kann, in Frage.

Bekannt ist, daß auch starke Überanstrengungen zur Auslösung von epileptischen Anfällen führen können und im Sanitätsbericht der deutschen Armee von 1870/71 sind mehrere derartige Fälle von genuiner Epilepsie mitgeteilt. Als Betriebsunfall käme aber eine übermäßige Anstrengung nur in Frage, wenn sie sich auf einen verhältnismäßig kurzen Zeitraum von höchstens einem Tag zusammendrängt. Die Arbeiten der Mannschaften eines in den Sturm geratenen Schiffes würden einen solchen Sonderfall darstellen, worauf Sachs und Freund hinweisen.

Sehr wichtig und keineswegs allgemein bekannt ist aber, daß auch ein psychisches Trauma von entsprechender Stärke imstande ist eine genuine Epilepsie auszulösen. Biro gibt an, daß er in 10% seiner Fälle ein solches als auslösende Ursache habe feststellen können, allerdings erstrecken sich seine Beobachtungen auch auf Kinder. Daß das gleiche aber auch für erwachsene Männer gelten kann, lehren die Erfahrungen des Krieges. In dem schon vielfach von mir angeführten Sanitätsbericht von 1870/71 wird über 2010 Fälle von genuiner Epilepsie, die im Kriege zum Ausbruch gekommen sind, berichtet. Unter diesen befinden sich sieben, bei denen eine reine Schreckwirkung als auslösende Ursache zu betrachten war. Dem vordersten deutschen Soldaten, einem Badener, der nicht schreckhaft war und sich schon vor dem Feind bewährt hatte, trat bei der beabsichtigten Sprengung der Eisenbahnbrücke von Besançon ein Zuave mit angeschlagenem Gewehr, hinter einem Brückenpfeiler hervorkommend, ganz unerwartet entgegen. Der feindliche Schuß ging fehl, aber der Angegriffene fiel sofort nieder und bekam einen schweren epileptischen Anfall, welcher in der Folgezeit sich wiederholte. Ein anderer Soldat erlitt in dem Augenblick, als in seiner Nähe eine Granate niederfiel, die ihn weder umwarf noch verletzte, einen epileptischen Anfall und blieb epileptisch ebenso wie ein dritter Soldat, der seinen ersten Anfall bekam, als plötzlich hinter seinem Rücken ganz gegen seine Berechnung ein Schützenfeuer eröffnet wurde. Von den anderen dort aufgeführten Fällen will ich nur noch folgenden erwähnen: Ein 29jähriger Landwehrmann war auf dem Bahnhof in Saarburg mit Brotverteilen an Gefangene beschäftigt, als er auf dem Trittbrett des Wagens stehend, von einem anderen Zuge überrascht wurde und jeden Augenblick erdrückt zu werden glaubte. Er bekam Zittern, Angstschweiß und bald einen heftigen epileptischen Anfall, während er bis dahin ganz gesund gewesen war. Die Anfälle wiederholten sich und bestanden auch nach fünf Jahren noch. Ich kann aus meiner eigenen Beobachtung folgenden, meiner Ansicht nach hierher gehörigen Fall mitteilen.

Der Schachtarbeiter G., welcher erblich nicht belastet ist und sich normal entwickelt hat, überstand im 8. oder 9. Lebensjahre eine Kopfverletzung, indem er mit einer Hacke versehentlich auf den Kopf geschlagen wurde. Die damalige Verletzung soll keine dauernden Nachwirkungen gehabt haben, er lernte gut in der Schule und war vollständig gesund bis zu seinem 20. Lebensjahre, in dem er folgenden Unfall im Bergwerk erlitt: Er wollte den Förderkorb reinigen und stand mit dem einen Fuß in demselben, als sich derselbe plötzlich zu bewegen anfing und ihn unfehlbar zerquetscht haben würde, wenn nicht ein Aufseher rasch entschlossen ihn in den Korb von hinten hineingestoßen hätte. Er fiel auf die Hände und die Knie, war keinen Augenblick bewußtlos, hatte sich aber heftig erschreckt. Er arbeitete dann noch fünf Stunden und ging am Abend nach Hause; beim Abendbrot bekam er den ersten, in der Nacht den zweiten schweren epileptischen Anfall. Die Anfälle wiederholten sich und er konnte keine Arbeit mehr finden. Auf Anraten seiner Angehörigen verheiratete er sich in seinem 22. Lebensjahre, da man ihm gesagt hatte, dann werde sich das Leiden verlieren. Die Anfälle bestanden aber fort und es waren unzweifelhafte epileptische Anfälle mit Urinabgang, terminalem Schlaf usw. Er hatte zwei Jahre nach dem Unfall, als er in der Jenenser Klinik untersucht wurde, geistig schon erheblich abgenommen, die Zunge wies Bißnarben auf und auf der Scheitelhöhe fand sich eine kleine Narbe, von der Verletzung in der Jugend herrührend. Er hat, wie alle Nachforschungen bestätigten, vor jenem Unfall niemals an Krämpfen, Schwindelanfällen usw. gelitten, sondern war bis dahin vollständig gesund gewesen.

Ich glaube, daß in diesem Fall durch die in der Jugend überstandene Schädelverletzung eine Anlage zur Epilepsie erworben wurde und daß das psychische Trauma den wirklichen Ausbruch derselben herbeiführte. Natürlich kann nur eine starke Schreckwirkung, wie sie in diesem Falle oder auch in den oben angeführten, wo der junge Mensch mit der Hand in die Maschine geriet, vorlag, als auslösende Ursache betrachtet werden. Es ist bekannt, daß in seltenen Fällen, von manchen Schriftstellern werden 5% angegeben, eine genuine Epilepsie zur Ausheilung kommen kann; in solchen seltenen Fällen vermag ein Schädeltrauma gelegentlich den Wiederausbruch der Epilepsie herbeizuführen, wie ich dies in dem folgenden Falle annehmen möchte:

Der Glättmeister F. hat in der Schule schwer gelernt, er bekam in seinem 19. Lebensjahre als Soldat Typhus und danach epileptische Anfälle, so daß er vom Militär entlassen wurde. Die Anfälle wiederholten sich zunächst öfters, später in dreimonatlichen Zwischenräumen und blieben etwa nach einem Jahre wieder ganz fort. In seinem 37. Lebensjahre erlitt er eine schwere Kopfverletzung, indem er von einem Mitarbeiter beim Anziehen einer Schraube durch den abgleitenden, sehr schweren Schraubenschlüssel an der Stirne getroffen wurde. Er war nicht bewußtlos und wurde von seinen Mitarbeitern, da er über Unwohlsein klagte, ins Freie geführt. Eine Stunde später verlor er für kurze Zeit das Bewußtsein, ohne daß sich jedoch Krämpfe usw. gezeigt hätten. Er nahm nach einigen Tagen die Arbeit wieder auf, bot aber etwa 14 Tage nach dem Unfall ein verändertes Wesen dar; er wurde auffallend still, glaubte, die Polizei verfolge ihn, versteckte sich in einer Scheune. Er arbeitete dann wieder, lief aber bald wieder plötzlich fort und versteckte sich im Wald. Diese Zustände wurden allmählich seltener. Große Anfälle wurden, ebenso wie kleine, nicht wieder beobachtet. Links in der Gegend des Stirnhöckers fand sich ein Jahr nach dem Unfall bei der Untersuchung in der Jenenser Klinik eine Narbe, und es bestand Rombergsches Schwanken.

Die eine Stunde nach der Verletzung einsetzende Bewußtlosigkeit, die ohne Erbrechen usw. einherging, ist wohl trotz der Abwesenheit eigentlicher Krampferscheinungen doch als ein abortiver epileptischer Anfall aufzufassen, ebenso wie die später beobachteten kurzen geistigen Störungen Dämmerzustände darstellen. Hier hat also das Trauma, und zwar wieder eine nicht unerhebliche Schädelverletzung, nicht nur die Epilepsie nach 17 Jahren wieder hervorgerufen, sondern auch zu einem alsbald auftretenden leichten Anfall geführt.

Drittens vermag ein Trauma, und zwar wieder nur eine starke Schädelverletzung, die das Gehirn mitbetroffen hat, eine schon vorher bestehende genuine Epilepsie zu verschlimmern. Dabei kann, wie im folgenden Fall, auch gleich die vierte Art des ursächlichen Zusammenhangs zwischen Trauma und genuiner Epilepsie gegeben sein, daß eigentlich der epileptische Anfall die Ursache des Unfalls darstellt:

Der Monteur B. litt seit seinem 17. Lebensjahre an seltenen kleinen Anfällen. In seinem 21. Jahre bekam er, auf einer Leiter stehend, einen epileptischen Schwindelanfall, stürzte 7 m hoch herab, brach den rechten Ober- und Unterschenkel und erlitt einen Schädelbruch mit den Erscheinungen einer schweren Gehirnerschütterung. Er lag $1^1/_2$ Tag bewußtlos und machte eine Kommotionspsychose durch, die ausheilte, aber seine Epilepsie hatte sich wesentlich verschlimmert. Es traten zwar nur selten große Anfälle, die vor dem Unfall ganz gefehlt hatten, auf, aber sehr häufig waren kleine Anfälle und kurze Dämmerzustände, so daß er keine Arbeit mehr finden konnte.

Solche Fälle sind nicht gerade sehr häufig, kommen aber leider immer wieder vor. Nur schwere Schädelverletzungen können erfahrungsgemäß eine wesentliche, nicht etwa durch den gewöhnlichen, fortschreitenden Verlauf des Leidens bedingte Verschlimmerung herbeiführen, da im allgemeinen von Epileptikern die vielen Schädeltraumen, denen sie bei ihren Anfällen ausgesetzt sind, gut vertragen werden.

Endlich kann auch ein epileptischer Anfall mit seiner Bewußtlosigkeit dann, wenn er nicht mit ausgeprägten Krampferscheinungen einhergeht, oder wenn er sich in Abwesenheit von Zeugen vollzogen hat, einen Unfall vortäuschen. Man glaubt dann, der Betroffene habe durch Ausgleiten usw. eine Hirnerschütterung erlitten, während es sich in Wirklichkeit um einen Sturz im epileptischen Anfall handelt. Natürlich kann bei einem solchen Sturz im Anfall, worauf schon v. Wagner aufmerksam gemacht hat, eine sich hinzugesellende Hirnverletzung mit Hirnerschütterung leicht übersehen werden, da dann die Bewußtlosigkeit als Teilerscheinung des Anfalles aufgefaßt wird. Wenn die Bewußtlosigkeit wie in dem eben angeführten Fall lange anhält, wird man aber das Vorliegen einer Hirnerschütterung leicht feststellen können.

Für die Erkennung einer traumatisch ausgelösten genuinen Epilepsie ist die Vorgeschichte, der Nachweis von Epilepsie in der Familie, das Überstehen von Kinderkrämpfen, eine schon in der Kindheit hervortretende ausgeprägte geistige Schwäche usw. von Bedeutung. Vor allem ist aber auch weiter im Auge zu behalten, daß die genuine Epilepsie meist vor dem 20. Lebensjahr einsetzt, so daß im jugendlichen Alter bei einer nach einem Trauma auftretenden Epilepsie zunächst an eine genuine Epilepsie zu denken ist. Oft werden Angaben über Epilepsie in der Familie usw. von den Angehörigen deshalb nicht gemacht, weil sie die irrtümliche Ansicht haben, daß dann auch die Auslösung einer genuinen Epilepsie durch einen Betriebsunfall nicht entschädigt werde. Eine entsprechende Aufklärung von seiten des Arztes vermag manchmal die Ergänzung der mangelhaften Vorgeschichte herbeizuführen und so den Fall in seiner Entstehung weiter aufzuklären. Es gibt aber Fälle, wo sich nicht mit Sicherheit entscheiden läßt, ob der betreffende Fall der echten traumatischen oder der genuinen Epilepsie zuzuzählen sei, glücklicherweise hat dies aber meist mehr wissenschaftliches als praktisches Interesse, da es für die Rentenfrage usw. gleichgültig ist. Auch bei einer anscheinend traumatisch ausgelösten genuinen Epilepsie sollte stets eine Blutuntersuchung nach Wassermann vorgenommen werden, da wir wissen, daß gelegentlich eine traumatisch ausgelöste Lues cerebri ganz unter dem Bilde einer Epilepsie verlaufen kann.

Die Behandlung einer genuinen Epilepsie nach Trauma ist die gleiche, wie die einer genuinen Epilepsie überhaupt. Von einer operativen Behandlung der genuinen Epilepsie, auch wenn sie durch ein Trauma ausgelöst wurde, kann man sich nach den zurzeit vorliegenden Erfahrungen nicht viel versprechen. Nach meiner Ansicht wäre eine Operation nur dann angezeigt, wenn eine traumatische Epilepsie im eigentlichen Sinne doch nicht ganz auszuschließen ist und bestimmte Anhaltspunkte für den Ort des Eingriffes gegeben sind.

Die Rentenbemessung ist nach denselben Grundsätzen vorzunehmen, wie sie bei der traumatischen Epilepsie auseinandergesetzt wurden. Dabei ist aber darauf hinzuweisen, daß nach meinen Erfahrungen nicht selten von seiten der Angehörigen bei jugendlichen, an Epilepsie leidenden Arbeitern der Versuch gemacht wird, das Leiden zu verheimlichen und wenn es zur Beobachtung gekommen und plötzlich bekannt geworden ist, dasselbe dann, wenn irgend möglich, auf einen ganz harmlosen Betriebsunfall nachträglich zurückzuführen, oder auch einen Anfall als Unfall hinzustellen. Daß die Auslösung einer genuinen Epilepsie durch ein schweres Schädeltrauma oder einen heftigen Schreck oder eine wesentliche Verschlimmerung einer bestehenden Epilepsie ebenso zu entschädigen ist, als ob der Unfall die alleinige Ursache der Erwerbseinbuße wäre, ist schon wiederholt hervorgehoben worden. Oben ist auch erwähnt worden, was übrigens auch aus einer der hier mitgeteilten Beobachtungen hervorging, daß ein Sturz im epileptischen Anfall dann als Betriebsunfall gilt, wenn der Betreffende nicht auf ebener Erde fällt, sondern sich zur Ausübung seines Berufes auf einer Leiter befindet oder in eine Maschine usw. hineinstürzt, d. h. wenn also die Folgen des epileptischen Anfalles durch die mit dem Betrieb verbundenen Gefahren mitbedingt werden.

Literatur.

Binswanger, Epilepsie 2. Aufl. Wien 1913.

Feldmann, Beiträge zur Kasuistik der traumatischen Epilepsie. Inaug.-Diss. Gießen 1908.

Hartmann und Gaspero, Epilepsie. Handb. d. Neurol. **5**, 832. 1914.

Mendel, Der Unfall in der Ätiologie der Nervenkrankheiten. XVI. Epilepsie und Unfall. Monatsschr. f. Psych. **23**, 535 1908.

Salomon, Über Ermüdungsepilepsie. Deutsche med. Wochenschr. 1880. 459.

Sanitätsbericht über die deutschen Heere in Frankreich. **7**, 1885.

Schuster, Trauma und Nervenkrankheiten. Handb. d. Neurol. **5**, 1045. 1914.

III. Andere organische Erkrankungen.

7. Alkohol und Trauma.

Wir haben bei der Besprechung des Alkoholmißbrauches für die Folgen eines Betriebsunfalles auf geistigem Gebiete zu unterscheiden, ob der Alkoholismus dem Unfall zeitlich nachfolgt oder ihm voranging. Schon unter den Folgezuständen einer schweren Gehirnerschütterung wurde die auffallende Widerstandslosigkeit gegen Alkohol, welche bei dem Verletzten sich immer wieder einzustellen pflegt, wiederholt erwähnt. Diese Intoleranz gegen alkoholhaltige Getränke ist ein bis zu gewissem Grade kennzeichnendes Merkmal einer überstandenen traumatischen Gehirnschädigung und besitzt insofern eine praktische Bedeutung. Andererseits kann dieselbe aber auch zu Mißdeutungen Anlaß geben, indem ein derartig Verletzter nach einem geringfügigen Alkoholexzeß bereits in sinnlose Trunkenheit geraten und für einen Trunkenbold gehalten werden kann. Jedenfalls sollte man alle Leute, die eine schwere Schädelverletzung mit Gehirnerscheinungen überstanden haben, überhaupt vor dem Alkoholgenuß warnen und viele von ihnen entsagen auch von selbst demselben ganz, weil sie bemerkt haben, daß sie dadurch nichts entbehren und im Gegenteil sich viele Beschwerden ersparen.

Wichtig ist aber weiter, daß der Alkohol in Mengen, welche früher von den Betreffenden gut vertragen wurden, auch imstande ist, nach einem Schädeltrauma die vorübergehenden geistigen Störungen hervorzurufen, welche man mit dem Namen des pathologischen Rauschzustandes bezeichnet. Derselbe kann vor allem auf dem Boden einer ererbten Anlage durch die Folgen eines Schädeltraumas bei einem, dem Alkoholmißbrauch keineswegs ergebenen Menschen ausgelöst werden, wie z. B. in folgendem Falle:

Der Holzhauer S. ist erblich insofern belastet, als sein Vater ein Trinker war; er hat sich normal entwickelt, in der Schule sehr gut gelernt, hat gedient und war ein fleißiger, nüchterner Arbeiter. In seinem 32. Lebensjahre stürzte er am 15. II. 1914 am Abend schlaftrunken die Treppe hinunter und fiel, als er sich erhoben hatte, noch ein zweites Mal infolge heftigen Schwindels hin, wobei er wieder mit dem Hinterkopf aufschlug. Er will nicht bewußtlos gewesen sein und hatte auch weder Erbrechen noch sonstige Gehirnerscheinungen, klagte aber seitdem ständig über Kopfschmerzen. Er ging am nächsten Morgen, wie gewöhnlich, zur Arbeit. Am 10. Mai 1914 — einem Sonntage — hatte er gegen seine sonstige Gewohnheit vormittags Bier getrunken, beim Mittagessen setzte plötzlich ein Erregungszustand ein. Er bekam heftige Angst, mißhandelte ohne Grund seine Frau und bedrohte sie mit einem Beil, lief in das Dorf, setzte sich in ein fremdes Fuhrwerk und fuhr mit demselben „wild" im Dorfe umher. Er versuchte, sich ein Gewehr zu leihen, um die Pferde eines Nachbars, der sein Feind sei, zu erschießen. Sprach viel in überstürzter Weise und konnte nur mit Mühe überwältigt und gebunden werden. Dieser Zustand hielt 3—4 Stunden an, dann war S. wieder ganz klar. Er hatte eine undeutliche Erinnerung an alle diese Vorkommnisse und hielt sein Benehmen selbst für krankhaft. Die Untersuchung in der Jenenser Klinik ergab eine quere Hautnarbe, 2 cm oberhalb des Hinterhaupthöckers vom Sturze im Februar herrührend und eine zweite Narbe am linken Stirnhöcker, welche er bei einem Sturz im 11. Lebensjahre auf dem Eise davongetragen hatte. Geistige Störungen ließen sich nicht nachweisen.

Man könnte bei der vorliegenden Erkrankung natürlich auch — und das war auch von meiner Seite, ehe ich eine genauere Vorgeschichte besaß, der Fall — an einen epileptischen Dämmerzustand denken. Aber die Abwesenheit aller epileptischer und epileptoider Merkmale scheinen mir mehr für einen pathologischen Rauschzustand zu sprechen. Eine Rentenfrage taucht natürlich in derartigen Fällen meist nicht auf. Auch hier handelte es sich um eine Verletzung im eigenen Hause. Selbst wenn aber die Neigung zu pathologischen Rauschzuständen durch einen Betriebsunfall erworben wäre, so könnte dieselbe die Erwerbsfähigkeit höchstens durch etwaige in demselben zugezogene Verletzungen einschränken, und dann zu Entschädigungsansprüchen Anlaß geben; ein solcher Fall ist mir nicht bekannt geworden. Ferner kommen pathologische Rauschzustände auch auf dem Boden des chronischen Alkoholismus vor, indem alte Säufer intolerant werden und eine Neigung zu solchen krankhaften Störungen nach Alkoholgenuß erwerben können. Im folgenden Fall ist dies bei einem chronischen Alkoholisten schon verhältnismäßig früh, eben durch das Hinzutreten eines Schädeltraumas, bedingt worden.

Der Maurer G., welcher seit Jahren dem Trunk ergeben war, erlitt in seinem 26. Lebensjahre bei Ausschachtungsarbeiten dadurch einen Unfall, daß ihm ein schwerer Stein beim Herabfallen auf die rechte Schädelseite traf. Er erhielt eine blutende Hautwunde, war aber nicht bewußtlos. Seit dieser Zeit litt er viel an Kopfschmerzen und es wurden bei ihm wiederholt anschließend an den Genuß von Alkoholmengen, die er früher gut vertragen hatte, schwere, oft einige Stunden anhaltende Erregungszustände beobachtet, in denen er sinnlose Angriffe auf seine Umgebung machte, alles zu zerstören suchte usw. Er hatte für diese Zeiten eine nur unklare Erinnerung, manchmal bestand auch vollständige Amnesie. In einem dieser Zustände hatte er einen Selbstmordversuch ausgeführt und wurde daher in die Jenenser Klinik eingeliefert. Es fand sich eine vom Unfall herrührende Hautnarbe auf der Scheitelhöhe. Später mußte er wieder aufgenommen werden, weil er in einem solchen, und zwar durch eine ganz geringe Alkoholmenge ausgelösten Zustand alle Fenster eines fremden Hauses eingeschlagen hatte und deshalb in Anklagezustand versetzt war. Es kam dabei heraus, daß er seit dem Unfall schon viermal wegen Sachbeschädigung, Hausfriedensbruch usw., die er in diesen Zuständen begangen hatte, bestraft worden war.

Man könnte auch hier vermuten, daß es sich vielleicht um epileptische Dämmerzustände handele und das Auftreten dieser Störungen im Anschluß an Alkoholgenuß würde nicht dagegen sprechen, da dem letzteren zweifellos eine begünstigende Wirkung auf alle epileptischen Erscheinungen zuerkannt werden muß; aber auch hier spricht das Fehlen aller epileptoider Zeichen dagegen.

Es wurde schon bei der Besprechung der traumatischen Demenz erwähnt, daß sich bei den ethischen Defekten und der Neigung zum Vagabundieren, zu welchen die schwere Hirnverletzung nicht selten führt, auch ein Alkoholmißbrauch in der Folgezeit sich hinzugesellen und zu schweren Erscheinungen führen kann, da eben überhaupt die Widerstandsfähigkeit gegen denselben herabgesetzt ist. Unter 58 Fällen von traumatischer Demenz kam es viermal zu diesem nachträglichen Alkoholmißbrauch. Auch bei traumatischer Epilepsie im eigentlichen Sinne kann er sich finden. So teilt v. Wagner den Fall eines 42jährigen Mannes mit, der nach einer schweren Hirnerschütterung an Kopfschmerzen, Schwindelanfällen und schweren Verstimmungszuständen litt. In diesen letzteren, welche mit einem Angstanfall einhergingen, fühlte der Kranke einen starken Trieb nach alkoholischen Getränken. Wenn er nun diesem nachgab, so geriet er in Zustände vorübergehender geistiger Störung, in denen plötzlich zusammenhängende Größenwahnideen sich einstellten, für die am nächsten Tag, nach völliger Klärung, Amnesie bestand. Hier führten also epileptische Stimmungsschwankungen zum Alkoholgenuß und der seinerseits begünstigte wieder das Auftreten von Dämmerzuständen, denn um solche scheint es sich in diesem Falle gehandelt zu haben. In einem meiner Fälle von traumatischer Epilepsie kam es jedesmal bei dem 45jährigen Arbeiter unter dem Einfluß geringer Alkoholmengen zu heftigen Erregungszuständen, in denen er seine Angehörigen mißhandelte und mit dem Messer bedrohte, ohne daß jedoch Dämmerzustände aufgetreten wären. Auch Fälle von ausgeprägter Dipsomanie auf dem Boden einer traumatischen Epilepsie sind beobachtet worden.

Bekannt, und hier kaum der Erwähnung bedürftig ist, daß natürlich die verschiedensten Unfallverletzungen mittelbar den Anstoß geben können zur Entwickelung eines fortgesetzten Alkoholmißbrauchs bei den Betroffenen. Die Langeweile während der Arbeitsunfähigkeit, die Verführung durch andere, auch die irrige Ansicht, durch den Wirtshausbesuch seine Sorgen und Beschwerden vergessen zu können und die ohne Anstrengung zufließende, vielleicht auch etwas zu reichlich bemessene Rente usw. führen bei einem charakterschwachen Menschen diesen beklagenswerten Ausgang herbei. Namentlich auch bei den Fällen von traumatischer Neurose, welche wir in dieser Schrift nicht zu besprechen haben, sieht man das nicht selten. Natürlich kann es dann auf dem Boden dieses sekundären Alkoholismus zu allen möglichen alkoholistischen Geistesstörungen kommen. So liegt mir der Fall einer traumatischen Neurose vor, bei dem sich der klassische Eifersuchtswahn der Trinker mit Gewalthandlungen gegen die Ehefrau entwickelt hat, so daß der Kranke wegen Gemeingefährlichkeit einer Anstalt überwiesen werden mußte. Bei diesen späteren Alkoholpsychosen kann man aber meiner Ansicht nach nicht mehr von einen, auch nur mittelbaren Zusammenhang mit dem Unfall sprechen. Man sollte daher auch einen Entschädigungsanspruch entschieden zurückweisen. Anders liegen die Verhältnisse bei einer zum Alkoholismus führenden traumatischen Demenz oder in einem Falle, wo der Alkoholmißbrauch im ursächlichen Zusammenhang mit der durch einen Unfall bedingten Epilepsie steht. Man wird da wohl den mittelbaren Zusammenhang des Alkoholismus und seiner Folgezustände mit dem Unfall bejahen und die Entschädigungsansprüche für diese ebenfalls anerkennen müssen, wie das auch in verschiedenen Entscheidungen von seiten der Schiedsgerichte usw. geschehen ist.

Zweitens haben wir aber die Bedeutung eines schon vor dem Unfall bestehenden chronischen Alkoholismus noch genauer zu würdigen. In jedem Falle, in dem im Anschluß an ein Trauma sich eine geistige Störung entwickelt, sollte man grundsätzlich in dieser Richtung Nachforschungen anstellen und sehr oft geschieht dies auch, ohne daß von ärztlicher Seite darauf hingewiesen worden wäre. Wir kennen die große Bedeutung des Alkoholmißbrauchs für die Entstehung ganz verschiedener geistiger Erkrankungsformen und wissen auch, daß derselbe zu greifbaren Veränderungen des Gehirns und seiner Häute Anlaß geben kann. Man findet bei alten Säufern nicht selten eine Pachymeningitis haemorrhagica interna, ferner Verdickungen und Trübungen der weichen Hirnhäute, kleine Blutungen und ausgedehntere Gefäßerkrankungen im Gehirn und Degenerationen von Nervenzellen und Nervenfasern. Durch diese Veränderungen, namentlich diejenigen der Gefäße, wird natürlich die Widerstandsfähigkeit des Gehirns gegen ein Trauma erheblich herabgesetzt und man sieht daher nicht selten, daß schon verhältnismäßig leichte Schädelverletzungen, sowie sie das Gehirn mitbetroffen haben, bei Alkoholisten ungleich viel schwerere Folgeerscheinungen, nicht selten in der Form ausgedehnter, oft zum Tode führenden Blutungen im Schädelinneren hervorrufen als bei anderen Menschen. Es kommt daher auch leichter zu einer traumatischen Demenz, auf deren obige Schilderung wir verweisen müssen. Trotz der zweifellosen Bedeutung des vorangehenden Alkoholmißbrauches für diese schweren Folgeerscheinungen eines Traumas wird aber doch die Erwerbseinbuße ganz dem Unfall zugerechnet werden müssen. Weiter ist bekannt und auch schon oben erwähnt worden, daß der Alkoholgenuß einen entschieden begünstigenden Einfluß auf epileptische Krankheitserscheinungen hat und manche Schriftsteller nehmen eine Alkoholepilepsie als besondere Form der alkoholistischen Erkrankungen an, wie wir dies trotz des Widerspruchs anderer auch hier tun wollen. Sicher ist, daß ein leichteres Schädeltrauma bei einem Alkoholisten, auch dann, wenn eine genuine Epilepsie nicht in Frage kommen kann, eine Epilepsie auszulösen vermag. In solchen Fällen muß dem Alkoholmißbrauch eine wesentliche Rolle zuerkannt werden. Sie finden sich ziemlich zahlreich in den Akten und in der Literatur, oft wirkt bei ihnen eine völlige Enthaltsamkeit von Alkohol bessernd, manchmal sogar heilend, leider verstehen sich aber alte Trinker nur selten dazu. Man wird in solchen Fällen von Alkoholepilepsie nach Trauma, obwohl es sich nur um eine Auslösung handelt, auch nicht umhin können, den Zusammenhang zu bejahen. Aber man sollte dies auch nur dann tun, wenn ein nicht unerhebliches Schädeltrauma vorliegt und spätestens $^1/_2$ Jahr nach der Verletzung sich die epileptischen Erscheinungen eingestellt haben, denn man muß immer im Auge behalten, daß auch der chronische Alkoholismus allein, ohne die Hilfsursache einer traumatischen Schädigung des Gehirns, zur Alkoholepilepsie führen kann. In allen Fällen sollte man die Rente aber möglichst knapp bemessen, um den Säufern nicht weitere, ihnen mühelos zufließende Mittel für den Alkoholmißbrauch zu gewähren.

Das stets auf dem Boden eines Jahrelang bestehenden Alkoholmißbrauches zum Ausbruch kommende Delirium tremens kann bekanntlich durch die verschiedensten Verletzungen, welche mit einem Unfall in Zusammenhang stehen, ausgelöst werden. Friedrich teilt von seinem Berliner Material mit, daß 2 % aller Verletzungen usw. mit Delirium tremens einhergingen und daß dasselbe meist 2—6 Tage nach der Verletzung und nur in 9 von 100 Fällen wenige Stunden nach derselben und zwar dann, wenn große Blutverluste eingetreten waren, zum Ausbruch kam. Besonders häufig soll sich das Delirium an Schädelverletzungen anschließen, von anderer Seite wird auch die Häufigkeit desselben nach Verletzungen des Brustkorbes und der Lunge hervorgehoben. Es kann aber nach jeder Verletzung, sowohl nach einer einfachen Schnittwunde, als auch nach schweren Knochenbrüchen usw. auftreten. Ausgezeichnet ist das Delirium tremens nach Verletzungen durch seine hohe Sterblichkeit, die von Friedrich auf 41 % angegeben wurde, während man sie sonst auf etwa 10 % schätzt. Außer der Verletzung selbst ist der oft plötzlichen Alkoholentziehung trotz aller gegenteiligen Behauptungen, dem Kostwechsel, der Bettruhe usw. eine wesentliche Bedeutung für die Auslösung des Deliriums zuzuerkennen. Alle diese Umstände hängen aber mit der Verletzung und dem Unfall zusammen und stellen somit Folgen desselben dar, die ihrerseits wieder das Delirium begünstigt haben, so daß in letzter Linie auch dasselbe auf das Trauma zurückgeführt und dementsprechend ein etwaiger Rentenanspruch als berechtigt angesehen werden muß. Eine Rentenabschätzung kommt in Frage, wenn das Delirium zu einer chronischen Alkoholpsychose oder einer weitgehenden Verblödung führte. Sterbegelder und Hinterbliebenenrenten müßten gewährt werden bei einem tödlichen Ausgang des durch den Unfall ausgelösten Deliriums. Natürlich muß der zeitliche Zusammenhang zwischen Trauma und Ausbruch der Erkrankung gewahrt sein und darf nicht etwa, was auch nicht selten der Fall ist, der Unfall schon in den Beginn des Deliriums fallen und durch dasselbe bedingt sein.

Dann wären nur die durch den Unfall herbeigeführten äußeren Verletzungen usw., aber nicht die geistige Erkrankung mit ihrem etwaigen

Ausgang zu entschädigen. Aber auch im traumatisch ausgelösten Delirium zugezogene und mit der Berufsarbeit in keinem Zusammenhang stehende Verletzungen usw. stellen mittelbare Unfallfolgen dar. So berichtet Friedrich über einen alten Säufer, der nach einem geringen Unfall ein Delirium tremens bekam und sich in demselben aus einem Fenster seiner Wohnung auf die Straße stürzte und beide Beine brach. Auch der Selbstmord im Delirium tremens nach einem Unfall ist als Unfallfolge zu beurteilen. Daß es bei einer Schädelverletzung, die ein Delirium tremens auslöste, infolge der oben angedeuteten Gefäßerkrankungen des alten Trinkers zu recht schwierigen und vorher kaum feststellbaren Veränderungen kommen kann, zeigt folgender Fall:

Der Zimmermann H., welcher schon seit Jahren ein starker Schnapstrinker war, stürzte in seinem 48. Lebensjahre am Abend des 3. IV. 1914 im Trunke 8—9 Stufen einer Treppe hinab und blieb da bewußtlos liegen, so daß er ins Bett getragen werden mußte. Er war am nächsten Tag vollständig verwirrt und bot die Erscheinungen eines Delirium tremens dar, so daß er am 7. IV. 1914 der Klinik in Jena zugeführt wurde. Er hatte leichte Fieberbewegungen, im Urin reichlich Eiweiß und starke Schweißausbrüche. Die Gegend des linken Auges und Ohres waren blutunterlaufen und geschwollen. Der Kniereflex war rechts etwas stärker, die Hautreflexe und der Würgreflex waren sehr lebhaft. Es bestand Zittern der Hand und der Zunge, taumelnder Gang und starkes Rombergsches Schwanken. Auf geistigem Gebiete ließen sich die bekannten Visionen und ein Beschäftigungsdelir nachweisen. Er verfiel trotz aller Herzmittel sehr rasch und starb am 11. IV. unter den Erscheinungen zunehmender Herzschwäche und beginnender Bronchopneumonie. Die Leichenöffnung ergab Blutungen und Zertrümmerungen im linken Schläfenlappen und im Gebiet der linken II. Stirnwindung.

Alle Erscheinungen konnten hier unbedenklich auf ein Delirium tremens bezogen werden, das durch die Schädelverletzung mit den Erscheinungen einer Gehirnerschütterung bei dem alten Säufer ausgelöst worden war. In Wirklichkeit hatte aber das Trauma zu einer schweren Zertrümmerung von Rindenteilen und ausgedehnten Blutungen in die Quetschherde geführt, die allein schon imstande gewesen wären, schwere geistige Störungen hervorzurufen, aber durch das Delirium tremens überdeckt wurden. Ähnliche Fälle sind mehrfach in der Literatur beschrieben. Praktisch sind sie von keiner allzu großen Bedeutung, da in einem solchen Fall der Tod doch immer, auch ohne Feststellung der örtlichen Gehirnverletzung bei einer Leichenöffnung, wenn auch nur mittelbar durch das ausgelöste Delirium dem Unfall zur Last gelegt würde. Im vorliegenden Fall handelte es sich, wie so oft bei den Alkoholisten, nicht um einen Betriebsunfall, sondern um einen Sturz in der Trunkenheit bei der Heimkehr aus dem Wirtshaus. Natürlich könnten bei einem Trinker durch ein Schädeltrauma und vielleicht auch durch die Folgezustände anderer Verletzungen auch noch andere der auf dem Boden des chronischen Alkoholismus entstehenden Psychosen ausgelöst werden. Häufig scheint dies jedoch nicht der Fall zu sein, denn mir ist kein Fall aus eigener Erfahrung oder aus den Akten bekannt geworden, der zu Rentenansprüchen geführt hätte. Bei dem chronischen Alkoholismus findet man wohl infolge der Veränderungen der weichen Hirnhäute ebenso wie nach Schädeltraumen eine Erhöhung des intraspinalen Druckes, so daß also diese Druckzunahme bei Vorliegen von Alkoholismus keinen diagnostischen Wert für die Erkennung etwaiger zerebraler Folgeerscheinungen einer Schädelverletzung beanspruchen darf. Daß eine Kommotionspsychose ganz unter dem Bilde einer Korsakoffschen Psychose auch bei Fehlen jedes Alkoholgenusses im Vorleben des Verletzten verlaufen kann, mag auch hier nochmals mit Nachdruck hervorgehoben werden, damit nicht etwa daraus falsche Schlußfolgerungen zuungunsten des Verunglückten gezogen werden. Hier soll auch wieder darauf hingewiesen werden, daß Trunkenheit ebenso wie eigenes Verschulden, Leichtsinn und selbst verbotswidriges Handeln einen Rentenanspruch nicht ausschließt. Bei der Rentenbemessung für einen Unfall eines alten Trinkers sollte man, wie schon gesagt, im Interesse des Kranken selbst streng verfahren, um ihm nicht bequeme Mittel zum Trunke noch auf gesetzlichem Wege zu verschaffen. Wenn irgend angängig, sollte den Säufern die Verfügung über ihre Rente entzogen werden.

Literatur.

Becker, Über die Beurteilung des Deliriums nach Unfallverletzungen. Ärztl. Sachverst.-Zeitg. 1895. 205.

Friedrich, Über Delirium tremens bei Verletzungen. Inaug.-Diss. Berlin 1894.

Hartmann, Die Geistesstörungen nach Kopfverletzungen. Arch. f. Psych. **15**, 98. 1884. Fall 44.

Jolly, Selbstmord nach Unfall. Ärztl. Sachverst.-Zeitg. 1911. 305.

Köppen, Über die Veränderungen der Hirnrinde unter einem subduralen Hämatom. Arch. f. Psych. **33**, 596. 1900.

Moeli, Über die vorübergehenden Zustände abnormen Bewußtseins infolge von Alkoholvergiftung. Allg. Zeitschr. f. Psych. **57**, 169. 1900.

Rathmann, Über die nach Schädeltrauma eintretenden psychischen Störungen. Vierteljahrsschr. f. gerichtl. Med. **23**, 1. 1901. Fall 36.

Richter, Beiträge zur Klinik und Kasuistik der traumatischen Geistesstörungen. Inaug.-Diss. Berlin 1890. Fall 17.

Rosenberg, Über Delirium tremens nach Trauma. Zeitschr. f. d. ges. Neurol. **4**, 217. 1911.

v. Wagner, Über Trauma, Epilepsie und Geistesstörung. Jahrb. f. Psych. **8**, 75. 1889; namentlich S. 111.

Werner, Über Geisteskrankheiten nach Kopfverletzungen. Vierteljahrsschr. f. gerichtl. Med. **23**, 151. 1902.

8. Dementia paralytica.

Es besteht kein Zweifel, daß eine Dementia paralytica nur auf dem Boden einer syphilitischen Infektion zustande kommen kann, und daß es eine rein traumatische Paralyse nicht gibt. Wir wissen aber, daß bei weitem nicht alle Angesteckten später an Gehirnerweichung erkranken, sondern daß nur $2^1/_2$—5% derselben dieser schweren Nachkrankheit zum Opfer fallen. Es müssen demnach noch Hilfsursachen vorhanden sein, die den Ausbruch einer Paralyse bei den Infizierten hervorrufen und eine von diesen Hilfsursachen scheint, allerdings ziemlich selten, das Trauma sein zu können. Die Zahlen über die Häufigkeit der Fälle von Paralyse, bei deren Entstehung ein Trauma eine gewisse Rolle spielt, gehen ziemlich weit auseinander. Von Obersteiner wird dieselbe z. B. auf 8,5% angegeben, während Kaplan in seinen sorgfältigen Untersuchungen an seinem Material fand, daß ein Trauma in 4,4% als Ursache beschuldigt wird, ein Zusammenhang aber nur in 2,4% erkennbar ist, wobei 1,5% auf eine Verschlimmerung einer bestehenden Paralyse durch ein Trauma entfallen und nur in 0,9% im Anschluß an dasselbe die ersten paralytischen Erscheinungen zu Tage getreten sind. Klinische Untersuchungen über den Verlauf der Paralysefälle, welche durch ein Trauma ausgelöst wurden, haben gegenüber der sonstigen Gehirnerweichung auch keine Abweichungen weder im Verlauf noch in den Krankheitserscheinungen ergeben. Während Gudden für die durch ein Trauma ausgelöste Paralyse ein etwas niedrigeres durchschnittliches Erkrankungsalter berechnet, kommt Mendel bei seinen Untersuchungen zu den entgegengesetzten Ergebnissen, so daß auch in dieser Beziehung kein wirklicher Unterschied zu bestehen scheint.

Im Einzelfall erweckt es manchmal den Anschein, als ob die zwischen der Ansteckung und dem Ausbruch der paralytischen Erscheinungen verfließende Zeit, welche man gewöhnlich auf 10—15 Jahre berechnet, durch ein schweres Trauma eine Abänderung erfahren könne, so daß darin der von manchen Seiten geleugnete Einfluß eines Traumas klar zu Tage tritt. Nach den oben angeführten Untersuchungen von Jakob, die für eine Hirnerschütterung greifbare anatomische Veränderungen des Nervensystems ergeben haben, scheint es ohne weiteres auf der Hand zu liegen, daß durch ein schweres Schädeltrauma ein sogenannter Locus minoris resistentiae im Gehirn entstehen kann. Es wird so eine örtliche Gelegenheit geschaffen für das Festsetzen des paralytischen Giftes, das wir vielleicht nach den Untersuchungen Noguchis in Spirochäten zu suchen haben, welche in ihrer Widerstandsfähigkeit und Lebensweise eine Wandlung durchgemacht haben. Jedenfalls scheint mir dieser Befund zugunsten der Annahme zu sprechen, daß einem Trauma, wie es übrigens die Mehrzahl der Schriftsteller auf Grund der klinischen Erfahrungen immer angenommen hat, ein Einfluß auf das Entstehen der Paralyse bei einem syphilitisch Angesteckten nicht abgesprochen werden kann. Es gibt auch hier wieder, ähnlich wie bei der genuinen Epilepsie, vier Möglichkeiten des ursächlichen Zusammenhangs zwischen Trauma und Paralyse: 1. das Trauma löst die Paralyse aus, 2. das Trauma verschlimmert eine bestehende Paralyse, 3. die Paralyse bedingt den Unfall und 4. ein paralytischer Anfall wird als Unfall gedeutet.

Ein Trauma kann nach unserer Ansicht bei einem bis dahin gesunden, aber natürlich syphilitisch angesteckten Menschen eine Paralyse auslösen. Vor allem können dies Schädelverletzungen, dabei ist aber keineswegs nötig, daß dieselben stets mit den Erscheinungen einer Hirnerschütterung einhergegangen sind, da wir wissen, daß auch ohne solche schwere organische Veränderungen im Gehirn gesetzt werden können. Unter allen Umständen müssen wir aber verlangen, daß es sich um ein ziemlich erhebliches Schädeltrauma gehandelt hat. Natürlich sind auch solche Traumen, die zwar den Schädel nicht getroffen haben, aber doch das Gehirn in Mitleidenschaft ziehen konnten, wie ein Sturz auf das Gesäß, ein Wirbelbruch usw., bei denen die Fortpflanzung des Stoßes durch die Wirbelsäule auf den Schädel und vor allem auch durch die Vermittelung der Spinalflüssigkeit auf den Schädelinhalt möglich ist, zu berücksichtigen. Unter 14 Fällen von Paralyse, die durch ein Trauma ausgelöst wurden, handelte es sich stets um ein schweres Schädeltrauma und zwar lagen siebenmal die Erscheinungen einer schweren Hirnerschütterung vor. Anderen Verletzungen kann meiner Erfahrung nach eine Auslösung nicht zugeschrieben werden und ich halte es für ganz ausgeschlossen, daß eine Verletzung am Arm oder am Bein eine Gehirnerweichung bedingen sollte. Vielleicht käme die von Flechsig in einem Obergutachten angedeutete Möglichkeit, daß eine Blutvergiftung mit der notwendig werdenden Absetzung eines Armes den Ausbruch der Paralyse begünstigen könnte, noch in Frage, ebenso vielleicht auch langwierige Eiterungen und andere schwere körperliche Erkrankungen und wiederholte Narkosen. Aber sichergestellt scheinen diese Entstehungsmöglichkeiten außer der durch eine schwere traumatische Gehirnerschütterung nach den praktischen Erfahrungen noch keineswegs. Auch glaube ich nicht, daß ein psychisches Trauma selbst in der Form des heftigsten Schrecks imstande ist, bei einem bis dahin gesunden Menschen, der natürlich syphilitisch angesteckt sein muß, eine Paralyse auszulösen. Ich habe weder in der Literatur noch in den Akten einen überzeugenden Fall gefunden und mir ist auch ein solcher aus der eigenen Erfahrung nicht bekannt. Ich weiß wohl, daß manche Schriftsteller auf einem anderen Standpunkte stehen und auch die Auslösung einer Paralyse durch ein psychisches Trauma annehmen, während ich höchstens eine Verschlimmerung und das Offenbarwerden einer schon vorher bestehenden Paralyse durch ein solches in seltenen Fällen zugestehen möchte. Fälle, in denen angeblich durch einen heftigen Schreck die Paralyse ausgelöst wurde, haben sich bei genaueren Nachforschungen mir doch immer als nachträglich in dem gewünschten Sinne meist von seiten der beteiligten Angehörigen gedeutet erwiesen. So wurde von einem Lokomotivführer, den ich zu begutachten hatte, bestimmt behauptet, daß seine Paralyse durch einen heftigen Schreck, den er im Dienst gehabt habe, verursacht worden sei. Er habe eines Morgens, als er über die Geleise ging, plötzlich hinter sich den Warnungspfiff einer Lokomotive gehört; er habe gerade noch Zeit gehabt beiseite zu springen und sei von den Außenteilen der Maschine noch etwas am Arm gestreift worden. Die Aufregung über die Lebensgefahr, in der er geschwebt, habe die Paralyse ausgelöst, denn seit dieser Zeit sei er geistig verändert und bei seiner Heimkehr sei seinen Angehörigen gleich sein aufgeregtes Wesen aufgefallen. Mit diesen Angaben traten aber die Angehörigen erst $^1/_2$ Jahr nach dem Unfall hervor, als der Kranke wegen einer unzweifelhaften Paralyse pensioniert werden sollte. Es ließ sich nun nachweisen, daß der Betreffende gegen alle Vorschriften an jenem Morgen planlos zwischen den Geleisen herumlief, weil er schon nicht mehr recht wußte, was er wollte, und daß die überstandene Lebensgefahr deshalb einen so großen Eindruck auf ihn gemacht zu haben schien, weil schon die bekannte Labilität der Stimmung, wie sie bei der Paralyse nicht selten ist, vorlag. Es konnte in dem Falle, in dem es doch noch zu einer gerichtlichen Auseinandersetzung kam, nicht einmal eine wesentliche Verschlimmerung der Paralyse durch jenen Schreck mit Wahrscheinlichkeit erwiesen werden.

Außer einem erheblichen Trauma, das das Gehirn mitbetroffen haben muß, ist ferner zu fordern, daß auch ein zeitlicher Zusammenhang zwischen der Verletzung und der Paralyse besteht. Es ist dabei daran festzuhalten, daß die Zwischenzeit weder zu lang noch auch zu kurz sein darf. Spätestens $^1/_2$ Jahr nach dem Trauma müssen bei einer ärztlichen Untersuchung auch schon Anzeichen der Gehirnerweichung nachweisbar sein oder, wenn eine darauf gerichtete Untersuchung nicht stattgefunden hat, so müssen spätestens nach einem Jahre nach dem Unfall auch dem Laien erkennbare Erscheinungen der paralytischen Erkrankung sich bemerkbar gemacht haben. Man wird diese obere Grenze für das Bemerken der Veränderungen von seiten der Angehörigen, Mitarbeiter usw. nach den Erfahrungen, welche man bei den leichteren Formen der traumatischen Demenz immer wieder machen kann, so weit hinausschieben müssen. Auch bei dem Vorhandensein einer näher an dem Unfall liegenden ärztlichen Untersuchung wird man den Schwerpunkt darauf legen müssen, daß dieselbe auf etwaige paralytische Erscheinungen Rücksicht nahm, da sonst dieselben leicht übersehen werden konnten. Was nun die untere Grenze der Zeit anbetrifft, so darf nach den Erfahrungen über die Entwickelung der pathologisch-anatomischen Veränderungen bei der Dementia paralytica dieselbe auch nicht zu kurz sein. Gleich nach dem Trauma oder in den nächsten Tagen, sogar in den ersten Wochen nach demselben nachgewiesene, unzweideutig paralytische Veränderungen sprechen mit Entschiedenheit gegen eine Auslösung einer Paralyse durch jenes Trauma und dafür, daß die Paralyse schon zur Zeit desselben vorlag. Dabei ist aber nicht zu vergessen, daß eine Gehirnerschütterung und ihre Folgezustände mit manchen Erscheinungen von seiten des Nervensystems einhergehen können, welche die gleichen wie bei einer Paralyse zu sein vermögen. Es ist daher zweckmäßig, sich nicht durch einzelne Merkmale in seiner Diagnose sofort bestimmen zu lassen. Wir werden in einem einwandfreien Fall verlangen, daß die paralytischen Erscheinungen erst einige Wochen nach der auslösenden Schädelverletzung in Erscheinung getreten sind. Den gewöhnlichen Verlauf zeigt folgender Fall, bei dem es übrigens zu keinem Rentenanspruch kam:

Der Arbeiter G., welcher im 20. Lebensjahre eine syphilitische Ansteckung durchgemacht hatte, war bis zu einem Sturz mit dem Rad in seinem 30. Jahre ganz gesund. Er hatte bei demselben die Erscheinungen einer Gehirnerschütterung und lag 10 Minuten bewußtlos. Er klagte seitdem über Kopfschmerzen und fiel nach einigen Monaten seinen Angehörigen durch sein verändertes Wesen auf. Die erste ärztliche Untersuchung fand etwa ein Jahr nach dem Sturz statt und bei derselben wurde eine Ungleichheit der Kniereflexe, Rombergsches Schwanken, unsicherer Gang, Ungleichheit der Pupillen und träge Reaktion derselben bei Lichteinfall nachgewiesen. Die Sprache ließ keine sichere Störung erkennen, dagegen war die Wassermann-Reaktion in Blut und Liquor positiv und bestand Pleozytose und vermehrter Eiweißgehalt des letzteren. Auf geistigem Gebiet bestand ein deutlicher Ausfall.

Solche Fälle sind nicht selten, so daß weitere Beispiele sich erübrigen. Erwähnenswert scheinen mir aber zwei Mitteilungen aus der Literatur, weil sie besonders geeignet sind, die ursächliche Bedeutung eines Schädeltraumas für die Auslösung einer Paralyse zu erweisen. Den einen Fall entnehme ich dem Sanitätsbericht der Armee von 1870/71; in demselben wird die Krankengeschichte eines Offiziers mitgeteilt, welcher in seinem 25. Lebensjahre bei St. Privat einen Prellschuß gegen den Helm, der zu den Erscheinungen einer Hirnerschütterung führte, erhalten hatte. Bei ihm stellte sich seit dieser Verletzung ganz allmählich eine stetig zunehmende Veränderung ein und im 27. Lebensjahre bestand eine ausgesprochene Paralyse. Was in dieser Beobachtung auffällt, ist das Auftreten der Paralyse in einem verhältnismäßig frühen Lebensalter kurz nach dem 25. Lebensjahr, was nicht gerade häufig bei der Paralyse sonst zur Beobachtung kommt und für eine ursächliche Mitwirkung des Traumas bei der Auslösung der Gehirnerweichung in diesem Falle sprechen könnte. Noch wichtiger ist in dieser Hinsicht der Fall von Lampe. Ein 64jähriger Kaufmann, der sich im 24. Lebensjahre angesteckt hatte und der seit dem 53. Lebensjahr an den Erscheinungen einer Arteriosklerose litt, wurde im Mai 1911 von einem Radfahrer angefahren. Er stürzte auf den Hinterkopf und war einige Stunden bewußtlos, hatte Erbrechen, retrograde Amnesie und auch Herderscheinungen. Sieben Monate nach diesem Unfall ließ sich mit Sicherheit eine Dementia paralytica feststellen, die dann innerhalb dreier Monate zum Tode führte. Die paralytischen Veränderungen wurden durch die Leichenöffnung und sehr genaue mikroskopische Untersuchungen erwiesen. Es ist nach unseren klinischen Erfahrungen bei der gewöhnlichen Paralyse äußerst selten, daß eine solche erst 40 Jahre nach der Ansteckung in einem so weit vorgeschrittenen Lebensalter zum Ausbruch kommt. Schon diese Tatsache allein spricht ebenso wie der unverkennbare zeitliche Zusammenhang zwischen dem schweren Schädeltrauma und dem Ausbruch der Gehirnerweichung ganz entschieden für die auslösende Bedeutung eines solchen.

Allgemein wird zugestanden, daß ein Trauma eine schon bestehende Paralyse verschlimmern, ihren Verlauf beschleunigen und auch den tödlichen Ausgang rascher herbeiführen kann. Meiner Ansicht kommen aber auch da nur Schädeltraumen, die das Gehirn in Mitleidenschaft gezogen haben, in Frage. Es mag zugegeben werden, daß vielleicht auch ein langes Krankenlager, hohes Fieber infolge eitriger Entzündungen, septische Vorgänge, wiederholte Narkosen, welche alle mit einer Unfallverletzung im ursächlichen Zuammenhang stehen können, eine schon bestehende Paralyse ungünstig zu beeinflussen imstande sind. Aber gerade dem Fieber hat man im Gegenteil dann, wenn es mit einer Leukozytose einhergeht, eine günstige Wirkung auf den Verlauf einer Paralyse zugeschrieben und daher auch versucht, dasselbe hierbei zu Heilzwecken künstlich hervorzurufen. Jedenfalls muß aber auch die Verschlimmerung durch den Unfall oder dessen Folgen eine in die Augen springende sein und diese darf nicht etwa lediglich durch den natürlichen Verlauf der stetig fortschreitenden Gehirnerkrankung bedingt sein. Deshalb muß diese wesentliche Verschlimmerung sofort oder jedenfalls sehr bald nach dem Schädeltrauma zu Tage treten und darf nicht etwa durch Wochen von demselben getrennt sein. Manchmal sieht man auch, daß ein Trauma einen paralytischen Anfall auszulösen scheint, doch ist dies Ereignis nicht gerade häufig. Einem 37jährigen paralytischen Arbeiter fiel ein Brett aus beträchtlicher Höhe auf den Hinterkopf. Es trat zwar keine Bewußtlosigkeit ein, er war aber außerstande, seine Arbeit fortzusetzen und klagte sofort über sehr starke Kopfschmerzen. Dieselben blieben auch am folgenden Tag bestehen und wurden so stark, daß der Verletzte laut darüber jammerte. In der darauffolgenden Nacht setzten schwere paralytische Krampfanfälle ein und seit dem Unfall war der bis dahin voll leistungsfähige Mann nicht mehr arbeitsfähig. Auch ein psychisches Trauma soll eine wesentliche Verschlimmerung einer schon bestehenden Paralyse herbeiführen können, und es werden in der Literatur mehrere derartige Fälle beschrieben. So berichtet Wittkowski über eine wohl hierhergehörige Beobachtung: Bei einem 42jährigen Dienstmädchen, das natürlich eine Ansteckung durchgemacht haben muß, traten nach einem Schreck über eine einschlagende Granate während der Beschießung von Straßburg die ersten paralytischen Erscheinungen zu Tage. Gerlach teilt den Fall eines Paralytikers mit, bei dem im Anschluß an den grauenerregenden Anblick eines von einem Dampfkran überfahrenen und zermalmten Mitarbeiters am Abend ein paralytischer Anfall sich einstellte. In den von mir durchgesehenen Akten fanden sich auch einige derartige Fälle, aus eigener Erfahrung ist mir ein einwandfreier Fall nicht bekannt. Jedoch scheint mir, wie schon oben gesagt, eine verschlimmernde Wirkung eines heftigen psychischen Traumas, vor allem eines Schrecks, auf eine bestehende Paralyse durchaus möglich zu sein. Solche psychischen Zustände gehen nach meinen Untersuchungen mit ausgeprägten Blutverschiebungen im Schädelinneren einher, welche bei einem durch den Krankheitsvorgang geschädigten Gefäßsystem eine ganz andere Wirkung auf dasselbe und somit auf das Gehirngewebe selbst entfalten können, als bei einem gesunden Menschen.

Sehr häufig bedingt auch eine schon bestehende Paralyse einen Unfall und auch in dieser Richtung sollte man stets Nachforschungen anstellen lassen, wobei man oft überraschende Ergebnisse erhalten wird. Infolge ihrer zunehmenden Unsicherheit bei allen Bewegungen, mehr aber noch infolge der auf Urteilsschwäche beruhenden Sorglosigkeit führen oft die Paralytiker bei der Betriebsarbeit Handlungen aus, die den sie betreffenden Unfall unmittelbar hervorrufen. Daß sie auch eine schwere Gefahr für ihre Arbeitsgenossen werden können, habe ich wiederholt erlebt. Ein an Paralyse leidender Maurer arbeitete auf einem nur an Seilen befestigten Hängegerüst an dem Turm eines Gebäudes und löste, als die Arbeit beendet war, auf demselben stehend die Haltetaue los, so daß er mit dem Gerüst in die Tiefe stürzte und einen schweren Schädelbruch erlitt, während ein Mitarbeiter sich gerade noch im letzten Augenblick durch ein Fenster vor dem Absturz retten konnte. In solchen Fällen liegt natürlich ein Betriebsunfall vor, aber nicht die schon bestehende Paralyse, aber wohl deren etwaige Verschlimmerungen durch das Trauma und andere dabei zugezogene Verletzungen usw. sind zu entschädigen.

Endlich kommt es allerdings ziemlich selten vor, daß genau wie bei einem Anfall der genuinen Epilepsie ein paralytischer Anfall als Unfall gedeutet und manchmal wohl auch absichtlich als solcher ausgegeben wird. Der Nachweis der Merkmale einer Paralyse lassen meist mit Sicherheit den wahren Sachverhalt aufklären. Daß natürlich im paralytischen Anfall während der Arbeit zugezogene Verletzungen usw. genau so zu beurteilen sind wie dies bei der Besprechung des epileptischen Anfalls ausgeführt wurde, bedarf kaum des Hinweises.

Die Erkennung einer Dementia paralytica ist meist eine leichte, von allergrößter Bedeutung ist natürlich eine Untersuchung der Zerebrospinalflüssigkeit. Es wurde schon bei Besprechung der Differentialdiagnose einer traumatischen Demenz gegen eine Dementia paralytica auf alle wichtigen Punkte hingewiesen, so daß sich hier ein weiteres Eingehen darauf erübrigt. Dagegen mag hier nochmals ein anderer Punkt hervorgehoben werden. Man muß immer daran denken, daß ein Trauma, welches den Schädel getroffen hat, Pupillenveränderungen: Ungleichkeit derselben und vor allem auch Störungen ihrer Reaktion hervorrufen kann. So habe ich folgenden Fall mit einseitiger Licht- und Konvergenzstarre, welchen ich durch Jahre verfolgen konnte und dessen Befund durch die Jenenser Augenklinik bestätigt wurde, beobachten können:

Ein Rangierarbeiter erlitt in seinem 38. Lebensjahr beim Entgleisen eines Wagens eine schwere Gehirnerschütterung, an deren Folgen er 14 Tage zu Bett lag. Bei einer Untersuchung ein Jahr nach dem Unfall in der Jenenser Klinik fand sich eine leichte Lähmung des linken Arms und Beines, der Kniereflex war auf der linken Seite stärker, die Wassermannsche Reaktion war negativ und eine Spinalpunktion ergab auch keine Veränderungen des Liquors. Die Pupillen waren ungleich, die rechte viel weiter als die linke, und die linke Pupille erwies sich als licht- und konvergenzstarr bei normalem Augenhintergrund usw. Auch drei Jahre nach der Verletzung bestand diese absolute Pupillenstarre am linken Auge bei sonst normalem Befund an demselben weiter.

Finkelnburg berichtete neuerdings, und das scheint noch ungleich viel wichtiger, über einen Fall von doppelseitiger Lichtstarre der Pupillen nach Trauma. Einem 51 jährigen Manne war eine 75 kg schwere Balancierstange auf den Kopf gefallen und hatte eine schwere Gehirnerschütterung und einen Schädelbruch mit Blutung aus dem linken Ohr bedingt. Nach dem Unfall war die Lichtreaktion der Pupillen zunächst eine normale, aber fünf Wochen nach demselben ließ sich neben anderen Erscheinungen eine vollständige Lichtstarre beider Pupillen und erhaltene Konvergenzreaktion nachweisen, bei normalem Befund des Liquors und des Blutes. Hier lag also genau der Befund an den Pupillen vor, den man immer als kennzeichnend für eine Paralyse ansieht. Eine bald nach einem Schädeltrauma festgestellte Pupillenstörung namentlich die häufige Ungleichheit derselben und eine nicht so ganz seltene einseitige Starre derselben könnte doch zu dem falschen Schluß Anlaß geben, daß es sich um eine Paralyse handele und daß diese Paralyse wegen des alsbaldigen Nachweises dieser Pupillenstörungen auch schon zur Zeit des Unfalles vorgelegen haben müsse. Daraus könnte sich von selbst die weitere Vermutung ergeben, daß vielleicht der Unfall durch diese schon bestehende Paralyse bedingt sei. Von alledem ist aber in Wirklichkeit nichts zutreffend, sondern es handelt sich lediglich um durch das Schädeltrauma allein hervorgerufene Veränderungen. Es wird zweckmäßig sein, immer auch an diese Möglichkeit zu denken und sich nicht zu voreiligen Schlüssen zum Schaden der Verletzten verleiten zu lassen. Immer muß auch bei einer scheinbar ganz klaren Paralyse die Scheidung von einer ihr auch in allen klinischen Erscheinungen manchmal ganz gleichenden traumatischen Demenz durchgeführt werden. Daß man auch stets mit hysterischen Erscheinungen auch bei organischen Erkrankungen rechnen muß, habe ich schon wiederholt betont. Es sind auch Fälle beschrieben worden, bei denen nach einem Trauma sich hysterische Merkmale neben einer Dementia paralytica eingestellt haben. Für den Begutachter kann natürlich in einem zweifelhaften Fall außer der Untersuchung der Spinalflüssigkeit usw. manchmal auch die Feststellung des Leichenbefundes von großer Bedeutung sein. Die Dementia paralytica geht mit kennzeichnenden Veränderungen am Gehirn und seinen Häuten einher und ruft daselbst ganz bestimmte, meist leicht erkennbare mikroskopische Veränderungen hervor, so daß aus denselben noch nachträglich die Diagnose mit Sicherheit gestellt werden kann.

Man kann sehr häufig lesen, daß die Rentenbemessung in allen Fällen von Dementia paralytica eine äußerst einfache sei, indem eben immer eine Vollrente und vielleicht auch noch eine Hilflosenrente zu bewilligen wäre. Das trifft auch für die Endstadien und die raschen Verlaufsformen der traumatisch ausgelösten Paralysen zu. Es gibt aber doch manche Fälle, bei denen zwar eine Paralyse durch ein Trauma ausgelöst wurde, die aber doch noch Jahre lang eine gewisse Arbeitsfähigkeit behalten. Es scheint mir in solchen Fällen nicht richtig, sofort die Vollrente zu gewähren, falls der Betreffende nicht etwa in einem sehr gefährdeten Betriebe arbeitet, in dem er sich oder seinen Arbeitsgenossen Schaden zufügen könnte. Wir wissen, daß es Fälle von Paralyse gibt, deren Verlauf sich wie bei der echten Taboparalyse auf ein Jahrzehnt und länger erstrecken kann. Aber auch sonst kommen bei der Paralyse längere Stillstände und selbst weitgehende Besserungen vor, und man hat auch stationäre Paralysen beschrieben. Alle diese Erfahrungen weisen darauf hin, daß man eben auch bei der Paralyse, genau wie bei allen anderen traumatischen Psychosen nur von Fall zu Fall, sowohl wenn es sich um die Auslösung einer Gehirnerweichung durch ein Trauma, als auch dann, wenn eine wesentliche Verschlimmerung vorliegt, die Erwerbseinbuße abschätzen kann. Ich erinnere mich mehr als eines Falles von Paralyse, der noch jahrelang beschränkt erwerbsfähig blieb. Natürlich wird man in Hinblick auf die Schwere der Erkrankung mit Recht geneigt sein, die Rente eher zu hoch als zu niedrig zu bemessen. Bei dem unausbleiblichen tödlichen Ausgang einer Paralyse kann das Sterbegeld und die Hinterbliebenenrente beantragt werden. Im allgemeinen kann man sich des Eindruckes nicht erwehren, daß man in den ärztlichen Kreisen mit der Annahme einer traumatischen Auslösung einer Paralyse und einer wesentlichen Verschlimmerung durch ein Trauma entschieden etwas zu bereitwillig zu sein pflegt.

Literatur.

Engels, Unfall und progressive Paralyse. Ärztl. Sachverst.-Zeitg. **19**, 32. 1913.

Feilchenfeld, Über die Verschlimmerung der Tabes und der progressiven Paralyse durch Unfälle. Berl. klin. Wochenschr. 1908. 192.

Finkelnburg, Doppelseitige Pupillenstarre nach Trauma. Med. Klin. 1914. 304.

Flechsig, Obergutachten über die Frage, ob ein peripheres Trauma usw. Amtl. Nachr. d. R.V.A. **22**, 492. 1906.
Gerlach, Trauma, Dementia paralytica und Unfallrente. Allg. Zeitschr. f. Psych. **67**, 145. 1910.
Gieseler, Paralyse und Trauma. Arch. f. Psych. **40**, 966. 1905.
Grashey, Allgemeine fortschreitende Paralyse nach Trauma. Monatsschr. f. Unfallheilk. 1901. 355.
Gruber, Angeblicher Unfall als paralytischer Anfall mit tödlichem Ausgang erklärt. Monatsschr. f. Unfallheilk. 1912. 333.
Gudden, Zur Ätiologie und Symptomatologie der progressiven Paralyse usw. Arch. f. Psych. **26**, 430. 1894.
Hirschl, Die Ätiologie der progressiven Paralyse. Jahrb. f. Psych. **14**, **321**. 1896.
Huber, Das Verhalten des Gedächtnisses nach Kopfverletzungen. Inaug.-Diss. Basel 1901. Fall 19.
Jürgen, Ein Fall von progressiver Paralyse im Anschluß an Unfall unter den Anfangserscheinungen der Hysterie. Neurol. Zentralbl. 1911. 241.
Kaplan, Trauma und Paralyse. Allg. Zeitschr. f. Psych. **54**. 1097. 1898.
Kölpin, Trauma und Paralyse. Allg. Zeitschr. f. Psych. **63**, 738. 1906.
Lampe, Arteriosklerose, Spätparalyse und Unfall. Monatsschr. f. Psychl. **33**, 335. 1913.
Landsberger, Paralyse und Unfall. Inaug.-Diss. Göttingen 1909.
Mendel, Der Unfall in der Ätiologie der Nervenkrankheiten. Monatsschr. f. Psych. **21**, 468. 1907.
Meschede, Paralytische Geistesstörungen nach Trauma Allg. Zeitschr. f. Psych. **55**, **481**. 1898.
Obersteiner, Trauma und Psychose. Wiener med. Wochenschr. 1908. Nr. 40.
Reinhold, Dementia paralytica nach Unfall. Neurol. Zentralbl. 1905. 641.
Sanitätsbericht über die deutschen Heere im Kriege gegen Frankreich. **7**, 424. 1885.
Schultze, Über chronische Hirn- und Rückenmarksaffektionen nach Trauma. Ref. Neurol. Zentralbl. 1909, 1041.
Schuster, Trauma und Nervenkrankheiten. II. Progressive Paralyse. Handb. d. Neurol. **5**, 997.
Stolper, Kritische Bemerkungen zu einem Obergutachten usw. Monatsschr. f. Unfallheilk. 1901. 375.
Weber, Über posttraumatische Psychosen. Deutsche med. Wochenschr. 1905. 1183.
Windscheid, Paralyse als Unfallfolge abgelehnt. Ärztl. Sachverst.-Zeitg. **16**, 104. 1910.
Wohlwill, Zur Frage der traumatischen Paralyse. Arch. f. Psych. **47**, 1253. 1910.
Ziehen, Bemerkungen zu einem Vortrag von Mendel. Neurol. Zentralbl. 1904. 627.
— Organische Geisteskrankheiten und Unfälle. Amtl. Nachr. d. R.V.A. **27**, 555. 1911.

9. Lues cerebri.

Da die Lues cerebri sehr häufig mit geistigen Störungen einhergeht, so haben wir sie hier auch kurz zu berücksichtigen. Gerade nach einer luetischen Ansteckung kann man die Wirkung eines Traumas oft in sehr in die Augen springender Weise feststellen. So sieht man gelegentlich, daß die so leicht einem Stoß ausgesetzte Tibiakante der Sitz eines periostalen Gummas nach einem solchen wird. Zieler beschreibt neuerdings einen überzeugenden Fall einer 36jährigen Frau, welche an Syphilis litt und im Januar und Februar 1914 behandelt worden war. Anfang April 1914 erhielt sie einen Stoß gegen die Stirne, und 14 Tage später war an der Stelle dieser Verletzung ein gummöses Infiltrat nachweisbar, das unter einer antiluetischen Behandlung ausheilte. Kaplan erwähnt kurz einen Fall, bei dem im Anschluß an ein Kopftrauma es zu einer ausgesprochenen Lues cerebri kam. Von verschiedenen Schriftstellern wird angegeben, daß überhaupt eine Lues cerebri sich nicht selten im Anschluß an eine Schädelverletzung entwickele, jedoch sind einwandfreie Beobachtungen nicht gerade häufig. Dreyer berichtet über einen Maurer, der im 32. Lebensjahr sich angesteckt hatte und im 36. einen Unfall dadurch erlitt, daß ihm ein Backstein aus der Höhe von $2^1/_2$ m auf den Hinterkopf fiel. Er kam vier Monate nach dem Unfall in klinische Behandlung wegen einer Lues cerebri mit rechtsseitiger Hypoglossuslähmung. Dreyer erwähnt auch einen Studenten, der zwei Jahre nach der Ansteckung auf dem Eise stürzte und mit dem Hinterkopf aufschlug. Es stellten sich 14 Tage später epileptische Anfälle ein, welche auf eine antiluetische Behandlung schwanden. Zipperling teilt folgenden genau untersuchten Fall mit: Einem 26jährigen Arbeiter fiel ein 2,5 kg schweres Reisigbündel auf Hinterkopf und Nacken, sodaß er bewußtlos wurde. Er lag acht Tage in einem Krankenhause und nahm dann seine Arbeit wieder auf, jedoch verlor er wegen seiner zunehmenden Vergeßlichkeit seine Stellung. Es bestanden heftige Schwindelanfälle und er gab an, vor 3—4 Jahren eine Ansteckung durchgemacht zu haben. Eine antiluetische Behandlung brachte eine wesentliche Besserung. Ich habe bei der Durchsicht der Akten nur einen einwandfreien Fall finden können.

Ein 42jähriger Arbeiter hatte eine linksseitige Schädelverletzung erlitten, bei der er zu Boden fiel, aber sofort wieder aufstand und weiter arbeitete. Innerhalb weniger Wochen stellten sich vollentwickelte Krampfanfälle und Lähmungserscheinungen in den rechtsseitigen Gliedmaßen ein und es machte sich eine geistige Störung bemerkbar. Eine Blutuntersuchung ergab trotz Ableugnens jeder Ansteckung einen positiven Befund bei der Wassermann-Probe und eine antiluetische Behandlung erwies sich als erfolgreich.

Aus meiner eigenen Erfahrung ist mir ein Fall von Lues cerebri mit psychischen Störungen nach Trauma nicht bekannt. In allen Fällen handelte es sich natürlich nur um die Auslösung einer Lues cerebri durch das Trauma, indem durch dasselbe ein Locus minoris resistentiae, vielleicht durch kleine Blutungen, gesetzt wurde. Es ist daher auch unbedingt zu verlangen, daß ein solches auslösendes Trauma das Gehirn betroffen hat, es wird sich also auch hier wieder vorwiegend um Schädelverletzungen handeln, die außerdem eine gewisse Stärke besitzen müssen. Aber auch da ist es, wie immer wieder betont werden mag, nicht erforderlich, daß die Erscheinungen einer Hirnerschütterung vorgelegen haben

Es muß ferner gefordert werden, daß die luetischen Erscheinungen bei einer Auslösung einer Lues cerebri durch ein Trauma natürlich nicht sofort nach dem Unfall vorhanden sind, sondern sich erst im Laufe einiger Tage oder Wochen, aber spätestens innerhalb weniger Monate entwickeln. Andere Traumen, die das Gehirn nicht geschädigt haben, kommen ebenso wie psychische Traumen für die Auslösung nicht in Frage.

Es kann aber auch eine schon bestehende Lues cerebri durch ein Schädeltrauma ungünstig beeinflußt und eine bis dahin unbemerkt verlaufende Erkrankung danach leicht erkennbar werden. Außer einem Schädeltrauma werden hierfür wohl nur solche Zustände in Betracht kommen, welche mit einer starken Drucksteigerung innerhalb des Gefäßsystems einhergehen. Einen solchen verschlimmernden Einfluß, der sich übrigens sofort oder innerhalb der nächsten Tage nach einer solchen Einwirkung zeigen muß, wird man auch einem starken psychischen Trauma nicht absprechen können, namentlich dann nicht, wenn, wie so häufig, luetische Gefäßerkrankungen innerhalb der Schädelhöhle bestehen. So möchte ich einen Fall auffassen, der mir auch nur aus den Akten bekannt geworden ist.

Ein 39jähriger, im Ausland beschäftigter Monteur, der eine Ansteckung durchgemacht hatte, erlitt einen eigentümlichen Unfall. Er sollte einen festgefahrenen Wagen einer Drahtseilbahn wieder flottmachen, bei dem Entladen dieses Wagens entluden sich von selbst auch die anderen daselbst stockenden Wagen und das über einen Abgrund von 65 m Tiefe gespannte Seil, an dem sich der Arbeiter festhalten mußte, geriet in gewaltige Schwingungen, so daß er sich nur mit Aufbietung aller Kräfte in dieser verzweifelten Lage halten konnte. Gleich oder jedenfalls sehr bald nach dem Unfall trat eine halbseitige Parese und eine Ophthalmoplegie auf.

Das alsbaldige Einsetzen luetischer Erscheinungen spricht dafür, daß zur Zeit des Unfalls schon eine Erkrankung des Gehirns oder seiner Gefäße bestand und daß dieselbe nur eine ganz wesentliche Verschlimmerung erfahren hat. Natürlich könnte man auch hier einwenden, daß nicht der Schreck usw. sondern die übermäßige Anstrengung beim Festhalten in dieser lebensgefährlichen Stellung die Verschlimmerung bedingt habe. Auch bei einer angeblich durch ein Trauma ausgelösten Lues cerebri wird man auch immer daran denken müssen, daß eine schon bestehende Erkrankung infolge der sie begleitenden Schwindelanfälle usw. vielleicht die Ursache des Unfalles sei. Ob eine Rente zu bewilligen ist oder nicht und im bejahenden Falle in welcher Höhe, hängt bei jedem Kranken von dem Erfolg einer antiluetischen Behandlung ab.

Literatur.

Dreyer, Über Unfallkranke. Inaug.-Diss. Göttingen 1899.

Henneberg, Über Lues spinalis. Ref. Neurol. Zentralbl. 1902. 335.

Kaplan, Kopftrauma und Psychosen. Allg. Zeitschr. f. Psych. **56**, 292. 1899.

Nonne, Syphilis und Nervensystem. II. Aufl. 1912.
Violet, Des traumatismes craniens dans leurs rapports avec l'aliénation mentale. Thèse Paris 1905.
Zieler, Syphilis und Trauma. Münch. med. Wochenschr. 1914. 1481.
Zipperling, Lues cerebri und Trauma. Neurol. Zentralbl. 1911. 1353.

10. Arteriosclerosis cerebri.

Allbekannt ist, daß eine Arteriosclerosis cerebri häufig den Boden abgibt für die Entwickelung verschiedener Formen geistiger Erkrankungen und auch epileptischer Erscheinungen, welche man mit dem Namen der arteriosklerotischen oder Spätepilepsie belegt hat. Wir können hier natürlich nicht auf klinische Einzelheiten eingehen und verweisen auf die einschlägigen Ausführungen in den psychiatrischen Lehrbüchern, da wir hier nur die Frage der Beziehungen einer Gehirnarteriosklerose zum Trauma zu besprechen haben. Die Arteriosklerose überhaupt ist nach der Ansicht von Aschoff auf eine lange fortgesetzte Überanstrengung und dadurch bedingte Abnutzung der Gefäßwände zurückzuführen, welche mit Veränderungen derselben einhergeht, die ihrerseits wieder durch Ernährungsvorgänge sichtbar gemacht werden. Manche Schriftsteller sind der Meinung, daß diese Veränderungen auch durch ein örtliches Trauma hervorgerufen werden könnten und sehr häufig wird als Beweis dafür eine Beobachtung von Bernhardt angeführt, der nach einer Armverletzung eine Arteriosklerose der Gefäße desselben feststellen konnte. Ich bekenne mich zu der Ansicht derjenigen, welche eine rein traumatische Entstehung einer Arteriosklerose der Gehirngefäße, denn mit diesen allein haben wir es hier zu tun, leugnen. Bei der großen Verbreitung, welche die Arteriosklerose besitzt, namentlich in den Kreisen der arbeitenden Bevölkerung und bei der Eigentümlichkeit des Leidens einzelne Gefäßgebiete gesondert zu befallen, läßt sich meist nicht der Beweis erbringen, daß eine Gefäßveränderung an den Gehirngefäßen nicht schon zur Zeit des Unfalls bestanden habe. Man hat auch gefunden, daß es viele Fälle von Arteriosklerose gibt in einem Alter, das man früher vor einem solchen, den vorgerückteren Jahren zugeschriebenen Leiden gefeit hielt; so weist Apelt darauf hin, daß er unter 17 Arteriosklerotikern sieben gefunden habe, welche noch nicht das 30. Lebensjahr erreicht hatten. Da natürlich auch eine sich aus anderen Gründen entwickelnde Gefäßveränderung eben erst eine gewisse Ausbreitung und Stärke erlangt haben muß, ehe sie sich bemerkbar machen kann, so werden wir erst recht vorsichtig sein mit der Annahme einer Entstehung einer Gehirnarteriosklerose durch ein Trauma. Aber andererseits ist durch zahlreiche Erfahrungen erwiesen, daß anschließend an ein Schädeltrauma die ersten Zeichen der Erkrankung bei einem bis dahin völlig gesunden Menschen zu Tage getreten sind. Es dürfte dabei nach unseren derzeitigen Kenntnissen von der zeitlichen

Entwickelung solcher pathologisch-anatomischer Vorgänge nicht anzunehmen sein, daß innerhalb der kurzen Zeit, wie sie manchmal zwischen Trauma und den ersten Kennzeichen des Leidens verflossen ist, so weitgehende Veränderungen an den Gehirngefäßen sich vollzogen haben könnten. Es bleibt daher nur die Annahme übrig, daß die Betreffenden schon vorher an Arteriosklerose der Gehirngefäße litten, die aber bei ihnen keine Erscheinungen bislang bedingt hatte, also daß sie gewissermaßen zur Zeit des Traumas schon verkappte Arteriosklerotiker waren. Windscheid hat eine sehr ansprechende Annahme gemacht. Er führte aus, daß diese schon bestehenden Veränderungen der Gehirngefäße deshalb keine Störungen in der Tätigkeit des Zentralnervensystems hervorrufen könnten, weil sie durch einen natürlichen Regulationsmechanismus ausgeglichen würden. Erst wenn diese Selbststeuerung, durch ein Trauma geschädigt, versage, könnten sich auch die Folgeerscheinungen der bis dahin ausgeglichenen Gefäßveränderungen am Zentralnervensystem geltend machen. Wir wissen, daß eine Gehirnerschütterung gerade auch auf die Gehirngefäße einzuwirken imstande ist und wohl auch die vasomotorischen Zentren des verlängerten Markes, wie dies auch die Untersuchungen Jakobs wahrscheinlich machen, zu schädigen vermag, so daß also die Ansicht von Windscheid entschieden eine gewisse Wahrscheinlichkeit für sich beanspruchen darf. Wir können demnach den ursächlichen Zusammenhang zwischen einer Arteriosclerosis cerebri und einem Trauma wieder unter folgende drei Gesichtspunkte bringen: 1. Das Trauma läßt eine schon vorher bestehende aber gewissermaßen kompensierte Gehirnarteriosklerose in Erscheinung treten; 2. das Trauma verschlimmert eine schon mit klinischen Erscheinungen einhergehende Erkrankung und endlich 3. die Arteriosklerose ist die Ursache des Unfalls.

Ein Trauma kann also zunächst eine schon bestehende Gehirnaderverkalkung, welche bisher nicht mit klinischen Erscheinungen einherging, durch das Hervorrufen solcher erkennbar machen. Man kann dies eigentlich nicht mit dem Namen des Auslösens einer Gehirnarteriosklerose bezeichnen, wenigstens nicht in dem Sinne, wie wir diesen Begriff soeben bei der Lues cerebri gebraucht haben, denn es handelt sich hier nicht um die Entstehung von etwas Neuem, bis dahin nicht Dagewesenem infolge des Traumas, sondern nur um das Wirksamwerden eines schon Vorhandenen. Sicher kommt aber auch dies überhaupt nicht gerade häufig bei der Gehirnarteriosklerose vor. Als ein wirksames Trauma kann nur eine Schädelverletzung, die auch auf das Gehirn eingewirkt hat, aber nicht zu den Erscheinungen einer Gehirnerschütterung geführt zu haben braucht, doch auch andererseits keinesfalls harmlos gewesen sein darf, anerkannt werden. Andere Traumen sind nicht imstande, diese Störungen zu bedingen und meiner Ansicht nach psychische Traumen auch wohl nur in Ausnahmefällen. Die arteriosklerotischen Erscheinungen müssen im Anschluß an das Trauma zu Tage treten und dürfen sich nicht etwa erst nach vielen Monaten entwickeln. Eine zunächst als Melancholie verkannte arteriosklerotische Psychose schloß sich im folgenden Fall an ein Schädeltrauma an. Rentenansprüche kamen bei dieser Erkrankung nicht in Frage.

Die 51jährige Weberin H. stürzte am 10. XII. 1910 die Treppe hinab und zog sich einen Rippenbruch und eine leichte Hirnerschütterung zu. Es entwickelte sich bei ihr im Anschluß daran ein Zustand schwerer gemütlicher Verstimmung mit gelegentlichen Angstanfällen und später gesellten sich auffallende hypochondrische Wahnideen hinzu. Man hielt die Erkrankung für eine Melancholie, es kam jedoch zu keiner Besserung, sondern es traten lebhafte Sinnestäuschungen auf; die Wahnideen wurden zusammenhangsloser und es ließ sich auch ein immer deutlicher hervortretender Intelligenzverfall nachweisen. Es bestanden eine mäßige Arteriosklerose der sichtbaren Gefäße, leichte Reflexunterschiede zwischen beiden Körperseiten und Rombergsches Schwanken. Sie starb zwei Jahre nach dem Unfall in der Jenenser Klinik und die Leichenöffnung ergab eine Verkalkung der Gehirngefäße.

Aus den Akten entnehme ich folgenden Fall, da er wichtig scheint auch durch das verhältnismäßig frühe Auftreten einer allgemeinen Arteriosklerose und durch die Entwickelung einer Epilepsie auf dieser Grundlage unter der Mitwirkung eines Traumas.

Ein 42jähriger Monteur erlitt bei der Arbeit einen Stoß gegen den Hinterkopf mit nachfolgender kurzer Bewußtlosigkeit. Er klagte seit dem Unfall über heftigen Schwindel, arbeitete aber weiter und nach drei Monaten stellte sich der erste epileptische Krampfanfall ein. Eine Untersuchung ergab eine deutliche Arteriosklerose der sichtbaren Gefäße und im Urin einen geringen Eiweißgehalt. Die Anfälle wiederholten sich alle 5—6 Wochen. Bei seinem im 47. Lebensjahre — also fünf Jahre nach dem Unfall — erfolgenden Tode fanden sich arteriosklerotische Erweichungsherde im Gehirn.

Dinkler berichtet über einen ähnlichen, aber schwerer verlaufenden Fall. Ein bis dahin anscheinend gesunder 59jähriger Mann fiel mit dem Hinterkopf auf eine scharfe Mauerkante auf und war kurze Zeit bewußtlos. Seit dem Tage des Unfalls war er geistig schwer verändert und es stellte sich eine vollständige Verwirrtheit und zunehmende Verblödung ein. Die Leichenöffnung bei dem $1^1/_2$ Jahre nach dem Unfall erfolgenden Tode ergab arteriosklerotische Gefäße an der Gehirnunterfläche, und Blutungen, Erweichungen und Höhlenbildungen im Gehirn selbst, dessen Gefäße auch hochgradig verändert waren. Es unterliegt wohl keinem Zweifel, daß auch hier die Gefäßveränderungen schon vor dem Trauma bestanden und daß dasselbe daher so schwere Erscheinungen hervorzurufen imstande war.

Viel häufiger als dies Auftreten der ersten klinischen Erscheinungen einer bestehenden Arteriosklerose im Anschluß an ein Schädeltrauma ist die Verschlimmerung einer schon vorher mit den bekannten Merkmalen einhergehenden, aber die Erwerbsfähigkeit noch nicht oder nur wenig beeinträchtigenden Gehirnarteriosklerose durch ein Trauma.

Natürlich wird auch da wieder vor allem ein Schädeltrauma von Bedeutung sein, da dasselbe am leichtesten die krankhaft veränderten Gehirngefäße schädigen kann. Aber auch andere, der Leistungsfähigkeit der Gehirngefäße größere Aufgaben stellende Einwirkungen müssen hier berücksichtigt werden, die um so leichter einen ungünstigen Einfluß ausüben können, je weitgehender die bestehenden Gefäßveränderungen und andererseits je größer die plötzlichen Anforderungen an dieselben sind. So wird eine übermäßige Kraftanstrengung, wie sie im Verlauf der gewöhnlichen Berufsarbeit von dem betreffenden Arbeiter nicht verlangt und nur ausnahmsweise von ihm geleistet wird, ein Tatbestand, der einem Unfall im Sinne des Gesetzes entsprechen würde, wohl imstande sein, durch die mit derselben einhergehenden Blutdrucksteigerung zu kleinen Zerreißungen der erkrankten Gehirngefäße und somit zu Blutungen usw. zu führen. Ein sehr starkes psychisches Trauma, wie eine plötzlich eintretende Lebensgefahr und ein heftiger Schreck über dieselbe wird wohl auch eine wesentliche Verschlimmerung einer schon bestehenden Arteriosclerosis cerebri hervorzurufen vermögen. Meist handelt es sich in der Praxis aber um die Einwirkung von Schädeltraumen, wie z. B. auch im folgenden Fall:

Der 67jährige Arbeiter O., welcher zwar noch voll arbeitsfähig war, aber durch seine Reizbarkeit seinen Arbeitsgenossen schon seit längerer Zeit auffiel, erlitt am 5. IV. 1913 bei der Arbeit dadurch einen Unfall, daß ihm ein Stoß Butterfässer aus ziemlicher Höhe auf den Kopf stürzte. Er trug eine Beule an der linken Stirnseite davon und klagte über heftige Kopfschmerzen und Schwindel, hatte aber nicht die Erscheinungen einer Gehirnerschütterung. Am 11. IV. 1913 — also sechs Tage später — stolperte er infolge Schwindels auf dem Fabrikhof, stürzte zu Boden und zog sich eine Rippenquetschung zu. Er arbeitete weiter, wurde aber auffallend weinerlich und konnte sich gar nicht mehr helfen, so daß ihm eine Hausgenossin beim An- und Auskleiden beistehen mußte. Er äußerte Todesgedanken: er müsse bald sterben, er werde ins Irrenhaus kommen, denn er könne gar nichts mehr merken. Auch Beziehungsideen wurden von ihm vorgebracht, seine Mitarbeiter hätten einen Nagel in der Nähe seines Arbeitsplatzes eingeschlagen, das solle heißen, er möge sich an demselben aufhängen usw. Die Untersuchung in der Jenenser Klinik ergab unreine Aortentöne und einen Blutdruck von 210 mm Hg nach Riva-Rocci. Es bestand Rombergsches Schwanken, statischer Tremor der Hände und eine starke Schlängelung und Verhärtung der einer Betastung zugänglichen Schlagadern. Die Reflexe waren beiderseitig stark gesteigert. Er war in einer gedrückten Stimmung, bot eine sehr schwere Störung der Merkfähigkeit dar, die er selbst sehr unangenehm empfand, und klagte über Kopfschmerz und Schwindel.

Es läßt sich manchmal bei solchen Fällen natürlich auch mit dem besten Willen nicht sagen, ob nicht auch ohne Trauma die bestehende Gehirnaderverkalkung, welche doch eine stetig, aber oft auch schubweise fortschreitende Erkrankung darstellt, solche schwere Erscheinungen gemacht haben würde. Man wird sich daher nur dann dazu verstehen einen Zusammenhang anzuerkennen, wenn in unmittelbarem Anschluß an den Unfall oder doch nur wenige Tage später eine wesentliche, zu einer

Einbuße an Erwerbsfähigkeit führende Verschlimmerung erkennbar wurde. Es bedarf kaum des Hinweises, daß gelegentlich wohl auch eine schon vor dem Unfall bestehende arteriosklerotische Epilepsie durch eine Schädelverletzung wesentlich verschlimmert werden kann; so habe ich gesehen, daß bei einer bis dahin nur mit kleinen Anfällen einhergehenden Erkrankung nach einer schweren Gehirnerschütterung sich häufig große Anfälle und eine rasche Verblödung einstellten.

Wenn eine bestehende Arteriosklerose der Gehirngefäße infolge der begleitenden Schwindelanfälle usw. zu einem Unfall führt, so liegen die Verhältnisse wie bei einem epileptischen Anfall und es kann daher auf das darüber bei der Epilepsie Gesagte verwiesen werden.

Die Erkennung einer Arteriosclerosis cerebri ist meist eine leichte. Es mag aber hier darauf aufmerksam gemacht werden, daß keineswegs in allen Fällen eine Blutdrucksteigerung sich findet und daß also das Fehlen einer solchen nicht gegen die Annahme einer Gehirnarteriosklerose spricht. Andererseits beweist aber auch eine vorliegende Blutdrucksteigerung nicht ohne weiteres, daß auch die Gehirngefäße an dem Krankheitsprozeß beteiligt seien, sondern es müssen auch stets klinische Erscheinungen von seiten derselben für eine sichere Diagnose gefordert werden. Übrigens ist auch nicht zu vergessen, daß es Formen der allgemeinen Arteriosklerose gibt, welche mit einer Herabsetzung des normalen Blutdrucks einhergehen. Auch die Eigentümlichkeit des Leidens, einzelne Gefäßgebiete allein zu befallen, die schon erwähnt wurde, ist zu berücksichtigen, damit nicht etwa aus dem Fehlen einer Arteriosklerose der Armgefäße usw. auch auf ein Nichtbefallensein der Gehirngefäße oder auch aus einer Härte und Schlängelung der Radialis und Temporalis auf eine gleiche Beschaffenheit der Hirngefäße ein Fehlschluß gemacht wird. Denn solche Schlüsse sind, wie die Leichenöffnungen immer wieder zeigen, äußerst unsicher und sehr oft falsch. Nur aus einer Arteriosklerose der Gefäße des Augenhintergrundes kann man eine solche der Gehirngefäße entnehmen, aber man darf auch nicht aus dem Fehlen solcher mit dem Augenspiegel nachzuweisender Veränderungen auf die Gesundheit der Gehirngefäße schließen. Unter Umständen ist auch praktisch wichtig, daß eine Arteriosklerose an sich schon mit einer Erhöhung des Spinaldruckes einhergehen kann, so daß also beim Vorliegen einer Drucksteigerung des Liquors derselben keine Bedeutung im Sinne einer traumatischen Hirnschädigung zukommt. Bei einer scheinbar durch ein Trauma allein bedingten Epilepsie wird man immer auch an die arteriosklerotische Form derselben denken und dahingehende Untersuchungen anstellen müssen, indem zu berücksichtigen ist, daß eine Arteriosklerose auch schon viel früher aufzutreten vermag, als man bisher allgemein anzunehmen pflegte.

Die Rentenbemessung wird sich den Einzelheiten jedes Falles anpassen müssen. Im allgemeinen ist es zweckmäßig, die Rente nicht zu niedrig zu schätzen und zu bedenken, daß Leute mit einer Gehirnarteriosklerose am besten alle schwere körperliche Arbeit, welche mit großer Kraftanstrengung und Bücken verbunden ist, ferner Arbeiten in überheizten Räumen, am Feuer, in starker Sonnenglut und da, wo sie ihrer Schwindelanfälle wegen besonderer Gefahr ausgesetzt sind, ganz meiden sollten.

Literatur.

Apelt, Arteriosklerose und Commotio cerebri. Ärztl. Sachverst.-Zeitg. 1902. 248.
Aschoff, Arteriosklerose. Beihefte zur med. Klin. 1914. 1. Heft.
Bloch, Arteriosklerose und Unfall. Ärztl. Sachverst.-Zeitg. 1911. 502.
Dinkler, Ein Beitrag zur Lehre von den feineren Gehirnveränderungen nach Schädeltrauma. Arch. f. Psych. **39**, 445. 1905.
Holzmann, Über Arteriosklerose und Unfall. Ärztl. Sachverst.-Zeitg. 1910. 297.
Lewandowsky, Zirkulationsstörungen des Gehirns. Handb. d. Neurol. **3**, 71. 1912.
Rumpf, Über Arteriosklerose und Unfall. Deutsche med. Wochenschr. 1914. 1059.
Watermann und Baum, Die Arteriosklerose eine Folge des psychischen und physischen Traumas. Neurol. Zentralbl. 1906. 1137.
Windscheid, Die Beziehungen der Arteriosklerose zu Erkrankungen des Gehirns. Münch. med. Wochenschr. 1902. 345.
Ziehen, Organische Geisteskrankheiten und Unfälle. Amtl. Nachr. d. R.V.A. **27**, 555. 1911.

11. Dementia senilis.

Auch bei einer Dementia senilis kann ein Trauma nur eine Hilfsursache für das Auftreten dieser organischen Erkrankung darstellen oder das schon bestehende Leiden beschleunigen und endlich durch dasselbe selbst veranlaßt sein. Während in der Literatur verhältnismäßig oft der Einfluß einer Verletzung auf eine Dementia senilis angegeben wird, Kißling nimmt für 13,6% seiner Fälle ein Trauma neben anderen als auslösende Ursache an und Kaplan führt aus, daß in 3% der Fälle die klinischen Erscheinungen einen Zusammenhang nahe legen, findet man in den Unfallakten nur ein recht spärliches Material. Es wird dies wohl daran liegen, daß nur verhältnismäßig wenige Arbeiter bis in das Alter, in welchem das Leiden einzusetzen pflegt, gerade in den Berufen, welche besonders schweren Schädelverletzungen ausgesetzt sind, sich noch ihrer Arbeit unterziehen. Denn es können wohl nur Schädeltraumen, welche auch auf das Gehirn eingewirkt haben, ohne jedoch notwendigerweise mit den Erscheinungen einer Gehirnerschütterung verbunden gewesen zu sein, eine Dementia senilis neben anderen Ursachen hervorrufen. Man wird auch weiter verlangen, daß innerhalb eines halben Jahres nach dem Unfall sich die Erscheinungen der Erkrankung geltend gemacht haben müssen, wenn wirklich ein ursächlicher Zusammenhang bestehen soll. Rathmann führt folgenden Fall an: Eine 62jährige Frau erlitt einen Sturz auf den Hinterkopf und trug daselbst eine Wunde davon. Einige Monate nach der Verletzung war sie auffallend verändert, sie wurde sehr vergeßlich, hatte keine Lust mehr zur Arbeit und lief in der Nacht ruhelos umher. Es stellte sich auch Unreinlichkeit ein und sie mußte in einer Anstalt untergebracht werden. Bei dem zwei Jahre nach dem Unfall erfolgenden Tode fand sich bei der Leichenöffnung eine Pachymeningitis haemorrhagica interna und ein Schwund des Gehirns, das ein Gewicht von nur 1070 g aufwies. Hier hatte wohl das Trauma mitgeholfen den Altersblödsinn zum Ausbruch kommen zu lassen. Aus den Akten möchte ich noch eine ähnliche Beobachtung anführen:

Ein 63jähriger Stallbediensteter verunglückte mit einem Wagen und erlitt dabei einen Unterschenkelbruch und schlug mit dem Kopf auf, ohne jedoch bewußtlos zu werden. Schon zwei Monate nach dem Unfall, bei seiner Entlassung aus dem Krankenhaus, in dem eine gute Heilung des Bruches erzielt worden war, fiel er auf durch sein gedrücktes Wesen, das bald in eine schwere gemütliche Verstimmung überging. Er wurde dann nach Angabe seiner Angehörigen „wunderlich", äußerte im Laufe der nächsten Monate Verfolgungsideen und meinte, seine Frau sei geisteskrank. Er wurde unsauber und verfiel geistig sehr rasch, so daß er vorübergehend in einer Anstalt untergebracht werden mußte.

Daß andere Traumen außer Schädelverletzungen oder auch psychische Einflüsse eine Dementia senilis auslösen könnten, scheint mir höchst unwahrscheinlich. Dagegen könnte vielleicht eine schon bestehende Dementia senilis auch durch andere Verletzungen usw. ungünstig beeinflußt werden, wobei diese Verschlimmerung natürlich sofort oder innerhalb weniger Tage hervortreten müßte. Häufig scheint aber das auch nicht der Fall zu sein, denn mir ist kein einwandsfreier Fall, in dem es sich um eine wesentliche, eine weitere Einbuße an Erwerbsfähigkeit bedingende Verschlimmerung gehandelt hätte, bekannt geworden. Verhältnismäßig oft kommt es aber vor, daß eine Dementia senilis die Ursache eines Traumas wird, doch handelt es sich nur sehr selten um einen wirklichen Betriebsunfall, wie in folgender Beobachtung:

Ein 64jähriger Böttcher, der schon seit einem Jahre Zeichen einer geistigen Veränderung darbot, stürzte in einem Schwindelanfall von einer etwas erhöhten Arbeitsstelle ab und schlug mit der linken Schädelseite auf. Er schien sich zunächst nicht Schaden getan zu haben, aber bald stellte sich eine Somnolenz ein, die auch während der Einlieferung in die Jenenser Klinik noch bestand und bis zu seinem acht Tage nach dem leichten Unfall erfolgenden Tode anhielt. Die Leichenöffnung ergab außer einem deutlichen Gehirnschwund drei kleine, ziemlich frische Blutergüsse, von denen einer im Marklager unter der linken vorderen Zentralwindung und die beiden anderen im oberen Scheitelläppchen sich befanden bei vollständig unversehrtem Schädel.

Die Erkennung einer Dementia senilis macht meist keine Schwierigkeiten und die Rentenabschätzung wird sich auf die Bewilligung einer Vollrente und einer etwaigen Hilflosenrente meist beschränken können.

Literatur.

Kaplan, Kopftrauma und Psychosen. Allg. Zeitschr. f. Psych. **56**, 292. 1899.
Kißling, Kopftrauma und Psychosen. Inaug.-Diss. Tübingen 1899.

Rathmann, Über die nach Schädeltrauma eintretenden psychischen Störungen. Vierteljahrsschr. f. gerichtl. Med. **23**. 1. 1901.

Ziehen, Organische Geisteskrankheiten und Unfälle. Amtl. Nachr. d. R.V.A. **27**. 555. 1911.

12. Dementia praecox.

Die Dementia praecox ist uns ihrem Wesen nach noch vollständig unbekannt und wir können über die Art ihrer Entstehung nur Vermutungen äußern. Es scheint sicher, daß bei diesem, den organischen Erkrankungen zuzuzählenden Leiden im Körper selbst entstehende Giftstoffe eine gewisse Rolle spielen. Ich konnte nach den Ergebnissen der von mir schon im Jahre 1904 veröffentlichten, mit dem Serum solcher Kranken an mir selbst und an Hunden vorgenommenen Versuchen das zeitweilige Vorhandensein neurotoxischer Stoffe in demselben nachweisen. Gestützt auf die weittragenden Entdeckungen Abderhaldens haben Fauser und andere vor allem mit den Geschlechtsdrüsen in Zusammenhang stehende Abbauprodukte im Serum gefunden; dadurch ist natürlich auch in der Forschung nach der Pathogenese dieses verhängnisvollen Leidens ein großer Schritt nach vorwärts getan, aber dieselbe noch keineswegs aufgeklärt worden. Es geht daraus ebenso wie aus allen Untersuchungen über die Entstehung der Dementia praecox das eine hervor, was für uns gerade hier wichtig ist, daß es vorwiegend im erkrankten Organismus selbst gelegene, also endogene, Vorgänge und nicht äußere Ursachen zu sein scheinen, welche die Entstehung dieser auffallenden Erkrankung bedingen. Es scheint daher auch auf den ersten Blick durchaus folgerichtig, wenn nach dem gegenwärtigen Stand unserer Kenntnisse über die Pathogenese dieses Leidens die Bedeutung eines Traumas für dieselbe gering angeschlagen oder ganz geleugnet wird. Die auf einem solchen Standpunkt stehenden Schriftsteller sehen in dem öfter zu beobachtenden Auftreten einer Dementia praecox nach einem Schädeltrauma ein zufälliges zeitliches Zusammentreffen, jedoch keinen ursächlichen Zusammenhang zwischen beiden Ereignissen oder aber sie nehmen auch an, daß es sich bei diesen angeblichen Fällen von Dementia praecox — namentlich die Form der Dementia catatonica kommt dabei in Frage — sich eben nicht um echte Katatonien, sondern um katatonische Zustandsbilder handelt, ein Punkt, auf den wir noch zurückkommen müssen. So sehr ich auch der Ansicht beipflichte, daß innere, endogene Vorgänge für die Entstehung und den Ausbruch der Dementia praecox maßgebend sind, so kann ich aus dieser Auffassung des Wesens dieser Erkrankung doch keineswegs den Schluß ziehen, daß deshalb alle exogenen Ursachen als nebensächlich zu betrachten seien. Ich will mich hier nicht zu sehr in theoretische Ausführungen verlieren, denn es würde bei unserer Unkenntnis auf diesem Gebiete doch nur ein Kampf um Hypothesen sein, und grau ist alle

Theorie, namentlich bei den so durchaus praktischen Fragen. Nur auf einige hirnphysiologische Tatsachen und klinische Erfahrungen will ich hinweisen, die von voreiligen Schlüssen abhalten sollten.

Durch die Untersuchungen von Goltz ist uns, wie ich schon hier einmal erwähnt habe, bekannt geworden, daß Hunde, denen Gehirnteile zerstört wurden, auffallend abmagern, trotz sehr reichlicher Nahrungszufuhr; es zeigt dies an, daß also das Gehirn einen gewissen Einfluß auf den Gesamtstoffwechsel in irgendeiner Weise auszuüben imstande sein muß. Das gleiche bestätigt uns die klinische Erfahrung, so sehen wir z. B. bei der Dementia paralytica Stoffwechselstörungen auftreten, es kommt in einem gewissen Stadium dieses Gehirnleidens zu einer auffälligen Gewichtszunahme usw. Es liegt kein Grund vor, diese Erscheinungen nicht in ursächlichem Zusammenhang mit der Erkrankung des Gehirns zu bringen. Also auch eine traumatische Hirnschädigung könnte wohl imstande sein, Stoffwechselstörungen, bei denen wohl Vorgänge der inneren Sekretion eine Rolle spielen, zu bedingen. Wir wissen auch, daß die dem Hirn zugerechnete Hypophyse eine Drüse der inneren Sekretion darstellt und daß sie gerade auch Beziehungen hat zu den Geschlechtsvorgängen, indem sie z. B. normalerweise in der Schwangerschaft eine Schwellung erfährt usw. Bekannt ist auch, daß die Erscheinungen einer Dystrophia adiposo-genitalis mit Erkrankungen dieses Hirnteiles in Zusammenhang stehen und daß wohl auch die lange Zeit lediglich als rudimentäres Organ interessierende Glandula pinealis auch auf Stoffwechselvorgänge usw. einzuwirken imstande ist. Ferner hat auch der Sympathikus, der doch die innigsten Beziehungen zu den Vorgängen in den Organen der Brust- und Bauchhöhle und auch zu allen Drüsen der inneren Sekretion besitzt, bis weit hinauf im Zentralnervensystem, im Mittelhirn, Zwischenhirn und vielleicht auch im Großhirn selbst, und zwar im Stirnhirn übergeordnete Zentren. All diese Tatsachen, auf die wir hier natürlich im einzelnen nicht eingehen können, sollten uns vorsichtig machen in dem Ableugnen eines Einflusses einer Gehirnverletzung auf die Vorgänge der inneren Sekretion und es scheint übereilt, wenn man auf Grund der Lehre von den Hormonen nunmehr dem Zentralnervensystem jeden Einfluß auf solche Vorgänge abstreiten wollte. Gerade die sonstigen klinischen Erfahrungen sprechen dafür, daß das Gehirn einen gewaltigen Einfluß auch auf die Vorgänge der inneren Sekretion und des Stoffwechsels auszuüben vermag, und die Erfahrung bei manchen schweren Schädeltraumen bestätigt das vor allem auf dem geschlechtlichen Gebiete, dem doch nach den neuesten Feststellungen eine gewisse Bedeutung für die Entstehung der Dementia praecox wohl nicht ganz abgesprochen werden kann. So kann ich aus eigener Erfahrung folgende Beobachtung anführen, welche mich doch recht zurückhaltend gemacht hat allen rein theoretischen Annahmen gegenüber. Ein 14jähriges, aus belasteter Familie stammendes, kräftig entwickeltes Bauernmädchen erhielt einen Hufschlag gegen die Stirn, der das Stirnbein zertrümmerte und zu den Erscheinungen einer schweren Hirnerschütterung mit fünfstündiger Bewußtlosigkeit und halbjährigem Krankenlager führte. Das Mädchen war damals noch nicht menstruiert, bei seinen Schwestern und auch bei seiner Mutter waren die Menses in diesem Alter eingetreten. Daß nun die Verletzte in dem nächsten Jahre noch nicht das Unwohlsein bekam, wäre an sich nicht auffallend, da wir wissen, daß alle den Organismus schwächenden Erkrankungen auch die geschlechtliche Entwickelung aufhalten können. Die Menstruation trat aber bei ihr erst im 24. Lebensjahre ein, und blieb dann regelmäßig, sie hat sich verheiratet und in ihrer kurzen Ehe auch ein ausgetragenes Kind geboren, so daß später eine Entwickelungshemmung der Geschlechtsorgane also sicher nicht bestand. Das lange Ausbleiben der normalen Geschlechtsvorgänge möchte ich wohl mit einer Störung der Vorgänge der inneren Sekretion infolge der schweren Hirnschädigung in Zusammenhang bringen, wobei ich es ganz auf sich beruhen lasse, ob vielleicht durch das Trauma die Hypophyse selbst in Mitleidenschaft gezogen worden sei oder wie man sich etwa den Zusammenhang zu denken habe. Sonstige ursächliche Momente für diese verspätete Geschlechtsentwickelung fehlten und die Erfahrungen über die Dystrophia adiposogenitalis legen eine solche Deutung nahe. Es bedarf kaum eines Hinweises, daß auch die Erfahrungen an Idioten den Zusammenhang zwischen Gehirnentwickelung und den Vorgängen in den Geschlechtsorganen oft festzustellen gestatten. Doch wir wollen nicht weiter auf all diese Beobachtungen eingehen, es genügt uns, diese Tatsachen festzustellen.

Man kann also aus theoretischen Gründen auch bei der Annahme einer endogenen Entstehung der Dementia praecox einem schweren Schädeltrauma eine gewisse Bedeutung für den Ausbruch der Erkrankung sicher nicht ganz absprechen, dasselbe kann sehr wohl eine Hilfsursache darstellen. Man wird aber von dem Trauma verlangen müssen, daß es das Gehirn in Mitleidenschaft gezogen hat und ein ziemlich kräftiges, wohl meist mit den Erscheinungen einer Gehirnerschütterung einhergehendes gewesen ist. Skierlo berichtet z. B. über folgenden Fall, in dem es übrigens nicht zu Rentenansprüchen kam. Eine belastete 15jährige Arbeiterin wurde von einer herabfallenden Kachel in der Fabrik, in der sie arbeitete, getroffen. Sie brach bei der Verletzung bewußtlos zusammen und hatte eine kleine Wunde auf der Scheitelhöhe erhalten, konnte aber dann allein nach Hause gehen. Sie arbeitete noch vier Monate, wurde aber immer schwerfälliger, klagte über alle möglichen Beschwerden und bot dann die Erscheinungen einer ausgesprochenen Katatonie mit Mutismus, Negativismus, katatonischen Haltungen usw. dar, so daß sie in eine Anstalt gebracht werden mußte. Natürlich ist das Trauma auf keinen Fall die alleinige Ursache, ja nicht einmal die wichtigste Ursache, sondern dasselbe kommt wohl der erblichen Anlage und anderen uns unbekannten Umständen zu Hilfe und in dem Sinne kann man eine Wirkung des Traumas nicht ableugnen. Dodillet teilt folgenden Fall mit: Ein 17jähriger Arbeiter hatte einen Hufschlag gegen den Kopf erhalten, der anscheinend zu einem Schädelbasisbruch geführt hatte. Er lag 14 Tage zu Bett, zeigte aber bald nach der Wiederaufnahme seiner Arbeit ein verändertes Wesen, setzte $^1/_2$ Jahr nach der Verletzung mit der Arbeit ganz aus, sprach unzusammenhängend, grimassierte viel und machte oft stereotype Bewegungen. Dodillet meint, er habe den Fall für eine rein traumatische Dementia praecox gehalten, bis drei Jahre später ein älterer Bruder des Kranken, der keine Hirnverletzung überstanden hatte, ebenfalls wegen einer Dementia praecox in die Anstalt aufgenommen werden mußte. Man wird auch in diesem Falle bei dem sicheren zeitlichen Anschluß das Trauma nicht für belanglos halten können und bejahen müssen, daß der Zusammenhang im Sinne des Unfallgesetzes, welcher verlangt, daß das Trauma nur eine von den Ursachen für den Ausbruch der Erkrankung, und zwar keine nebensächliche sei, gegeben ist. So lagen die Verhältnisse auch im folgenden, von uns beobachteten Fall:

Der Handarbeiter B. ist schwer belastet, eine Schwester seines Vaters hat im Klimakterium eine geistige Erkrankung durchgemacht, ein Bruder ist debil und war wegen eines epileptischen Dämmerzustandes in einer Anstalt, ein anderer Bruder hat einen Selbstmordversuch durch Erschießen gemacht, während sieben andere Geschwister gesund sein sollen. Auch er war bis zu seinem Unfall am 11. XII. 1911 nicht krank. An diesem Tage fiel aus der Höhe von etwa $2^1/_2$ m eine auf einer Lowry liegende 7 m lange und etwa 250 km schwere Eisenbahnschiene herab und traf ihn gegen die linke Kopfseite, so daß er blutüberströmt zusammenbrach. Er war eine Zeitlang bewußtlos und blutete aus Mund, Nase und Ohr; er wurde nach Hause gefahren und lag daheim drei Wochen zu Bett. Er klagte viel über Kopfschmerzen, war auffallend vergeßlich und wurde sehr still und trüber Stimmung. Ende Januar 1912 nahm er seine Arbeit wieder auf, er hatte heftige Kopfschmerzen und Schwindelzustände. Von seinen Arbeitsgenossen hielt er sich zurück, er war sehr einsilbig und klatschte manchmal plötzlich in die Hände und lachte dazu. Etwa acht Monate nach dem Unfall verlobte er sich mit einer geschiedenen Frau, welche eben mit einem unehelichen Kinde eines dritten niedergekommen war. Er sprach oft verwirrt und mußte wegen eines heftigen katatonischen Erregungszustandes am 22. VIII. 1912 in der Klinik in Jena Aufnahme finden. Die Untersuchung ergab eine 15 cm lange, von der Gegend des linken Stirnhöckers bis zum Hinterhaupt in der Längsrichtung verlaufende Narbe, in deren Bereich der Knochen an mehreren Stellen uneben war, im übrigen einen normalen Befund außer einer wesentlichen Erhöhung des Spinaldruckes auf 209—214 mm Wasser in Seitenlage. Psychisch bot er das Bild einer schweren Katatonie mit Negativismus, Mutismus, katatonischen Stellungen und Verbigeration dar. Er verblieb fast zwei Jahre in Anstaltsbehandlung. Während dieser Zeit erkrankte ein bis dahin gesunder jüngerer Bruder, der keine Verletzung usw. erlitten hatte, ebenfalls an Dementia praecox und mußte in eine Anstalt gebracht werden.

Natürlich war auch B. infolge einer erblichen Anlage usw. für eine Dementia praecox prädisponiert, was sich darin zeigte, daß die Erkrankung bei seinem Bruder ohne die Mitwirkung eines Traumas zustande gekommen ist. Aber bei unserem Kranken weist der lückenlose zeitliche Zusammenhang darauf hin, daß der sehr schweren Schädelverletzung, die auch auf das Gehirn eingewirkt hat, eine Bedeutung zukommt. Es wäre wohl denkbar, daß ohne das Hinzukommen dieses Traumas B. von dem ihm drohenden Leiden vielleicht noch für einige Zeit, vielleicht auch für immer, verschont geblieben wäre. Solche Erwägungen müssen uns in den Fällen, in denen schwere traumatische Hirnschädigungen vorliegen, und der zeitliche Zusammenhang unzweifelhaft gegeben ist, veranlassen, zugunsten des Verletzten unser Gutachten abzugeben.

Es scheint mir dagegen höchst unwahrscheinlich, daß man anderen Traumen außer den Schädelverletzungen mit Gehirnbeteiligung eine auslösende Rolle für die Dementia praecox zuerkennen darf. Ich weiß, daß viele, durchaus auf dem Boden einer gesunden, praktischen Erfahrung stehende Gutachter damit nicht übereinstimmen, die mir vielleicht eine mangelnde Folgerichtigkeit vorwerfen könnten. Ich kann mir aber nicht denken, wie z. B. eine Fingerverletzung eine Dementia praecox auslösen sollte. Man hat da oft den Beweis so zu führen gesucht, daß man die gemütliche Erregung über die Verletzung usw. als die eigentliche auslösende Ursache darstellte und solche Fälle haben Köppen, Leppmann und andere mitgeteilt und sie sind mir auch in einer größeren Anzahl aus den durchgesehenen Akten bekannt geworden. Ich glaube aber, daß die Betreffenden ihre Verletzung usw. deshalb so schwer nahmen, weil sie sich eben schon im Anfangsstadium der Erkrankung befanden, denn wir wissen, daß dieselbe nicht selten von einer initialen Depression eingeleitet wird, in welcher die Neigung zu einer ernsten Auffassung aller Ereignisse ohne weiteres gegeben ist. Eher scheint mir schon möglich, daß ein heftiger Schreck den Ausbruch einer Dementia praecox, welche in der Anlage gegeben war, bedingen kann, da gewaltige Gemütserschütterungen eben auch mit Störungen der Vorgänge der inneren Sekretion einhergehen können. Die Mitteilungen von Stierlin über das Auftreten von Katatonien nach Katastrophen scheinen dafür zu sprechen. So dürfte vielleicht auch ein Fall zu deuten sein, den ich aus den Akten entnommen habe und dessen Krankengeschichte mir auch Herr Sanitätsrat Edel zur Einsichtnahme gütigst überlassen hat:

Die Stärkerin E., welche im 29. Lebensjahre eine Behandlung wegen einer syphilitischen Ansteckung durchgemacht hatte, verunglückte am 2. II. 1912 in ihrem 33. Lebensjahre. In einem Waschraum, in dem sie mit einer großen Anzahl von Mädchen tätig war, flog plötzlich von einer Waschmaschine der Deckel ab und sie wurde von dem ausströmenden heißen Wasser und Dampf getroffen und verbrüht. In dem Arbeitsraum war eine Panik entstanden, da man eine Kesselexplosion befürchtete und mehrere Arbeiterinnen fielen in Ohnmacht. Sie hatte Brandblasen und Brandwunden am rechten Arm, in der rechten Gesichtshälfte und am Rücken davongetragen und wurde deswegen vier Wochen in einem Krankenhaus behandelt. Sie war nach der Entlassung aus demselben infolge des Schreckes noch arbeitsunfähig und stand wegen einer „Hystero-Neurasthenie", die mit gesteigerten Reflexen, Zittern der Hände und der Zunge, schwerer gemütlicher Verstimmung und Selbstmordneigung einherging, in Behandlung. Sie mußte wegen der zunehmenden Depression am 7. VI. 1912, also etwa vier Monate nach dem Unfall, in eine Anstalt gebracht werden, wo sich bald herausstellte, daß es sich um eine schwere Dementia praecox handele. 1913 war sie völlig verblödet, gab auf alle Fragen sinnlose Antworten, lief oft ruhelos umher, indem sie einzelne Laute ausstieß und Stimmen hörte. Eine Belastung ließ sich nicht nachweisen und irgendwelche auffallende Erscheinungen auf geistigem Gebiete waren bis zu dem Unfall nicht beobachtet worden.

Man könnte natürlich in dem Falle der überstandenen Lues vielleicht eine gewisse Bedeutung zuerkennen, aber wir wissen nicht, daß dieselbe eine Dementia praecox wesentlich begünstigte, auch der ziemlich schweren Verbrennung wird kaum ein solcher Einfluß zuerkannt werden können, so daß eben doch nur das gewaltige psychische Trauma als auslösende Ursache übrig bleibt.

Außer der Auslösung einer schon in der Anlage gegebenen Dementia praecox durch ein Schädeltrauma oder durch eine gewaltige Gemütserschütterung kommt ferner auch noch eine Verschlimmerung der schon bestehenden Erkrankung aber eigentlich auch nur durch eine Gehirnverletzung in Frage. Natürlich wird es manchmal sehr schwer sein zu entscheiden, ob die vorliegende Verschlimmerung durch das Trauma bedingt wurde oder auch so eingetreten wäre. Man wird eine ungünstige Einwirkung des Unfalls nur dann zugeben können, wenn man in dem Krankheitsbild nunmehr unzweideutig mit einer Gehirnverletzung in Zusammenhang stehende Erscheinungen nachweisen kann, wie im folgenden Fall:

Der 34jährige Arbeiter M. erlitt am 24. XII. 1909 einen Unfall, indem ihn eine aus der Höhe von $2^1/_4$ m herabfallende Eisenkette, die ein Gewicht von etwa 88 kg besaß, mit einem Kettenglied am Hinterkopf traf, so daß er nach vorn stürzte und mit der Stirne aufschlug. Er war 5—6 Minuten bewußtlos und mußte vom Platze getragen werden. Er hatte eine Rißwunde am Hinterkopf und wurde etwa 14 Tage im Krankenhaus behandelt. Seit dem Unfall war er geistig verändert, er hatte keine Lust mehr zur Arbeit, wurde streitsüchtig und stand oft minutenlang da und starrte blöde vor sich hin. Er fiel auch dadurch auf, daß er beim Gehen stark „torkelte" und Aufträge falsch ausführte. Etwa ein Jahr nach dem Unfall wurden Wortneubildungen bei ihm beobachtet und im Juni 1911 mußte er in eine Anstalt aufgenommen werden, da er seine Angehörigen bedrohte. Es ließ sich nun nachweisen, daß M. schon von Jugend auf schwach begabt und schon vor dem Unfall nicht geistig gesund gewesen war. So hatte er sicher schon 1906 Sinnestäuschungen dargeboten und verließ seine Arbeitsstelle, weil er sich beschimpft glaubte. Er arbeitete aber bis zu dem Unfall und hatte sich viel Geld verdient. Dagegen, daß diese Verschlimmerung seines Zustandes lediglich in der fortschreitenden Erkrankung begründet sei, sprach der körperliche Befund: das Vorliegen eines Abweichens der Zunge nach der linken Seite, Rombergsches Schwanken, eine Erhöhung des Spinaldruckes und vor allem der Nachweis des Babinskischen Zeichens auf der rechten Seite. Es sind dies Veränderungen, wie sie einer Dementia praecox nicht zukommen, sondern auf eine traumatische Schädigung des Gehirns zurückzuführen sind; auch der taumelnde Gang, welcher seinen Mitarbeitern auffiel und vielleicht auch die Streitsucht ist in diesem Sinne zu deuten. Die bestehende Dementia praecox ist durch eine schwere Hirnschädigung so verschlimmert worden, daß durch das Hinzukommen der mit derselben einhergehenden Ausfallserscheinungen zu denjenigen der Dementia praecox eine wesentliche Einbuße der vorher nicht beeinträchtigten Erwerbsfähigkeit erfolgt ist.

Natürlich kann auch gerade die Dementia praecox infolge des geistigen Rückgangs der Erkrankten, welcher sich oft ganz unmerklich und schleichend entwickelt, der Anlaß werden zu Betriebsunfällen.

Die Erkennung einer Dementia praecox, die doch vorwiegend in den ersten drei Jahrzehnten des Lebens auftritt, ist meist eine leichte, aber eine große Gefahr, auf die schon oben kurz hingewiesen wurde, besteht bei allen diesen Fällen. Man findet vielleicht bei einem von einem Schädeltrauma Betroffenen die kennzeichnenden Erscheinungen einer Katatonie und beruhigt sich mit der Annahme, daß dieselbe wohl durch die Schädelverletzung ausgelöst worden sei. Wenn man dagegen an der Auffassung einer ausschließlich endogenen Entstehung der Dementia praecox festhält, so wird man jeden Zusammenhang nach dieser Feststellung ablehnen. Wir wissen nun aber, daß alle für eine Dementia praecox angeblich kennzeichnenden Erscheinungen auch bei anderen organischen Hirnerkrankungen vorkommen. So sind von Redlich bei solchen: Stereotypien, Katalepsie, Negativismus, Mutismus, Schnutenbildung, Perseveration und Verbigeration gefunden worden und zwar bei Hirnabszeß, Enzephalitis, Meningitis, Hirnblutungen, Erweichungsherden im Gehirn usw. Man hat Stereotypien und Katalepsien bei angeborenem Hydrozephalus und traumatischem Hirnabszeß feststellen können und katatonische Symptome häufig bei arteriosklerotischen Hirnerkrankungen, Dementia paralytica und Hirntumoren gefunden. Ein so erfahrener Kliniker wie Bleuler hat in einem Fall von tuberkulöser Meningitis eine Dementia praecox diagnostiziert. Bei einem schweren Schädeltrauma, das zu einer Hirnverletzung geführt hat, sind oft die Hirnhäute mitbeteiligt und kommt es zu Blutungen und Quetschungen im Gehirn. Dieselben können genau so wie die eben angeführten organischen Erkrankungen katatonische Erscheinungen bedingen und zu der irrtümlichen Annahme des Vorliegens einer Katatonie Anlaß geben, während es sich nur um eine mit katatonischen Zeichen einhergehende traumatische Hirnschädigung handelt, die mit einer eigentlichen Dementia praecox gar nichts zu tun hat. Manche der als echte Katatonien nach Hirnerschütterung usw. in der Literatur beschriebenen Fälle sind eben gar keine Katatonien sondern Fälle von traumatischer Demenz mit katatonischen Erscheinungen. Auch unter den Fällen von v. Muralts finden sich meiner Ansicht nach solche, welche besser zur traumatischen Demenz als zur Dementia praecox gerechnet würden. Zu dieser traumatischen Demenz mit katatonischen Symptomen gehört z. B. auch ein Fall von Schröter: Einem 15jährigen Schieferarbeiter fiel ein schweres Brett aus ziemlicher Höhe mit einer scharfen Kante senkrecht auf den Kopf. Es kam zu einer schweren Schädelverletzung, bei der Knochensplitter herauseiterten, so daß eine tiefe Einsenkung über dem Stirnbein im Bereich des Fußes der 1. linken Stirnwindung entstand. Seit dem Unfall war der bis dahin gesunde Mensch geistig verändert, er wurde weniger leistungsfähig, und als er in seinem 30. Lebensjahre aus der Fremde in seine Heimat zurückkehrte, sprach er verworren, grimassierte viel, hatte Gehörstäuschungen und gebrauchte eigentümliche Wortzusammenstellungen. Einen ähnlichen, auch der traumatischen Demenz mit katatonischen Erscheinungen zugehörigen Fall möchte ich hier noch aus den Akten anführen:

Der 33jährige Arbeiter S. erlitt durch einen Sturz von einer Leiter einen Schädelbasisbruch mit den Erscheinungen einer schweren Hirnerschütterung. Er machte während des Krankenhausaufenthaltes eine mit starken Erregungszuständen unter dem Bilde der Korsakoffschen Fälle verlaufende Kommotionspsychose durch, welche nicht ausheilte, sondern in eine traumatische Demenz ausging. Die körperliche Untersuchung ergab später Rombergsches Schwanken, taumelnden Gang, Taubheit auf dem rechten Ohre, Herabsetzung des Geruchs und Lähmung des linken Fazialis und des rechten Rectus internus des Auges. Er klagte öfter über Gesichtstäuschungen, die er selbst als solche erkannte, so sah er Hunde und Ziegen usw. um seine Beine spielen. Zeitweise traten Erregungszustände auf, die eine vorübergehende Unterbringung in einer Anstalt notwendig machten. In solchen Zuständen bot er Flexibilitas cerea dar und kam es zu anderen katatonischen Erscheinungen, auch Wortneubildungen, so daß man ihn ohne Kenntnis der Vorgeschichte für einen alten Katatoniker halten konnte.

Wie kann man nun eine solche mit katatonischen Erscheinungen einhergehende traumatische Demenz von einer Dementia praecox scheiden? Ein Zweifel kann doch nur bestehen, wenn die Erkrankungen sich im Zusammenhang mit einem schweren Schädeltrauma entwickelt haben. Eine schwere erbliche Belastung, eine gleichzeitige Erkrankung in der Familie, vielleicht gar bei Geschwistern ohne vorangehendes Trauma, etwaige Zeichen geistiger Minderwertigkeit in der Jugend, sprechen mehr für eine ausgelöste Dementia praecox; dagegen werden Erscheinungen von seiten des Zentralnervensystems, die auf eine Herderkrankung hindeuten, für eine traumatische Demenz zu verwerten sein, also: Reflexunterschiede beider Körperseiten, Babinski, dauernde Pupillenstörungen, Rombergsches Schwanken, taumelnder Gang, Pulsveränderungen, Lähmungen einzelner Nerven oder ganzer Gliedmaßen usw. Die Dementia praecox geht, obwohl sie eine organische Erkrankung ist, nicht mit solchen Ausfallserscheinungen einher, und wo sie sich finden bei einer angeblichen Katatonie, da müssen zum mindesten neben der Katatonie noch organische Hirnschädigungen vorliegen, welche durch das Trauma bedingt wurden. Auf geistigem Gebiete spricht die schwere Störung der Merkfähigkeit mehr für eine traumatische Demenz als für eine Dementia praecox, auch die Ausbildung der psychischen Ausfallserscheinungen in einer verhältnismäßig kurzen Zeit bei dann gleichbleibendem Schwachsinn ist eine Eigentümlichkeit der traumatischen Demenz im Gegensatz zu dem oft schubweisen Verlauf der

Dementia praecox mit dazwischenliegenden, manchmal sehr weitgehenden Besserungen, die fast einer Heilung gleichkommen können. Trotz alledem wird es aber Fälle geben, wo es nicht zu entscheiden ist, ob eine traumatische Demenz mit katatonischen Erscheinungen oder eine Katatonie ausgelöst durch eine schwere Schädelverletzung vorliegt. Namentlich schwierig kann es dann werden, wenn, wie im oben angeführten Fall, zu einer schon vorher bestehenden Dementia praecox die Erscheinungen einer traumatischen Hirnschädigung hinzukommen, und eine gute Vorgeschichte nicht vorliegt. Auch das Zusammentreffen von Alkoholismus mit einer traumatischen Demenz, namentlich bei jugendlichen Kranken, kann recht schwer von einer Dementia praecox zu scheidende Krankheitsbilder machen. Für denjenigen, welcher eine traumatische Auslösung einer echten Dementia praecox anerkennt, hat die Trennung derselben von einer traumatischen Demenz nur mehr wissenschaftliches Interesse, da in beiden Fällen, gemäß des Unfallgesetzes, die Erwerbseinbuße entschädigt werden muß. Man kann aber nie wissen, ob bei einer erneuten Begutachtung derselbe Fall nicht einem Gutachter zugewiesen wird, der eine traumatische Auslösung einer Dementia praecox aus theoretischen Erwägungen für unmöglich hält und daher einen Zusammenhang dann, wenn die Diagnose auf Dementia praecox lautet, von vornherein ablehnt. Deshalb sollte man in jedem Falle die oft schwierige Differentialdiagnose zwischen Dementia praecox und traumatischer Demenz mit katatonischen Symptomen erwägen und klarzustellen versuchen, ob das eine oder das andere vorliegt oder was, wenn dies nicht entschieden werden kann, das Wahrscheinlichste ist, da diese Entscheidung für den Verunglückten noch von ausschlaggebender praktischer Bedeutung werden könnte. Auf die bekannte Tatsache, daß eine beginnende Dementia praecox öfters dann, wenn den Erkrankten zufällig ein harmloser und mit seinem Leiden in keinem ursächlichen Zusammenhang stehender Unfall betroffen hat, namentlich bei einem schleichenden Verlauf desselben für eine traumatische Neurose oder auch eine traumatische Hysterie gehalten wird, haben wir an anderer Stelle zurückzukommen.

Bei den Fällen von Dementia praecox, bei denen Rentenansprüche vorliegen, empfiehlt sich eine große Vorsicht und Zurückhaltung mit dem Urteil über den Zusammenhang mit einem Trauma. Es wird sehr oft gerade bei der so weitverbreitetenErkrankung genau wie bei der genuinen Epilepsie von seiten der Angehörigen behauptet, daß der Betreffende durch einen Unfall krank geworden sei, da sie eine andere Erklärung für das Leiden nicht finden oder weil sie mit voller Absicht den Versuch machen wollen, auf diese Weise den Kranken dauernd zu versorgen. Nur ein Schädeltrauma, das zur Gehirnschädigung geführt hat, kann bei einer Auslösung oder der Frage einer wesentlichen Verschlimmerung in Betracht kommen.

Es muß ferner ein zeitlicher Zusammenhang bestehen und spätestens $^1/_2$ Jahr nach der Gehirnverletzung müssen sich die Erscheinungen der Dementia praecox bei einer Auslösung einer solchen eingestellt haben, meist wird man sogar einen unmittelbaren Zusammenhang nachweisen können, der bei einer angeblichen Verschlimmerung stets zu fordern ist. Einem wirklich schweren psychischen Trauma wird man auch eine Bedeutung für die Auslösung des Leidens nicht versagen können, wohl aber den meist angeführten „Gedanken, die sich der Betreffende über seine Verletzung machte". In jedem Falle sollten aber auch genaue Nachforschungen angestellt werden, ob der Verunglückte nicht schon vor dem Unfall an Dementia praecox litt und man wird verhältnismäßig oft Anhaltspunkte dafür finden, daß dem so ist.

Die Rente muß sich natürlich jedem Fall besonders anpassen. Viele leichte Fälle von Dementia praecox sind fast voll erwerbsfähig, namentlich dann, wenn sie in der Landwirtschaft und anderen einfachen Betrieben beschäftigt sind. Andere bedürfen einer vorübergehenden oder dauernden Unterbringung in einer Anstalt und haben oft auch ein Anrecht auf eine Hilflosenrente.

Literatur.

Dodillet, Beitrag zur Lehre von den traumatischen Psychosen. Inaug.-Diss. Leipzig 1912.

Fraeb, Beitrag zur Frage der traumatischen Psychosen. Inaug.-Diss. Leipzig 1903.

Kroemer, Beitrag zur Lehre der Psychosen nach Kopfverletzungen. Inaug.-Diss. Freiburg 1905. Fall 4.

Leppmann, Obergutachten über den ursächlichen Zusammenhang zwischen einer Geisteskrankheit und einer Augenverletzung durch einen Metallsplitter. Amtl. Nachr. d. R.V.A. **22**, **671**. 1906.

— Die traumatischen Psychosen mit besonderer Berücksichtigung der Unfallgesetzgebung. Zeitschr. f. ärztl. Fortbild. 1911. 679.

v. Muralt, Katatonische Krankheitsbilder nach Kopfverletzungen. Allg. Zeitschr. f. Psych. **57**, 457. 1900.

Richter, Beiträge zur Klinik und Kasuistik der traumatischen Geistesstörungen. Inaug.-Diss. Berlin 1890.

Rosenthal, Über einen schizophrenen Prozeß im Gefolge einer hirndrucksteigernden Erkrankung. Zeitschr. f. d. ges. Neurol. **25**, 300. 1914.

Sanitätsbericht über die deutschen Heere in Frankreich. **7**, 427. 1885.

Schneider, Über Wesen und Bedeutung katatonischer Symptome. Zeitschr. f. d. ges. Neurol. **22**, 486. 1914.

Schönfeld, Katatonie nach Trauma. Wiener med. Wochenschr. 1908. Nr. 47.

Schröter, Psychosen nach schwerem Trauma des Schädeldaches. Allg. Zeitschr. f. Psych. **43**, 125. 1887.

Skierlo, Über Psychosen nach Trauma. Inaug.-Diss. Königsberg 1910. Fall 3.

Viedenz, Psychische Störungen nach Schädelverletzungen. Arch. f. Psych. **36**, 863. 1903.

Ziehen, Organische Geisteskrankheiten und Unfälle. Amtl. Nachr. d. R.V.A. **27**, 555. 1911.

IV. Funktionelle Psychosen.

13. Hypochondrische Form der traumatischen Neurasthenie.

Wir können auf die traumatische Neurasthenie, welche nicht in den Kreis der von uns hier zu behandelnden Krankheitsbilder gehört, nicht näher eingehen, müssen aber gewisse Weiterentwickelungen dieser häufigsten Unfallneurose berücksichtigen, die man unter dem Namen der hypochondrischen Form der traumatischen Neurasthenie oder auch kürzer der Hypochondrie beschrieben hat. Bekanntlich findet man auch bei den schweren Formen der traumatischen Neurasthenie, wie bei der Neurasthenie überhaupt, nicht selten auf seelischem Gebiete leichte Abweichungen von der Gesundheit, so daß manchmal schwer die Grenze zwischen Neurose und Psychose zu ziehen ist und man gerade hier auch oft von einer Neuropsychose gesprochen hat. Wir werden hier nur die Formen, welche mit ausgesprochenen geistigen Veränderungen einhergehen, zu besprechen haben. Zu den bekannten Beschwerden und der gedrückten Stimmung, welche die Mehrzahl der schwereren Neurastheniker darbietet, kommen in diesen Fällen Angstzustände, die anfallsweise auftreten, und die ständige Beschäftigung mit dem eigenen Leiden, über das die Kranken auch jeden mit ihnen in Berührung kommenden Menschen ungefragt unterrichten, hinzu. Sehr bald setzt auch eine Entwickelung hypochondrischer Wahnideen ein, welche natürlich an die vorliegenden Beschwerden anknüpfen und sich zwar meist noch in dem Rahmen des Möglichen bewegen, aber an denen doch mit aller Hartnäckigkeit durch Jahre hindurch festgehalten werden kann. So sprach ein solcher Kranker nach einem Unfall jahrelang nur wenige Worte mit der Begründung, daß die Anstrengung des Sprechens ihm schaden könne. Die Überzeugung, daß alles ihren Zustand ungünstig zu beeinflussen vermöge, ist überhaupt bei diesen Kranken weit verbreitet und läßt sie meist jede Gesellschaft meiden. In der selbstgewählten Einsamkeit geben sie sich ganz der Betrachtung ihres „schweren und unheilbaren" Leidens hin, so daß diese Vorstellungen sich bei ihnen immer fester setzen und gar nicht selten der Anlaß werden zu Selbstmordversuchen oder auch gelungenen Selbstmorden. Die Kranken verlieren jedes Interesse für andere Dinge außer denjenigen, welche sie mit ihrem Unfall und dessen vermeintlichen Folgen in irgendeinen Zusammenhang bringen können und huldigen der schlimmsten Selbstsucht. Ein heiterer, bis zu seinem Unfall lebenslustiger und für das Wohl der Seinigen besorgter Arbeiter zeigt z. B. eine vollständige aber erst allmählich deutlicher hervortretende Umwandlung in seiner ganzen geistigen Persönlichkeit. Er hat keine Teilnahme mehr für die Angehörigen, die in bittere Not geraten sind, er antwortet kaum auf die an ihn gerichteten Fragen, geht aus seiner Wohnung fort, um allein sein zu können. Immer sitzt er untätig unher, würdigt die Zeitung keines Blickes, hat die Augen meist ins Leere gerichtet und spricht von selbst nie mit einem Menschen außer über seinen Zustand. Auf Fragen antwortet er mit leiser, zögernder Stimme, der Blick wird dabei auf den Boden gerichtet, die Stirne zeigt Querfalten und der Gesichtsausdruck ist ein müder und leidender. Nicht selten besteht auch ein ausgesprochenes Mißtrauen gegen den Arzt und oft auch gegen die eigenen Angehörigen, die Arbeitsgenossen, die Berufsgenossenschaft usw. und es kann zur Entwickelung paranoischer Ideen kommen, die meist später wieder verbessert werden und sich nicht zu einem System auswachsen, wie wir dies bei der Paranoia nach Trauma zu besprechen haben. Auf körperlichem Gebiete finden sich die bekannten Erscheinungen der Neurasthenie, auf die wir hier nicht einzugehen brauchen, oft aber verbunden mit den Zeichen einer schweren traumatischen Hirnschädigung. Dieser ernste Zustand einer Hypochondrie entwickelt sich meist aus einer zunächst harmlos erscheinenden traumatischen Neurasthenie ganz allmählich, manchmal erst im Laufe von Jahren heraus. Sehr oft finden wir, wenn wir, was nicht gerade häufig bei Unfallkranken der Fall ist, genaue Mitteilungen über diesen Punkt erhalten, daß eine ausgesprochene erbliche Belastung bestand. In anderen Fällen können wir eine schwere mit Hirnerscheinungen einhergehende Schädelverletzung als auslösende Ursache nachweisen. So finde ich unter den 14, allerdings aus einer größeren Anzahl der Vollständigkeit der Beobachtungen wegen ausgewählten Fällen, daß neunmal eine Schädelverletzung, die achtmal mit den Erscheinungen einer Gehirnerschütterung einherging, vorlag und in vier anderen Fällen eine erbliche Belastung bestand, während es sich bei diesen um harmlosere Unfälle handelte, die mit einer Handverletzung, einer Hodenquetschung, einem Rippenbruch usw. verbunden waren. Die Entwickelung des Leidens im unmittelbaren Anschluß an eine sehr schwere Schädelverletzung, die auch zu körperlichen Ausfallserscheinungen, aber nicht zu einer traumatischen Demenz geführt hatte, zeigt folgende Beobachtung:

Der Holzarbeiter R., dessen Bruder durch Selbstmord geendet hat, erlitt am 3. III. 1902 in seinem 39. Lebensjahre eine schwere Schädelverletzung, indem er von einem Hebebaum auf den Kopf getroffen wurde. Er war längere Zeit bewußtlos, hatte wiederholtes Erbrechen und lag mehrere Wochen zu Bett. Seit dem Unfall war er ständig in gedrückter Stimmung, beschäftigte sich immer mit der Beobachtung seines Zustandes und brach bei jeder Schwankung seines Befindens in fassungsloses Weinen aus. Er arbeitete nicht und war acht Jahre nach dem Unfall in dem gleichen Zustand, ohne daß sich ein Intelligenzdefekt entwickelt hätte, während die körperliche Untersuchung bei einer Begutachtung in der Klinik in Jena schwere Ausfallserscheinungen ergab. Es bestand eine 11 cm lange, von rechts nach links in der Höhe der Koronarnaht über die Scheitelhöhe verlaufende Narbe, in deren Bereich eine deutliche Knochenvertiefung zu fühlen war, der Kniereflex war rechts noch mehr gesteigert als links, es war auf beiden Seiten Patellarklonus nachweisbar, der Anconaeusreflex war ebenfalls rechts stärker, die Zunge wich nach rechts ab und das Gehör war auf dem rechten Ohr aufgehoben. Ferner fand sich Ataxie beider Hände, starkes Rombergsches Schwanken und taumelnder Gang.

Einen anderen Kranken traf ein schwerer Schraubenschlüssel gegen den Leib, er klagte seitdem über viele Beschwerden von seiten des Darms und Magens, arbeitete aber noch 1/2 Jahr lang auf Anraten seines Arztes, den er immer wieder aufsuchte, weiter. Er legte sich dann drei Wochen zu Bett und beschäftigte sich von da an nur noch vorübergehend. Und 11 Jahre nach dem harmlosen Unfall brachte der Kranke, der trotz seines blühenden Aussehens fest überzeugt war von seinem traumatisch entstandenen unheilbaren Unterleibsleiden, noch viele Tage im Bett zu und arbeitete fast nichts, obwohl seine Familie sich aufs äußerste einschränken mußte und die Rente nicht entfernt seinem früheren sehr guten Einkommen mit zahlreichen Nebenverdiensten gleichkam. Wie in diesem letzteren Falle ist häufig die Entwickelung dieser schweren Folgezustände eine ganz unerwartete bei dem anfänglich günstigen Heilungsverlauf. Dieser Widerspruch hat manche Schriftsteller zu der Ansicht geführt, daß lediglich Begehrungsvorstellungen diese ungünstige Wendung bedingen sollten. Ich kann dieser Annahme durchaus nicht beistimmen, gebe aber zu, daß vielleicht eine zu hohe anfängliche Rente bei ihrer notwendig werdenden Kürzung einen nachteiligen Einfluß in seltenen Fällen ausüben kann. Wir sehen aber einen solchen Ausgang einer harmlosen Verletzung auch in Fällen, in denen eine Rente und somit Begehrungsvorstellungen überhaupt nicht in Frage kommen. Im wesentlichen ist eben ein solcher Verlauf begründet in der vorliegenden geistigen Verfassung des Verletzten, indem entweder schon zur Zeit des Unfalls eine ererbte Anlage vorlag oder durch eine schwere Schädelverletzung eine gewisse Hirninvalidität erworben wurde, welche diese krankhafte Reaktion und diese Weiterentwickelung der traumatischen Neurasthenie bedingen. Der Verlauf einer Hypochondrie ist meist ein sehr langwieriger und in der Mehrzahl der Fälle ein ungünstiger, indem es zu einem Dauerzustand kommt. Jedoch gibt es auch sehr seltene Fälle von Spätheilungen, so hat einer, der mir nur aus den Akten bekannten Kranken, nachdem er 13 Jahre wegen dieses Leidens die Vollrente bezogen hatte, dann die Arbeit aus eigenem Antrieb wieder aufgenommen. Es wurde schon oben erwähnt, daß auch gelegentlich paranoische Wahnideen, die aber meist nach einiger Zeit wieder schwinden, das Krankheitsbild vielgestaltiger machen können, wie z. B. im folgenden Fall:

Der Maurer K., der erblich nicht belastet sein soll, aber immer wenig begabt war, erlitt in seinem 46. Lebensjahre einen unbedeutenden Unfall, indem er mit einer Rippe gegen einen eisernen Träger stieß. Er arbeitete zunächst weiter, legte sich aber am dritten Tag nach diesem Unfall, einem Sonntag, ins Bett und blieb sieben Wochen liegen. Er klagte über alle möglichen nervösen Beschwerden und hielt sich für schwer krank und erlangte schließlich wegen einer traumatischen Neurasthenie 30% Rente. Es bestanden bei ihm vier Jahre nach dem Unfall viele hypochondrische Beschwerden, die er in einer bilderreichen Sprache zu schildern wußte und die eigentlich alle Körperorgane betrafen, aber außerdem hatten sich paranoische Ideen entwickelt; er äußerte, er werde von allen Rentenbegutachtern unrichtig beurteilt. Auf den Arbeitsplätzen werde es wohl durch eine geheime Verabredung immer so eingerichtet, daß ihm die schwerste Arbeit zufalle usw. Diese Ideen waren nach einigen Jahren wieder ganz geschwunden und wurden als krankhaft erkannt, während die hypochondrischen Vorstellungen fortbestanden.

Wir haben hier Wahnbildungen vor uns, wie sie sonst bei erblich belasteten und degenerierten Menschen bei verschiedenen Anlässen beobachtet und beschrieben worden sind, welche man scharf von denjenigen bei einer Paranoia zu trennen hat, da sie keine Weiterentwickelung sondern eine Rückbildung erfahren. So äußerte ein anderer dieser Kranken, er sei überall von seinen Glaubensgenossen verleumdet und als Simulant hingestellt worden, man habe ihn um seine gute Stelle bringen wollen usw. Er trat daher auch zu einem anderen Glauben über. Bei einer Nachuntersuchung nach zwei Jahren bestanden diese Wahnideen nicht mehr und er lachte über seine damaligen Angaben. Wahrscheinlich leistet auch der gerade diesen Kranken gegenüber immer wieder geäußerte Verdacht einer Simulation einer derartigen Wahnbildung Vorschub.

Man kann es einem in psychiatrischen Dingen unerfahrenen Untersucher manchmal auch nicht verübeln, wenn er bei dem guten Ernährungszustand des Kranken und dem vielleicht völlig normalen Befund zunächst an eine Simulation denkt. Sicher ist es aber sehr unklug, wenn er dies sofort auch dem Kranken gegenüber äußert, statt es bei sich zu behalten und über diesen schwerwiegenden Verdacht nach der Untersuchung an der Hand der ganzen vorliegenden Angaben nochmals zu Rate zu gehen. Die schwere und anhaltende gemütliche Verstimmung, das oft leidende Aussehen der Kranken, seine Interesselosigkeit und sein verändertes Verhalten gegen alles und alle, welche ihm bisher am Herzen lagen, lassen unschwer die krankhaft umgewandelte Persönlichkeit erkennen und einen derartigen Kranken von einem Simulanten scheiden. Wir haben hier eben nur die schweren Formen der traumatischen Neurasthenie zu berücksichtigen, bei denen eine richtige Beurteilung viel leichter ist. Manchmal begeht der zu Unrecht für einen Simulanten gehaltene plötzlich einen Selbstmord und beweist dadurch nur zu gut, wie schwer er seelisch an seinen Krankheitserscheinungen getragen hat, von denen der nur auf greifbare Veränderungen am Nervensystem ausgehende, psychiatrisch nicht genügend geschulte Arzt nichts bemerkte.

Wichtig ist unter Umständen auch die Scheidung der Hypochondrie von einer Dementia praecox, denn dieselbe kann bekanntlich auch mit hypochondrischen Wahnideen, die aber bald ganz absonderliche Formen annehmen und die Zeichen des Schwachsinns an sich tragen, einhergehen. Jenes Leiden ist aber dann, wenn nur ein harmloser Unfall und jedenfalls weder eine schwere Schädelverletzung noch auch eine heftige Gemütserschütterung vorgelegen hat, nicht durch das Trauma ausgelöst, sondern es handelt sich um ein zufälliges zeitliches Zusammentreffen. So wurde einer meiner Kranken von den Vorgutachtern bald als traumatischer Neurastheniker bald als Simulant bezeichnet und bot nach Jahren katatonische Haltungen und Stellungen, Stereotypien, Negativismus, Salivation und vor allem auch auf geistigem Gebiet die kennzeichnende Zerfahrenheit usw. dar, so daß kein Zweifel bestand, daß es sich um eine Katatonie handelte, in deren Beginn ein bei einem Unfall entstandener Beinbruch hineinfiel. In derartigen Fällen ist meist, gestützt auf die erste, falsche Diagnose einer Hypochondrie der Zusammenhang zwischen Unfall und Psychose bejaht worden, so daß eine nachträgliche Verbesserung, die dem wahren Sachverhalt entsprechen würde, meist nicht mehr möglich ist. Von der hypochondrischen Form der Melancholie wird man Fälle einer Hypochondrie meist dadurch scheiden können, daß sie sich viel schleichender aus einer traumatischen Neurasthenie heraus entwickeln, während jene ziemlich bald ihr Höhestadium erreicht und im allgemeinen auch dann einen rascheren und günstigeren Verlauf zeigt.

Von den hypochondrisch gefärbten hysterischen Psychosen kann man diese Fälle durch den anhaltenden Mangel aller hysterischen Kennzeichen auf körperlichem Gebiete, die andauernde gemütliche Verstimmung gegenüber dem plötzlichen Stimmungsumschlage bei jener Erkrankung und auch durch den Inhalt der hypochondrischen Ideen, welche bei der Hysterie meist viel phantastischere Formen annehmen, trennen. Die traumatische Demenz, welche bekanntlich auch mit schweren Verstimmungszuständen und hypochondrischen Wahnideen, die namentlich an die krankhaften Empfindungen im Kopf anknüpfen, einherzugehen vermag, weist außer den körperlichen Ausfallserscheinungen einen Schwachsinn auf, welcher bei der Hypochondrie stets fehlt, falls die Erkrankung nicht etwa auf dem Boden einer angeborenen Geistesschwäche durch ein Trauma ausgelöst wurde, was aber dann durch die Vorgeschichte klargestellt werden kann. Warnen möchte ich aber gerade hier vor der diagnostischen Anwendung einer Spinalpunktion zur Feststellung einer traumatischen Hirnschädigung, durch den Nachweis einer beträchtlichen Erhöhung des Spinaldruckes, da dieser Eingriff hier nicht selten der Ausgangspunkt neuer hypochondrischer Beschwerden wird und so den Anlaß geben kann zu unangenehmen Auseinandersetzungen. Praktisch ist die Sicherstellung dieser Differentialdiagnose meist von keiner so ausschlaggebenden Bedeutung. Denn wenn das Trauma auch nicht die alleinige Ursache der Psychose darstellt, so ist eben doch die Erwerbseinbuße nach dem Unfallgesetz voll zu entschädigen.

Vorsichtig sollte man aber sein mit der Bewilligung einer zu hohen

Rente, schon um bei dem Kranken der Vorstellung von der Schwere seines Leidens nicht dadurch noch Vorschub zu leisten. Man soll ferner immer wieder versuchen diese Kranken zur Arbeit zu erziehen, um sie so von ihren Beschwerden abzulenken. Sehr erfreuliche Erfolge wird man bei diesen schweren Fällen, von denen wir hier sprechen, nicht erzielen, sondern im Gegenteil in bester Absicht manchmal recht üble Erfahrungen machen, wie z. B. im folgenden Fall:

Der 43jährige, nicht belastete Bergmann G. erlitt einen Unfall, indem er 7—8 m hoch von einer Leiter herabstürzte und mit dem Hinterkopf aufschlug. Er hatte nicht die Erscheinungen einer Hirnerschütterung dargeboten und die äußeren Verletzungen heilten bald. Er versuchte erst nach drei Monaten seine Arbeit wieder aufzunehmen, arbeitete aber nur einen Tag und wurde, da er über viele nervöse Beschwerden klagte, von seiner Berufsgenossenschaft in die Jenenser Klinik geschickt. Die Untersuchung ergab lebhafte Reflexe, Rombergsches Schwanken und einen unsicheren Gang. Er klagte über Schlaflosigkeit, starke Kopfschmerzen und war dauernd in einer sehr gedrückten Stimmung. Seine geistigen Leistungen ließen keine Einbuße erkennen. Er wurde zwei Monate in der Klinik behandelt, seine Beschwerden besserten sich etwas, aber er versicherte immer wieder, daß er wohl nie wieder gesund werden könne. Nachdem ihm eines Abends mitgeteilt worden war, daß er in den nächsten Tagen entlassen werden solle, damit er einen Arbeitsversuch mache, wurde er am nächsten Morgen erhängt aufgefunden. Die Leichenöffnung ergab keine krankhaften Befunde am Nervensystem und auch sonst im Körper.

Eine ähnliche Erfahrung hat Kaes mitgeteilt. Ein 41jähriger Zugführer hatte einen schweren Schlag auf den Kopf erhalten und klagte seitdem über Kopfschmerzen, Schwindel und Erbrechen. Er wurde auffallend verschlossen, war immer in gedrückter Stimmung und glaubte den Anstrengungen seines Berufs nicht mehr gewachsen zu sein. Als er einmal aushilfsweise gegen seinen Wunsch einen etwas anstrengenderen Dienst kurze Zeit versehen sollte, erhängte er sich vorher. Man wird natürlich in solchen Fällen auch den Selbstmord als Ausfluß der durch das Trauma entstandenen Psychose, also als Unfallsfolge bezeichnen müssen. Wir werden noch wiederholt gerade auf diese vielumstrittene Frage zurückkommen müssen.

Anhangsweise mag hier ein sehr seltener Fall, bei dem Rentenansprüche nicht in Frage kamen, und bei dem es sich um die Auslösung eines Irreseins aus Zwangsvorstellungen bei einem belasteten Menschen durch ein schweres Schädeltrauma handelte, Erwähnung finden:

Der Gymnastiker K., dessen Vater sich selbst das Leben nahm und der schon immer ein etwas nervöser Mensch gewesen war, erlitt in seinem 31. Lebensjahre eine schwere Schädelverletzung, indem er aus einer Höhe von 6 m von einem Trapez abstürzte. Er war 18 Stunden bewußtlos, hatte heftige Kopfschmerzen und fühlte sich zunächst sehr matt, nahm aber unsinniger Weise nach drei Tagen (!) seine Tätigkeit wieder auf. Einige Wochen nach dem Unfall stellte sich bei ihm „das unheimliche Gefühl des Zwanges, auf den Kaiser schimpfen zu müssen“ ein. Dieser Zwang kam namentlich in Gesellschaft oder auf der Straße. K. suchte daher die Einsamkeit auf und stopfte sich manchmal in seiner Not ein Taschentuch in den Mund, damit er nicht sprechen konnte. Er hatte nie irgendwelche Worte wirklich ausgesprochen, befürchtete aber stets, er könne jeden Augenblick wegen Majestätsbeleidigung ins Gefängnis kommen. Bei dem Auftauchen dieser Zwangsvorstellungen empfand er immer sehr starke Schmerzen im Hinterkopf. Es traten bald noch weitere Zwangsideen auf, so konnte er zur Neujahrszeit — vier Monate nach dem Unfall — sich nicht entschließen, seine Briefe zuzukleben, weil er befürchtete, hineinspucken zu müssen. Es wurde mit den Zwangsideen immer schlimmer, wenn er in der Zeitung von einem Verbrechen las, drängte sich ihm der Gedanke auf, man könne glauben, er sei es gewesen, der dies getan. Er hörte dann auf der Straße einmal Stimmen hinter sich: „Lauf, mach, daß Du fortkommst, sonst schießen wir Dich tot!" Er lief auf die Eisenbahn, fuhr planlos fort und warf unterwegs sein Gepäck und schließlich auch seine Kleidungsstücke zum Fenster hinaus. Er wurde nur mit einem Hemd und in eine Reisedecke eingehüllt durch Bahnbeamte in die Jenenser Klinik, sieben Monate nach dem Sturz, eingeliefert. Er war völlig klar und geordnet, gab alle Vorgänge richtig an und erkannte auch seine krankhaften Erscheinungen als solche. Am Hinterkopf fand sich eine von seinem Sturz herrührende Narbe, die Mundfazialismuskulatur wurde rechts schwächer innerviert, die Zunge wich deutlich nach links ab und der Anconaeusreflex war links stärker als rechts.

Literatur.

Herrmann, Beiträge zur Lehre der nach Unfällen auftretenden nervösen und psychischen Störungen. Inaug.-Diss. Göttingen 1897.

Kaes, Selbstmord durch Erhängen als Unfallsfolge anerkannt. Med. Klinik. 1914. 467.

Oppenheim, Weitere Mitteilungen über sich an Kopfverletzungen und Erschütterungen anschließende Erkrankungen des Nervensystems. Arch. f. Psych. **16**, 743. 1885.

Richter, Beiträge zur Klinik und Kasuistik der traumatischen Geistesstörungen. Inaug.-Diss. Berlin 1890.

Schönfeld, Traumatische Hypochondrie oder Rentenhypochondrie. Med. Klin. 1908. 1202.

Stolper, Die Geistesstörungen infolge von Kopfverletzungen. Vierteljahrsschr. f. d. gerichtl. Med. **13**, 130. 1897.

14. Hysterische Psychosen.

Ebenso wie die traumatische Neurasthenie gehört auch die traumatische Hysterie zu den häufigsten Unfallnervenkrankheiten überhaupt, auch psychische Störungen auf dem Boden derselben sind nicht selten. Natürlich wird ebenso wie bei einer traumatischen Hysterie ohne ausgesprochene geistige Störungen — denn leichte geistige Veränderungen bieten eben fast alle Fälle dar — das Trauma nur auslösend wirken auf eine schon vorhandene Anlage zu dieser Erkrankung, mag dieselbe nun angeboren oder auch erworben sein. Oft handelt es sich auch nur um die Verschlimmerung einer schon vor dem Unfall bestehenden, aber die Erwerbsfähigkeit bis dahin in merkbarer Weise nicht beeinträchtigenden Hysterie. Ganz verschiedene und selbst völlig harmlose Traumen und verhältnismäßig oft auch psychische Einwirkungen eines Unfalles sind imstande, eine hysterische Psychose in Erscheinung treten zu lassen.

Bei 27 an Betriebsunfällen sich anschließenden hysterischen Psychosen lag 11 mal eine Schädelverletzung mit den Erscheinungen einer Hirnerschütterung vor und in den anderen Fällen fanden sich auch geringfügige Quetschungen; selbst ein einfacher Stoß und der Schreck über einen Unfall, von dem der Erkrankte gar nicht mitbetroffen war, wurden als auslösende Ursachen angegeben. Fröhlich berichtet über eine Frau, bei der sich ein akuter Verwirrtheitszustand auf hysterischer Grundlage, der lange Zeit zu Hause behandelt wurde, entwickelt hatte im Anschluß an einen Eisenbahnunfall, bei dem die Fahrgäste lediglich einen Ruck bekommen hatten und bei dem diese Frau nachweislich nirgends angestoßen war. Entsprechend der größeren Zahl der in den Betrieben tätigen Männer sind bei diesen auch die nach Unfällen auftretenden hysterischen Psychosen häufiger als bei Frauen. So kommen nach meiner, natürlich etwas willkürlichen Zusammenstellung auf 25 Männer nur 2 Frauen. Auch die zeitliche Entwickelung der Erkrankung ist von praktischer Bedeutung, so finde ich, wenn ich zunächst nur die Fälle berücksichtige, bei denen eine Aufnahme in eine Anstalt sich als nicht zu umgehend erwies, in 12 Fällen, daß die Aufnahme 3 mal innerhalb eines halben Jahres nach dem Unfall erfolgen mußte und 9 mal später stattfand, und zwar 1 mal nach 1, 2 mal nach 2, 1 mal nach 4, 2 mal nach 5 und 1 mal nach je 6, 9 und sogar 14 Jahren nach dem Trauma. Es geht jedenfalls auch daraus hervor, daß sich eine hysterische Psychose sowohl gleich, als auch erst nach vielen Jahren als Weiterentwickelung einer traumatischen Hysterie oder auch einer traumatischen Neurasthenie einstellen kann, wobei noch alle möglichen anderen, aber doch meist mit dem Unfall in Zusammenhang stehenden Umstände mitwirken, so daß eben doch die Entschädigungspflicht nach meiner Ansicht meist gegeben ist. Die bekannte Vielgestaltigkeit der hysterischen Psychosen zeigt sich natürlich auch bei den traumatisch ausgelösten. Nicht selten sind die hysterischen Dämmerzustände, welche bald nur kurz sind, bald aber durch lichte oder wenigstens lichtere Zeiten unterbrochen, viele Monate bestehen. Dieselben können sich an das Trauma schon nach wenigen Stunden anschließen oder aber auch noch nach langer Zeit auftreten. Sehr interessant ist da eine Beobachtung von Westphal, bei der Rentenansprüche nicht erhoben wurden. Ein 33 jähriger Wärter eines Gepäckwagens hatte einen Eisenbahnunfall miterlebt, bei dem ihm Gepäckstücke auf den Rücken gefallen waren. Er hatte weiter gearbeitet und etwa ein Jahr später sagte er zu seiner Frau, jetzt sei gerade ein Jahr seit jenem Unfall vergangen, er fing dann an verwirrt zu sprechen und wurde nach einigen Tagen in die Klinik gebracht. Er machte da einen schwerbesinnlichen Eindruck, gab unsinnige Antworten, rechnete z. B. $3 \times 10 = 13$. Nach zwei Tagen, nachdem der Zustand im ganzen vier Tage bestanden hatte, trat eine plötzliche Klärung ein. Es kehrten aber noch vorübergehend deliröse Zustände wieder, in denen der Eisenbahnunfall den ausschließlichen Denkinhalt darstellte und nach weiteren zwei Tagen schwanden auch diese. Thomsen hat auch über einen hierher gehörigen Fall berichtet: Ein 45jähriger Mann, der schwer belastet war, und 1870 eine Schußfraktur des rechten Oberarms erlitten hatte, bekam 14 Tage später in diesem Arm schwere Schmerzanfälle, welche mit einer gemütlichen Verstimmung einhergingen und die sich zwei Jahre später auch mit geistigen Störungen verbanden, die wohl als hysterische Dämmerzustände aufzufassen und durch die begleitenden Gesichtstäuschungen interessant sind. In diesen Zuständen geistiger Unklarheit sah der Kranke Büffel, die ihn stoßen, Hunde und andere Tiere, die auf ihn losstürzen wollten, ferner Menschen von rotem Aussehen, die er für Mexikaner oder abgehäutete Menschen erklärte. Ein solcher Anfall nahm mit der nachfolgenden gemütlichen Verstimmung den Zeitraum mehrerer Tage ein. Auf körperlichem Gebiete bestanden deutliche halbseitige Störungen wie Hemianästhesie, halbseitige Aufhebung des Geruchs usw. Auch einen Fall von Cramer möchte ich trotz seiner anderen Auffassung in jener Mitteilung hierher rechnen. Es handelte sich da um einen 14jährigen Schlosserlehrling, dem ein ausgleitender Bohrer in das Auge eindrang, so daß in Narkose ein operativer Eingriff notwendig wurde. Es stellte sich eine 10 Tage anhaltende Schlafsucht ein und der Kranke bot dann zunächst im Krankenhaus, aber auch daheim wiederholt die Zeichen einer vorübergehenden geistigen Störung, die als Verwirrtheit bezeichnet wurde, dar: er fand den sonst täglich von ihm begangenen Weg nach der Stadt nicht, irrte umher, vergaß ihm gegebene Aufträge, urinierte in die Stube und schlief wieder sehr viel. Nach drei Wochen war er wieder völlig gesund. Das Fehlen der körperlichen Zeichen einer Hysterie zur Zeit der Untersuchung spricht nicht gegen eine hysterische Psychose, da dieselben öfters nicht zu jeder Zeit nachweisbar sind. In einem meiner Fälle traten bei einem 31jährigen Arbeiter einige Tage nach einer Schädelverletzung, die zu einem Knochenbruch auf der Scheitelhöhe und einer kurzen Bewußtlosigkeit geführt hatte, große hysterische Anfälle mit arc de cercle usw. und auch kurze Dämmerzustände auf, in denen der Kranke das Geschirr gegen die Wand warf und alles, was er erreichen konnte, zertrümmerte. In diesen Dämmerzuständen kommt es auch öfters zum Vorbeireden; diese Störung tritt aber auch sonst ohne die Bewußtseinstrübung des Dämmerzustandes gerade bei Unfallkranken ebenso wie bei Gefangenen häufiger als sonst bei den hysterischen Psychosen auf. Stertz hat Fälle, welche dies in ausgeprägter Weise zeigten, unter dem Namen der psychogenen Pseudodemenz beschrieben. Ein solcher Fall ist z. B. folgender:

Der Heizer V., dessen Mutter gelähmt gewesen sein soll, stürzte in seinem 50. Lebensjahre am 20. III. 1905 von einer $^1/_2$ m hohen Bank, auf der er stand, herab, da er von dem herausfliegenden Hahn eines Wasserstandsrohres seines

Dampfkessels getroffen wurde. Er schlug mit dem Hinterkopf auf ein Eisenrohr auf und wurde an der rechten Brustseite von dem ausströmenden Kesselwasser verbrüht. Es bestand keine Bewußtlosigkeit. V. hatte sich aber sehr erschreckt, da er eine Kesselexplosion befürchtete. Er wurde in ein Krankenhaus gebracht und nach der Entlassung von dort aus weiter behandelt. Er machte einen sehr niedergeschlagenen Eindruck und wurde am 1. VIII. 1905 als völlig erwerbsunfähig aus der Behandlung entlassen. Die Rente wurde allmählich auf 50% herabgesetzt und er wurde zur Abgabe eines Obergutachtens, da er von einer Seite als Paralytiker bezeichnet worden war, im Jahre 1911 in der Jenenser Klinik untersucht. Er zeigte eine Analgesie am ganzen Körper, der Rachenreflex fehlte, es bestand starker Schütteltremor der gespreizten Finger, die Sprache war eine stotternde. Auf geistigem Gebiet bot er neben einer gedrückten Stimmung ein ganz unsinniges Vorbeireden dar, so beantwortete er einige Fragen folgendermaßen:

(Deutschland liegt in?) Amerika.
(Der Schnee hat welche Farbe?) blau.
(Ein Pferd hat wieviel Beine?) drei.
(Wieviel Finger haben Sie?) hier fünf und hier fünf.
(Zusammen also?) neun.
(Zweimal 10?) = 12 usw.

Eine von ihm unbemerkte Überwachung ergab, daß seine Angabe über Schlaflosigkeit zutreffend war und Nachforschungen bestätigten auch, daß er zu Hause unbeaufsichtigt alle möglichen unzweckmäßigen Handlungen ausführte und z. B., als er seiner Frau beim Schneidern helfen wollte, die Stoffe zerschnitt, so daß sie dieselben ersetzen mußte. Er konnte stundenlang, ohne ein Wort zu sprechen, auf einer Bank vor dem Hause sitzen und fand sich bei seinen Ausgängen manchmal nicht zurecht. Es wurde eine Rente von 60% in Vorschlag gebracht.

Man hat in solchen Fällen doch immer wieder den Eindruck des Gemachten und Erkünstelten, wenn sich außerhalb eines Dämmerzustandes solche unsinnige Antworten nachweisen lassen. Alle gewundenen psychologischen Erklärungen können für mich die nächstliegendste und natürlichste für dieses Vorbeireden, daß es sich eben um ein mehr oder minder bewußtes Übertreiben eines kranken Menschen handele, nicht widerlegen. Auch ich glaube, daß es sich um eine „pathologisch verzerrte Simulation" handelt, wie Ziehen dies kurz und treffend bezeichnet hat.

Bei den hysterischen Psychosen nach Trauma sind auch alle möglichen Wahnbildungen nicht selten. Gerade hypochondrische Wahnideen, die an den Unfall und die durch denselben bedingten Beschwerden anknüpfen, sind ziemlich häufig und können dem ganzen Krankheitsbild eine hypochondrische Färbung verleihen. So sprach ein schwerbelasteter Kranker, bei dem sich das Leiden im Anschluß an eine Fingerverletzung entwickelt hatte, die in der Tat sehr schmerzhaft gewesen war, ununterbrochen von seinem Unfall, der so schwer gewesen sei, wie bei keinem anderen Menschen. Er besah sich ständig die verletzte Stelle, behauptete später, auch seine Unterleibsorgane hätten durch die Fingerverletzung gelitten, sein Gehirn sei infolge der Schmerzen mitten entzwei geplatzt, dasselbe verbrenne, der Brandgeruch ströme ihm schon aus dem Munde usw. Auch Wahnideen der Verfolgung und Beeinträchtigung sind nicht selten und wenn sich dieselben neben Vorbeireden finden, so kann man sich des Eindrucks nicht erwehren, daß eben doch die dem Kranken zum Bewußtsein kommende Übertreibung solche Wahnbildungen begünstige, wie im folgenden Fall:

Der Schlosser B., dessen Vater ein Trinker war, erlitt in seinem 39. Lebensjahre am 24. XII. 1912 einen Unfall. Eine Eisenstange fiel ihm aus 3 m Höhe auf den Kopf, so daß er hinstürzte und für einige Minuten bewußtlos war. Er hatte eine blutende Wunde am Stirnhöcker, die glatt heilte. Seit dem Unfall litt er an Kopfschmerzen, Schwindel, Schlaflosigkeit usw., und er nahm erst im Februar 1913 seine Arbeit wieder auf. Er wurde wegen seiner Beschwerden am 20. V. 1913 der Klinik in Jena überwiesen und mit einer Rente von 20% entlassen. Er arbeitete zwar, blieb aber dauernd geistig verändert, saß untätig zu Hause herum, hielt sich ständig den Kopf, äußerte, man wolle ihn herausdrängen aus der Fabrik. Auf der Straße war er ängstlich, meinte, die Leute sähen ihn immer so an, als ob er ein Simulant sei. Er befand sich dauernd in einer gedrückten Stimmung. Seit dem 1. II. 1914 setzte er mit der Arbeit aus, ging nicht mehr von daheim fort, glaubte, wenn eine Droschke vorbeifuhr, er solle weggeholt werden. Äußerte über die am Hause vorübergehenden Leute: „Da kommen sie und wollen mich kontrollieren“ und meinte wiederholt, er wolle lieber sterben, als so ein Leben weiterführen. Er wurde am 28. II. 1914 wieder der Klinik in Jena zugeführt. Es fand sich eine ausgesprochene geistige Veränderung, er war sehr ängstlich, versicherte unter Tränen, er habe kein Unrecht getan. Er war örtlich und zeitlich orientiert, zeigte aber sonst ein sehr deutliches Vorbeireden. Zog plötzlich seine Uhr aus der Tasche, legte sie auf den Tisch und äußerte: „Die Zeit geht doch rückwärts, ich habe mich nicht mehr zurechtgefunden“. Alle diese Erscheinungen schwanden nach einigen Monaten der klinischen Behandlung, während der sie möglichst wenig beachtet wurden, ganz.

Manchmal kommt es aber auch zur Entwickelung immer weitere Kreise umfassender Wahnideen, so daß man auch von einer hysterischen Paranoia nach Trauma gesprochen hat. So behauptete ein derartiger Kranker mit Schütteltremor der Arme nach einer Schulterverrenkung und einer Reihe anderer hysterischer Erscheinungen, das Reichsversicherungsamt habe ihn auf Anstiften der Berufsgenossenschaft betrogen, die letztere wolle ihn vergiften, sie schicke Leute hinter ihm her, die ihm auflauern und ihn totmachen sollten, damit eine weitere Rentenzahlung nicht mehr notwendig sei, auch die Ärzte seien bestochen usw. Meist sieht man bei diesen Unfallkranken das uns sonst von den hysterischen Psychosen her bekannte theatralische, auf den Eindruck auf die Umgebung berechnete Gebahren und das angeblich schwere Leiden wird in unangenehmer Weise zur Schau getragen. Auch das läppische, kindische Benehmen mancher Hysterischen findet sich auch hier; so spielte ein älterer derartiger Kranker wieder Ball, versteckte sich unter sein Bett und machte ähnliche Albernheiten. Öfter entwickelt sich eine hysterische Psychose nach Trauma auf dem Boden eines angeborenen Schwachsinns, es ist dabei keineswegs gesagt, daß dann die Heilungsaussichten stets besonders ungünstige seien, wie von manchen Seiten behauptet wird. Folgender Fall zeigt einen durchaus günstigen Verlauf, trotz einer erheblichen Debilität der Verunglückten:

Die 16jährige Zelluloidarbeiterin L., welche zwar nicht belastet sein soll, aber in der Schule sehr schwer gelernt hat, erlitt am 15. X. 1907 einen Unfall, bei dem ihr von einer Schneidemaschine der rechte Daumen bis zum Endglied zertrümmert wurde, so daß eine Absetzung desselben notwendig war. Der Wundverlauf war ein glatter, aber seit dem Unfall war die L. geistig verändert, sie führte zeitweilig ganz unverständliche, verwirrte Reden. Es stellten sich choreatische Bewegungen in dem operierten Arm ein und als sie 14 Tage nach der Verletzung aus dem Krankenhaus entlassen wurde, bestanden allgemeine choreatische Erscheinungen, so daß sie weder gehen noch stehen konnte und geführt werden mußte. Sie war auch daheim zeitweise unklar, hatte Sinnestäuschungen, versuchte an den Wänden in die Höhe zu klettern usw. Es traten Weinkrämpfe auf und sie konnte lange Zeit sich nur durch Zeichen verständigen, da sie nicht zu sprechen vermochte. Sie wurde drei Monate nach dem Unfall in die Klinik in Jena gebracht, es waren noch vereinzelte choreatische Bewegungen der Glieder vorhanden. Die Berührungs- und Schmerzempfindlichkeit war allgemein herabgesetzt, der Ovarialpunkt war links druckempfindlich. Sie sprach zunächst nicht, beantwortete später einige Fragen des Arztes im Flüsterton, versank, sich selbst überlassen, immer wieder in einen traumhaften Zustand, aus dem sie aufgeweckt werden mußte, damit sie aß und ihre sonstigen Bedürfnisse befriedigte. Schon nach 14 Tagen waren fast alle krankhaften Erscheinungen geschwunden und sie konnte am 14. III. 1908 von ihrem Leiden geheilt entlassen werden und erhielt nur für den Verlust des rechten Daumens eine Rente von 30%, die im nächsten Jahr auf 15% herabgesetzt wurde; sie ist gesund geblieben.

Auch die bekannte Erscheinung einer sogenannten Spaltung der Persönlichkeit kommt gelegentlich bei diesen Unfallhysterien zur Beobachtung wie überhaupt dieselben den sonstigen Hysterien an Reichhaltigkeit nur insofern etwas nachstehen, als sexuelle Vorgänge eine viel geringere Rolle auch bei den Wahnbildungen usw. spielen. Sehr oft besteht dabei ein ausgesprochenes Krankheitsgefühl, ein Kranker schilderte seinen seelischen Zustand sehr schön mit den Worten: „Außer meinem, an sich sehr energischen Ich ist jetzt in mir noch ein anderes Ich tätig, welches meine Person mehr in seiner Gewalt hat, als wie mein eigenes Ich. Ich kann es nur als eine übernatürliche Vergewaltigung bezeichnen." — Das Leiden wird den Kranken nicht selten unerträglich und es kommt daher zu Selbstmorden. Ein solcher Selbstmord und ebenso ein Selbstmordversuch stellt natürlich den Ausfluß der Psychose dar und ist ebenso wie die erstere, wenn sie durch ein Trauma ausgelöst wurde, zu entschädigen. Manche Schriftsteller stehen da auf einem entgegengesetzten Standpunkte, derselbe scheint mir aber psychiatrisch unhaltbar. So wollte Windscheid bei einem traumatischen Hysteriker, der sich bei einem Selbstmordversuch eine Kugel in den Kopf geschossen hatte, die dadurch entstandene halbseitige Lähmung nicht entschädigt wissen, während die Berufsgenossenschaft entsprechend den Ausführungen eines Gutachtens von Stintzing den Zusammenhang bejahte und die Entschädigungsansprüche dafür anerkannte. Die Frage der Selbstmordgefahr bei Hysterischen überhaupt läßt sich eben doch nicht so leicht abtun, wie in Laienkreisen und leider auch bei manchen Ärzten geglaubt wird. Ich habe eine Reihe ganz grauenvoller Selbstmorde bei solchen gesehen, von denen man immer gesagt hatte, sie drohen wohl, aber sie tun doch nichts.

Der Verlauf der hysterischen Psychosen kann ein ganz verschiedener sein: Manche Fälle gehen verhältnismäßig rasch in Heilung aus, in anderen entwickelt sich ein chronischer Zustand, der oft auch Anstaltspflege notwendig macht, da die Kranken sich selbst oder ihrer Umgebung gefährlich werden können oder auch daheim ganz verkommen; so wurde ein solcher Unfallkranker vor Schmutz starrend und mit verwildertem, langgewachsenem Haupt- und Barthaar in eine Anstalt eingeliefert.

Eine hysterische Psychose nach Trauma wird nur selten und bei einer oberflächlichen Untersuchung verkannt. Es kann gelegentlich vorkommen, daß das sich in mäßigen Grenzen haltende Vorbeireden für einen schweren geistigen Ausfall gehalten und eine Dementia traumatica oder gar, wie in einem der oben angeführten Fällen eine Dementia paralytica angenommen wird. Neben den anderen Kennzeichen auf körperlichem Gebiete, die alsdann, wenn sich die traumatische Hysterie nach einer schweren Gehirnverletzung entwickelt hat, bei einer traumatischen Demenz und jener gleich sein können, gestattet die weitere Beobachtung des Kranken, die mangelnde Übereinstimmung seines sonstigen Verhaltens mit einem solchen Intelligenzdefekt, seine Anpassung an die neuen Verhältnisse, gerade auch die Geschicklichkeit, mit der er selbst beim Vorbeireden den richtigen Antworten aus dem Wege zu gehen weiß, und anderes mehr, den Irrtum bald zu erkennen. Der Untersucher fällt aber dann nicht selten in den entgegengesetzten Fehler, daß er nunmehr gar nichts von den Angaben des Kranken glaubt und ihn für einen „unverschämten" und geradezu „unglaublich frechen" Simulanten hält, wie ich das als Urteil über solche Kranken gelegentlich in den Gutachten lesen konnte. Manchen dieser entrüsteten Begutachter ist aber doch das „Maßlose" dieser Übertreibung im Vorbeireden auffällig und sie kommen zu dem Schluß, daß der Betreffende von Haus aus schwachsinnig sein müsse, da er annehme, daß der Arzt auf solche grobe Täuschungen hereinfalle. Es handelt sich eben, wie schon oben gesagt wurde, um das Hinzusimulieren eines Kranken, wenigstens dann, wenn dieses Vorbeireden außerhalb einer Bewußtseinstrübung des Dämmerzustandes nachweisbar ist. Uns allen ist doch die Freude mancher Hysterischen an dem Vortäuschen schwerer Krankheitserscheinungen auch dann, wenn sie dadurch keinerlei Vorteile gewinnen, hinlänglich bekannt. Das Bedürfnis, sich interessant zu machen, findet sich bei diesen Kranken immer wieder und selbst schon in einem Alter, in dem man das kaum erwarten sollte. Wir werden daher auch bei der Untersuchung der hysterischen Psychosen nach einem Trauma auf alle möglichen Täuschungsversuche gefaßt sein müssen, denn sie gehören eben einmal zum Krankheitsbild selbst, so daß der Nachweis einer Übertreibung nicht gegen, sondern vielmehr für die Diagnose einer solchen Psychose spricht. Wichtig ist, daß von den kennzeichnenden körperlichen Begleiterscheinungen der Hysterie oft nur das eine oder andere und zwar auch nicht ständig, sondern manchmal nur vorübergehend nachweisbar ist. Man ist daher für die Diagnose manchmal zunächst nur auf das Ausschließen anderer Erkrankungen und auf das psychische Krankheitsbild angewiesen, das aber eben in der Veränderung der ganzen geistigen Persönlichkeit, in den auffallenden Stimmungsschwankungen, dem Sprunghaften, Gesuchten, auf den Eindruck Berechneten, so viele kennzeichnende Züge enthält, so daß der Erfahrene es auch so unschwer erkennen kann.

Es mag hier nochmals darauf hingewiesen werden, daß hysterische Erscheinungen sich auch nicht selten bei einer Dementia praecox finden und daß auch gelegentlich eine traumatische Hysterie angenommen wird, während eine mit dem Unfall nicht in ursächlichem Zusammenhang stehende Dementia praecox vorliegt, wie z. B. im folgenden Fall:

Der Arbeiter Z., welcher nicht belastet sein und in der Schule gut gelernt, aber in seinem 27. Lebensjahr kurze Zeit an „Krämpfen“ gelitten haben soll, erlitt in seinem 33. Lebensjahre am 16. VI. 1903 einen Unfall. Ein aus der Höhe von 9 m herabstürzender leerer Kalkeimer traf ihn gegen die Hinterfläche des linken Darmbeins. Er hinkte nach Hause und am nächsten Tag fand sich eine blutunterlaufene Stelle in der verletzten Gegend. Es wurde von chirurgischer Seite eine Periostitis ilei, entstanden durch Trauma angenommen, bei einer Untersuchung am 10. X. 1903 wurde außerdem eine Neurasthenie festgestellt und auch starke Übertreibung nachgewiesen. Von anderer Seite wurde wegen „des Eindruckes eines völlig gebrochenen und hilflosen Menschens“, den der Kranke machte, eine Vollrente in Vorschlag gebracht und auch bewilligt. Z. erweckte im folgenden Jahre oft den Verdacht, daß er geistesgestört sei, er hatte daheim fast täglich Erregungszustände, in denen er sich Hände voll Haare ausriß, sinnlos um sich schlug und Stühle und was er sonst gerade erreichen konnte, nach seiner Frau und den Kindern warf und nur mit Mühe von den herbeigerufenen Nachbarn gebändigt werden konnte. Er wurde allmählich wieder etwas ruhiger und die Erregungen kamen seltener. Am 5. VI. 1905 wurde er zur Begutachtung der Jenenser Klinik überwiesen. Die Reflexe waren lebhaft, die Schmerzempfindlichkeit fehlte am ganzen Körper und man konnte Hautfalten ohne jede Schmerzäußerung durchstechen, auch der Würgreflex war nicht vorhanden. Bei einer Prüfung des Rombergschen Schwankens ließ er sich steif zu Boden fallen, die Kreuzbeingegend war angeblich schmerzhaft und er konnte sich nur mit zwei Stöcken fortbewegen. Auf geistigem Gebiete bestand nach seinen Antworten ein hochgradiger Ausfall, er wollte nicht wissen, ob er verheiratet sei, behauptete 25 Jahre alt zu sein, beantwortete Fragen nach Schulkenntnissen usw. ausgesucht falsch und bot überhaupt ein deutliches Vorbeireden dar, das um so mehr hervortrat, je einfachere Fragen man an ihn stellte. Er sprach mit keinem seiner Mitkranken, lief an seinen Stöcken teilnahmslos herum und trug z. B. 10 Tage lang einen Brief seiner Frau ungelesen in der Tasche. Während seines monatelangen Aufenthaltes in der Klinik wurde er vollständig mutistisch, ein Besuch seiner Kinder freute ihn anscheinend, jedoch sprach er auch dabei kein Wort. Er stand immer untätig umher und wurde, da keine Änderung eintrat, später in die Pflegeanstalt überführt. Nach einem Bericht aus dem Jahre 1914 verhält er sich dort zwar ruhig, ist aber durchaus unzugänglich, noch völlig mutistisch und ohne jedes Interesse auch für seine Angehörigen.

Der weitere Verlauf hat hier eigentlich erst den Fall klargestellt und gezeigt, daß hysterische Erscheinungen aufgepflanzt waren auf eine sich zu jener Zeit entwickelnden Dementia praecox.

Es mag auch hier nochmals daran erinnert werden, daß hysterische Symptome sich mit allen organischen Hirnerkrankungen, einer traumatischen Demenz, einer Dementia paralytica, Lues cerebri usw. verbinden können. Es ist gar nicht selten, daß nur die in die Augen fallenden hysterischen Störungen erkannt und die Kennzeichen des gleichzeitigen organischen Leidens übersehen werden, man sollte stets bei einer scheinbar einfachen Hysterie nach Schädeltrauma an diese Möglichkeit denken. Es kommen auch nach Trauma epileptische und hysterische Erscheinungen bei ein und demselben Kranken vor. Manche Schriftsteller sind entschiedene Gegner einer solchen Ansicht, ich kann aber keinen stichhaltigen Grund dagegen finden, nachdem man hysterische Erscheinungen bei allen organischen Hirnleiden nachgewiesen hat. Bratz behauptet auch das häufige Vorkommen hysterischer Erscheinungen bei genuiner Epilepsie und gibt an, daß auf je 10—11 weibliche und auf je 47 männliche Kranke mit Epilepsie eine oder einer komme, der auch an Hysterie leide. Das Zusammentreffen einer echten traumatischen Epilepsie mit hysterischen Erscheinungen und Anfällen zeigt folgende interessante Beobachtung:

Der Gärtnereibesitzer F., welcher nicht belastet ist, erlitt in seinem 28. Lebensjahre durch Sturz von einer Treppe eine schwere Hirnerschütterung. Er war zwei Tage bewußtlos, hatte Erbrechen, Pulsverlangsamung und unwillkürlichen Urinabgang. Er lag vier Wochen zu Bett, erholte sich aber allmählich und eine damalige Untersuchung in Jena ergab, daß der Knie- und der Achillessehnenreflex auf der rechten Seite stärker war, taumelnder Gang und Rombergsches Schwanken bestanden, die Bauchreflexe fehlten und der Gaumen- und Würgreflex lebhaft war. Im übrigen bot er die Erscheinungen einer traumatischen Neurasthenie dar, die bald schwanden. Vier Jahre später, am 8. II. 1912, hatte er einen Automobilunfall. Ich sah ihn wenige Stunden nach demselben, es lagen alle Erscheinungen einer schweren Hirnerschütterung und eines Basisbruches vor. Es kam zu einer mit heftigen Erregungszuständen einhergehenden Kommotionspsychose. Während der Heilung traten Eifersuchtswahnideen auf und in einer Klinik, in die er gebracht worden war, wurden wiederholt große hysterische Anfälle beobachtet. Er entfloh aus derselben, wollte unerwartet zu Hause ankommend seine Frau zwingen, mit ihm sofort nach Amerika zu fahren und konnte nur durch ihr scheinbares Eingehen auf diesen Wunsch besänftigt werden. Er wurde allmählich ruhiger, kümmerte sich aber gar nicht mehr um das Geschäft, lag meist zu Bett und hatte kleine Anfälle, bei denen er öfters das Bett naß machte und an die sich ein Schlafzustand anschloß. Da er nach einer Aufforderung seiner Frau, doch auch etwas im Geschäft, dessen Seele er vorher gewesen war, mitzuhelfen, maßlos erregt wurde und einen Selbstmordversuch durch Erhängen machte, wurde er in die Jenenser Klinik eingeliefert. Die Untersuchung ergab, daß beide Kniereflexe kaum auszulösen, die Berührungs- und Schmerzempfindlichkeit auf der ganzen linken Körperseite herabgesetzt und der linke Arm und das linke Bein teilweise gelähmt waren. Der Geruch fehlte rechts, die Wassermannprobe war sowohl in dem Blut als auch in der Spinalflüssigkeit negativ, der Druck der letzteren betrug 205 mm Wasser. Auf geistigem Gebiet bestand eine deutliche Herabsetzung der Merkfähigkeit, eine auffallend wechselnde Stimmungslage und ein kindisches Gebahren. Er brachte oft alle möglichen Eifersuchtsideen in auffallend wichtigtuender Weise hervor, während man den Eindruck hatte, daß er an all das gar nicht recht glaubte. Es ließ sich auch nachweisen, daß er geflissentlich Tatsachen entstellte und sehr geschickt zu seinem Vorteil log. Auf einer Unwahrheit ertappt, konnte er in theatralischer Weise große Reden darüber halten, daß doch jeder einem Irrtum unterliegen könne usw. Er bot also geistig ganz das Bild einer hysterischen Psychose dar, in das auch die, dann wenn ihm etwas nicht zusagte, in auffälliger Weise ausgeführten Selbstmordversuche paßten. Es bestanden aber außer den früher festgestellten großen hysterischen Anfällen auch kleine, etwa zweimal monatlich auftretende Anfälle, die nach dem Einnässen und nach dem terminalen Schlaf als epileptische angesprochen werden mußten. Ein vollentwickelter epileptischer Anfall wurde damals während seines dreimonatigen Aufenthaltes in der Klinik nicht festgestellt, ein solcher konnte aber zufällig von mir im Januar 1914 beobachtet werden.

Man müßte den Fall als eine traumatische Hysteroepilepsie bezeichnen, einen ganz ähnlichen Fall hat Werner beschrieben, bei dem merkwürdigerweise ebenfalls zwei, durch ein Jahr getrennte Unfälle, die beide mit den Erscheinungen einer Hirnerschütterung einhergegangen waren, vorlagen.

Die Renteneinschätzung sollte, ebenso wie bei der Hypochondrie, eine recht sorgfältig erwogene sein und man sollte die Rente eher zu niedrig als zu hoch bemessen. Man fügt dem Kranken selbst Schaden zu und verschlechtert seine Genesungsaussichten, wenn man für ihn aus Gefühlsduselei eine zu hohe Rente in Vorschlag bringt. Gerade im Beginn einer leichteren Neurose bewilligte zu hohe Renten können auch bei ihrer späteren Kürzung der Entwickelung hysterischer Psychosen Vorschub leisten, wenn sie auch keinesfalls für eine solche Weiterentwickelung, wie dies zu Unrecht von manchen Seiten behauptet worden ist, allein verantwortlich gemacht werden können. Man soll immer wieder den Versuch machen, die Kranken zur Arbeit zu bringen und denselben auch nach Jahren immer von neuem wiederholen. Für eine schwere hysterische Psychose, bei der Anstaltsbehandlung notwendig ist, sollte man natürlich Vollrente und vielleicht je nach der Sachlage Hilflosenrente beantragen.

Literatur.

Binswanger, Die Hysterie. Wien 1904.

Cramer, Schlafsucht und geistige Verwirrtheit — Folge einer Augenverletzung usw. Monatsschr. f. Unfallheilk. 1904. 74.

Fröhlich, Fall von posttraumatischer Psychose. Ärztl. Sachverst.-Zeitg. 1914. Nr. 11.

Jamin, Hysterie bei Unfallkranken. Allg. Zeitschr. f. Psych. **66**, 169. 1909.

Lewandowsky, Die Hysterie. Handb. d. Neurol. **5**, 644. 1914.

Sanitätsbericht über die deutschen Heere in Frankreich 1870/71. **7**, 1885.

Schultze, E., Traumatische Hysterie bei Epilepsie. Med. Klin. 1909. 1653.
Schuppius, Das Symptomenbild der Pseudodemenz usw. Zeitschr. f. d. ges. Neurol. **22**, 554. 1914.
Stertz, Über psychogene Erkrankungen usw. nach Trauma. Zeitschr. f. ärztl. Fortbild. **7**, 201. 1910.
Thomsen, Traumatische Reflexpsychosen. Arch. f. Psych. **20**, 590. 1889.
Thomsen und Oppenheim, Über das Vorkommen und die Bedeutung der sensorischen Anästhesie bei Erkrankungen des zentralen Nervensystems. Arch. f. Psych. **15**, 559. 1884.
Wende, Ein Fall von traumatischer Psychose. Allg. Zeitschr. f. Psych. **61**, 296. 1904.
Westphal, Ein Fall von traumatischer Hysterie mit eigenartigen Dämmerzuständen usw. Deutsche med. Wochenschr. 1904. 16.
— Über seltene Formen von traumatischen und Intoxikationspsychosen. Arch. f. Psych. **47**, 213. 1910.
Windscheid, Selbstmordversuch als Unfallfolge anerkannt. Med. Klinik. 1909. Nr. 12.

15. Melancholie.

Aus praktischen Gesichtspunkten ist es zweckmäßig die Melancholie hier gesondert von dem manisch-depressiven Irresein, zu dem sie zweifellos innige Beziehungen besitzt, zu behandeln. Es gibt eben nicht wenige, nur einmal auftretende Verstimmungszustände, die man aus diesem Grunde von den meist wiederkehrenden Anfällen eines manisch-depressiven Irreseins, das bald unter dem Bilde einer zirkulären Psychose, bald als sich wiederholende Depressionszustände usw. verlaufen kann, scheidet. Wohl immer entsteht eine Melancholie ausschließlich auf dem Boden einer angeborenen Anlage und sind es vorwiegend endogene Ursachen, die für ihr Auftreten verantwortlich gemacht werden müssen. Sicher können aber bei einer vorhandenen Anlage äußere Ursachen bei dem Offenbarwerden dieses Leidens mitwirken. Und zu diesen gehört auch nicht gerade selten ein Unfall und all das, was mit einem solchen zusammenhängt. Eine Melancholie, welche in ausgesprochenen Fällen kaum übersehen werden kann, zeigt aber gerade in den an Unfälle sich anschließenden Erkrankungen einen so schleichenden Verlauf, daß sie leider auffallend oft nicht erkannt wird und erst ein plötzlicher Selbstmord auf ihr Vorliegen hinweist. Über die Häufigkeit der Einwirkung eines Schädeltraumas bei einer Melancholie liegen in der Literatur einige Zahlenangaben vor, so gibt Kißling an, daß bei der ganzen Krankheitsgruppe des manisch-depressiven Irreseins mit Einschluß der Melancholie einer Kopfverletzung in 2,6 %, zusammen mit anderen ursächlichen Momenten in 0,5 %, allein also im ganzen in 3 % der Fälle eine gewisse Bedeutung zukommt. Kaplan findet unter 54 Fällen der eben genannten Psychosen ein Kopftrauma dreimal erwähnt, und hält einen Zusammenhang wahrscheinlich in zwei Fällen, also in 3,7 %. Aber viel häufiger als nach Kopfverletzungen kommt eine Melancholie anschließend an andere Verletzungen vor und diese

Fälle kommen leider nur selten in Anstaltsbehandlung und nehmen daheim meist einen verhängnisvollen Verlauf. Unter 20 Fällen, die zur Begutachtung kamen, finde ich 7 mal ein Schädeltrauma mit den Erscheinungen einer Hirnerschütterung und 13 mal andere Verletzungen, wie die eines Auges, der Hand, den Verlust eines Fingers, eine eitrige Entzündung am Arm usw. angegeben, eigentliche harmlose Verletzungen sind aber nicht darunter. Einen, an eine Schädelverletzung anschließenden Fall, bei dem eine Rente nicht in Frage kam, zeigt folgende Beobachtung:

Der 57 jährige Fleischermeister R., welcher nicht belastet sein soll, wurde am 1. VIII. 1913 auf einem Gang zu einem Kunden durch einen, von einem hohen Baum herabstürzenden Ast am Kopf getroffen. Er brach bewußtlos zusammen und hatte eine blutende Wunde am Kopf, er erholte sich aber bald und konnte zum Arzt gehen, um sich verbinden zu lassen. Nachdem er einige Tage zu Bett gelegen, nahm er seine Arbeit wieder auf. Es entwickelte sich aber eine langsam zunehmende gemütliche Verstimmung, er bekam Angstanfälle und sprach in denselben wiederholt von Selbstmord. Er machte sich viele Sorgen wegen der Zukunft seines Geschäftes, dem er sich nicht mehr gewachsen fühlte, und war auch stets unlustig zur Arbeit. Sein Zustand hatte sich stetig verschlimmert und eine von mir vorgenommene Untersuchung, acht Monate nach jenem Unfall, ergab auf der Scheitelhöhe eine 8 cm lange, quer verlaufende Narbe, in deren Bereich der Knochen uneben war, sonst einen normalen Befund und auch keine Anzeichen einer Arteriosklerose. Geistig bot er das Bild einer schweren Melancholie mit Selbstmordneigung dar, welche unter geeigneter Behandlung in etwa zwei Monaten zur Heilung kam.

Aus einer Beobachtung Dodillets geht hervor, daß bei diesen Melancholien nach Kopftrauma sich manchmal auch Herde im Gehirn finden können. Einem 45 jährigen Schmied war ein Hammer gegen die rechte Stirnseite geflogen, er war seitdem verstimmt, machte sich Geldsorgen, obwohl kein Grund dazu vorlag und nahm sich etwa acht Monate nach der Verletzung durch Erhängen das Leben. Die Leichenöffnung ergab eine linsengroße, strahlige Narbe in einer der Windungen des rechten Stirnhirns. Im folgenden Fall schloß sich eine schwere Melancholie an den Verlust eines Fingers an.

Ein 24 jähriger Fleischerbursche, der erblich angeblich nicht belastet war und sich normal entwickelt hatte, verletzte sich, als er während eines Aufenthaltes im Elternhause im Geschäft des Vaters mithalf, beim Zerhacken großer Fleischstücke den Zeigefinger der linken Hand so unglückselig, daß derselbe amputiert werden mußte. Der Wundverlauf war ein glatter, der Kranke, welcher in einem Krankenhaus Aufnahme gefunden hatte, wurde immer stiller und fiel durch sein gedrücktes Wesen auf. Es wurden daher Schritte wegen seiner Unterbringung in einer geeigneten Anstalt unternommen, jedoch fand man ihn, ehe Antwort eingetroffen war, etwa drei Wochen nach der Verletzung eines Morgens auf dem Boden des Krankenhauses erhängt auf.

Zweifellos spielt in einem solchen Fall nicht die Verletzung an sich, sondern die sich aus ihr ergebenden Folgen für das weitere Fortkommen und die Arbeitsfähigkeit des Verletzten und die berechtigten und unberechtigten Sorgen und Befürchtungen die Hauptrolle. Sachs und

Freund teilen den Fall eines 51 jährigen Schlossergesellen mit, der nach dem Verlust der Sehkraft des linken Auges, einige Jahre später auch eine Verletzung des rechten Auges erlitt, die zu einer Einbuße der Sehfähigkeit desselben führte. Er machte sich natürlich viel Sorgen, was geschehen solle, wenn dies, sein letztes Auge, nun auch noch erblinde, es kam zu einer ausgesprochenen Melancholie, in deren Verlauf er sich $5^1/_2$ Monate nach dem Unfall das Leben nahm.

Solche Angaben über Sorgen wegen der Zukunft namentlich auch wegen derjenigen der Kinder, die Befürchtung, der Familie zur Last zu fallen, findet man oft in den Akten der Fälle erwähnt, welche durch Selbstmord endeten. Manchmal gibt auch der Verlust einer guten Stelle durch den Unfall den Anstoß zur Entwickelung des Leidens. Die Selbstvorwürfe, die sich die Kranken wegen des Unfalls, dessen Zustandekommen sie durch Außerachtlassen gewisser Vorschriften mitverschuldet haben, sich nicht selten machen, sind ebenso wie die oft wiederkehrenden Befürchtungen bei der Aufnahme der Unfallanzeige falsch ausgesagt, und sich so einer strafbaren Handlung schuldig gemacht zu haben, meist schon Zeichen der bestehenden Melancholie und keine sie begünstigenden seelischen Ursachen.

Es ist auch sicher, daß ein psychisches Trauma eine Melancholie bei einer vorliegenden Anlage auslösen kann. So berichtet Wittkowski über den Ausbruch des Leidens bei einer 50 jährigen Frau, die während der Beschießung von Straßburg bei einem Gang über eine Straße ihren 12 jährigen Sohn durch einen Granatsplitter verloren hatte. Hübner führt die Krankengeschichte eines 46 jährigen Wagenführers an, der das Unglück hatte, einen Menschen zu überfahren, der später seinen Verletzungen erlag. Es entwickelte sich bei dem Manne eine schwere, mit Selbstanklagen einhergehende Melancholie, deren Wahnideen ausschließlich an jenes unglückliche, von ihm keineswegs verschuldete Ereignis anknüpften und 14 Tage nach jenem Vorfall nahm er sich durch Ertränken das Leben. Ich habe eine schwere Melancholie bei einem 54 jährigen Manne auftreten sehen, als sein Sohn, der in der Notwehr einen Menschen erstochen hatte, in Untersuchungshaft kam und solcher Fälle gibt es viele. Unter den 20 von mir zusammengestellten Fällen sind 18 Männer und 2 Frauen, was eben wieder auf die größere Beteiligung der Männer an der Betriebsarbeit zurückzuführen ist. Über erbliche Belastung war bei den Erkrankten wenig in Erfahrung gebracht worden und nur in drei Fällen lag eine gleichartige unmittelbare Vererbung der Melancholie vor. Sicher würde aber eine Belastung sich viel häufiger haben nachweisen lassen, wenn nicht eben, wie dies schon wiederholt hier hervorgehoben wurde, von den Angehörigen usw. geflissentlich in diesen Fällen eine erbliche Anlage in Abrede gestellt würde aus der falschen Annahme heraus, daß vielleicht sonst die Rentenansprüche abgewiesen werden könnten. Die Verteilung dieser 20 Fälle auf die einzelnen Lebensabschnitte war so, daß 9 Fälle vor und 11 Fälle nach dem 40. Lebensjahr aufgetreten waren. Die Verschlimmerung einer schon bestehenden Melancholie durch ein Trauma findet sich bei keinem dieser Fälle, dieselbe wäre wohl auch denkbar, scheint aber recht selten zu sein. Die klinische Erfahrung von anderen Melancholiefällen kennt übrigens auch eine plötzliche Heilung einer Melancholie nach einem Trauma z. B. einem Sturz aus einem Fenster in selbstmörderischer Absicht. Abweichungen im klinischen Bild der durch einen Unfall ausgelösten Melancholien bestehen höchstens insofern, als eben der Unfall und alles, was mit ihm zusammenhängt im Mittelpunkt der Wahnbildung steht und nicht selten auch die sogenannte hypochondrische Form der Melancholie zur Beobachtung kommt. Die Melancholie schloß in 18 Fällen, in denen genauere Angaben darüber vorlagen, achtmal gleich an das Trauma an, und zwar war dies so bei fast allen den Fällen, bei denen ein Schädeltrauma als auslösende Ursache in Frage kam. In 10 Fällen entwickelte sich die krankhafte gemütliche Veränderung ganz allmählich und oft unbemerkt während der Abheilung der chirurgischen Unfallfolgen. Auch in ihrem Verlauf unterscheiden sich diese Fälle in nichts von den sonstigen und man kann ihre Heilungsaussichten an sich keineswegs als ungünstige bezeichnen, so daß eine Rente nur für die Dauer der geistigen Erkrankung vorübergehend in Betracht kommt, abgesehen natürlich von der für die etwaigen anderen Unfallsfolgen zu gewährenden. Aber eine erschreckende Tatsache ergibt sich aus der Zusammenstellung einer größeren Zahl solcher Unfallsmelancholien, das ist die gewaltige Selbstmordsterblichkeit! Unter den 20 Fällen haben 12, also 60% durch Selbstmord geendet, während ich früher einmal für eine große Zahl von Melancholie, welche in der Jenenser Klinik behandelt wurden, nur in 13% der Fälle einen Tod durch Selbstmord feststellen konnte. Unter den Selbstmordarten ist, wie überhaupt, der Tod durch Erhängen der häufigste; die Zeit, welche zwischen Unfall und Selbstmord verflossen war, betrug einmal drei Wochen, in den anderen 11 Fällen 4—9 Monate, einen noch kürzeren Zwischenraum haben wir oben aus der Beobachtung Hübners kennen gelernt. Sicher ließen sich, was auch schon Hübner und andere hervorgehoben haben, durch ein rechtzeitiges Eingreifen die meisten dieser unglücklichen Ausgänge, die natürlich auch die Berufsgenossenschaften durch Hinterbliebenenrente usw. stärker belasten, verhüten. Vor allem müßte eben der behandelnde Arzt überhaupt auch an die Möglichkeit dieser Folge einer Verletzung denken und bei dem Auftreten einer Melancholie rechtzeitig eine entsprechende Anstaltsbehandlung veranlassen.

Ein Selbstmord, der im Verlaufe einer traumatisch ausgelösten Melancholie auftritt, ist natürlich als mittelbare Unfallsfolge aufzufassen, darüber sind sich wohl alle Schriftsteller einig, während über die Frage des Selbstmordes überhaupt als Unfallfolge, wie schon einmal erwähnt, noch recht abweichende Meinungen zu lesen sind. Unter den traumatisch bedingten oder so ausgelösten Psychosen steht die Melancholie in bezug auf die Selbstmordhäufigkeit an erster Stelle, aber nach ihr kommt gleich die Hypochondrie; Selbstmorde finden sich ferner auch bei den hysterischen Psychosen, im Delirium tremens, bei der traumatischen Demenz, der traumatischen Epilepsie und sogar bei der Dementia paralytica usw. Natürlich wird dann, wenn eine ausgesprochene Psychose vorliegt, niemand im Zweifel sein, den Selbstmord als unter dem Zwange derselben ausgeführt und also, wenn die erstere als durch den Unfall bedingt anerkannt war, auch die Folgen dieser Tat trotz aller scheinbaren Überlegung bei der Ausführung derselben als entschädigungspflichtig anzusehen. Zweifelhaft scheint manchen Begutachtern die Beurteilung eines Selbstmordes in den Fällen, bei denen ihrer Meinung nach eine Psychose noch nicht vorliegt, sondern es sich um eine Neurose gehandelt habe. Es mag aber nochmals hervorgehoben werden, daß die Grenzen gerade hier oft ganz fließende sind und daß eben doch die Mehrzahl der Unfallneurosen auch psychische Veränderung aufweist, so daß es uns durchaus berechtigt erscheint, in diesen Fällen auch den Selbstmord als Unfallsfolge zu bezeichnen, zumal einwandfreie Untersuchungen erwiesen haben, daß in der Praxis mit einem sogenannten physiologischen Selbstmord kaum gerechnet zu werden braucht. Es scheint mir auch eine ziemliche Vermessenheit und Überschätzung desjenigen zu sein, was wir sicher wissen können, wenn ein Gutachter in einem solchen Fall mit aller Wahrscheinlichkeit ausschließen will, daß die vorliegenden krankhaften Veränderungen bei dem Entschluß zur Ausführung des Selbstmordes und bei der schließlichen Tat nicht eben doch wesentlich mitgewirkt hätten. Das Seelenleben, auch des einfachsten Menschen, ist doch ein so zusammengesetztes und überall ineinandergreifendes Gewebe, daß ich es für unmöglich halte, seine geheimsten Regungen und die Gründe für einen, es in allen seinen Tiefen erschütternden Entschluß, wie es der des Selbstmordes ist, wirklich klarzustellen, was aber manche in solchen Dingen unerfahrene Leute sich zutrauen.

Literatur.

Dodillet, Beitrag zur Lehre von den traumatischen Psychosen.

Hartmann, Über Geistesstörungen nach Kopfverletzungen. Arch. f. Psych. **15**. 98. 1884.

Hübner, Über den Selbstmord. Jena 1910.

Mendel, Über den Selbstmord bei Unfallverletzten. Monatsschr. f. Psych. **33**. 310. 1913.

Rathmann, Über die nach Schädeltrauma eintretenden psychischen Störungen. Vierteljahrsschr. f. gerichtl. Med. **23**, 1. 1901. Fall 4, 29.

Sanitätsbericht über die deutschen Heere im Kriege gegen Frankreich. **7**, 1885.

Schultze, E., Der Kampf um die Rente und der Selbstmord in der Rechtsprechung des R.V.A. Halle 1910.

Weber, Über posttraumatische Psychosen. Deutsche med. Wochenschr. 1905. 1183.

16. Manisch-depressives Irresein.

Wie schon erwähnt, haben wir aus praktischen Gründen die für uns auch hier ungleich wichtigere Melancholie abgetrennt, so daß uns jetzt noch die zirkulären und periodischen Psychosen zur Besprechung übrig bleiben. Auch sie entstehen nach unseren sonstigen Erfahrungen auf dem Boden einer erblichen Anlage und jedenfalls aus endogenen Ursachen, so daß ein Trauma nur eine auslösende Wirkung für den einzelnen Anfall dieser in wiederkehrenden Schüben verlaufenden Psychosen haben kann. Wenn behauptet wurde, daß Hirnnarben, auch traumatisch entstandene, zirkuläre Psychosen usw. bedingen könnten, so ist in solchen, als beweisend angesehenen Fällen wohl immer eine Verwechselung mit anderen Krankheitsbildern, namentlich einer leichteren Form der traumatischen Demenz oder auch einer traumatischen Epilepsie untergelaufen. Die Häufigkeit, mit der einem Schädeltrauma eine ursächliche Bedeutung für das manisch-depressive Irresein mit Einschluß der Melancholie zukommen soll, wurde schon bei jener erwähnt. Durch die Untersuchungen von Saiz besitzen wir aber auch Zahlen, welche sich ausschließlich auf die uns hier beschäftigenden Krankheitsbilder beziehen; er gibt an, daß ein Kopftrauma bei der einfachen Manie in 6%, bei der periodischen Manie in 11% und bei der zirkulären Psychose in 6% in der Vorgeschichte erwähnt wurde, sicher ist aber die Zahl der Fälle, in denen einem solchen eine auslösende Bedeutung wirklich zuerkannt werden muß, nach unseren Erfahrungen eine sehr viel geringere. Ich habe in den von mir durchgesehenen Akten keinen einzigen einwandfreien Fall gefunden und sonst aus meiner eigenen Tätigkeit ist mir auch nur ein Fall bekannt geworden, bei dem durch einen Rentenansprüche gestattenden Unfall ein Anfall des manisch-depressiven Irreseins ausgelöst wurde. Groß scheint also die praktische Bedeutung dieses Ereignisses nicht zu sein und dieselbe erfährt noch eine weitere Einschränkung dadurch, daß es sich doch auch dann meist nur um ein vorübergehendes, nach dem Unfall zu einer scheinbaren Heilung führendes Leiden handelt, das die Erwerbsfähigkeit zunächst nicht weiter beeinträchtigt. Alle in der Literatur erwähnten sicheren Fälle, bei denen durch eine Schädelverletzung ein Anfall des manisch-depressiven Irreseins ausgelöst wurde, stehen in einem Alter von 14—26 Jahren, befinden sich also in einem Lebensabschnitt, in dem erfahrungsgemäß auch ohne Trauma diese Erkrankung am häufigsten einzusetzen pflegt. Ausschließlich sind es schwere Schädeltraumen, welche als auslösende Ursachen angesprochen werden, so auch in der folgenden Beobachtung:

Ein 16jähriger Knecht, dessen Vater an melancholischen Anfällen litt und der sich in einem solchen das Leben genommen hatte, verunglückte dadurch, daß er beim Durchgehen der Pferde vom Wagen stürzte. Er schlug mit dem Hinterkopf auf, war einige Minuten bewußtlos, hatte Übelkeit, versuchte sich aber noch bei dem Anhalten der Pferde zu beteiligen. Er lag acht Tage mit Übelkeit und

Kopfschmerzen zu Bett, arbeitete dann wieder vorübergehend, fühlte sich aber dazu wegen starken Schwindels usw. außerstande. Er wurde allmählich immer stiller und es entwickelte sich ein schwerer Depressionszustand, dessentwegen er zwei Monate nach jenem Unfall in die Klinik in Jena aufgenommen wurde. Derselbe war nach weiteren zwei Monaten vollständig abgeklungen, zwei Jahre nach dem Unfall mußte er wegen einer ohne jede Veranlassung entstandenen heftigen manischen Erregung und später noch zweimal nach fünf und sechs Jahren nach dem Trauma wegen schwerer melancholischer Zustände, die immer in einigen Monaten schwanden, in der Klinik behandelt werden.

Die Feststellung, daß nur der erste Anfall durch ein schweres, mit den Erscheinungen einer Gehirnerschütterung einhergehendes Schädeltrauma ausgelöst würde, kehrt in anderen Beobachtungen auch wieder; so berichtet Kißling über einen Fall, bei dem sich auch zunächst eine schwere gemütliche Verstimmung an den Unfall anschloß. Ein 20jähriger Zimmermann erhielt einen Schlag auf den Kopf und stürzte nach hinten. Er war eine Zeitlang bewußtlos und lag dann 12 Wochen mit einer schweren melancholischen Verstimmung zu Bett, der eine heitere Erregung folgte. Im nächsten Jahre hatte er ohne äußere Veranlassung eine manische Erregung, nach zwei Monaten einen melancholischen Zustand und dann wieder manische Anfälle. Während in diesen beiden Beobachtungen zunächst die melancholische Phase auf die Hirnerschütterung folgte, sind aber auch Fälle bekannt geworden, in denen die Hirnerschütterung den manischen Zustand auslöste. Rathmann berichtet über einen Mann, der in seinem 25. Lebensjahre als Soldat einen Kolbenschlag auf den Schädel erhalten hatte, der zu den Erscheinungen einer Hirnerschütterung führte. Er erkrankte sofort an einem heiteren Erregungszustand und hatte später wiederholte Zirkel. Auffallend rasch war der Ausbruch der Manie in einem von Saiz beschriebenen Fall. Ein schwerbelasteter und etwas debiler Mensch von 18 Jahren erlitt ein Kopftrauma mit einer Hirnerschütterung; schon am nächsten Tag setzte eine Manie ein, die zwei Monate anhielt und nach neun Monaten erfolgte und zwar ohne jede äußere Veranlassung ein zweiter Anfall. Die manische Erregung kann sich natürlich auch ebenso schleichend einstellen wie die depressive Phase. Ein 19jähriger, angeblich nicht belasteter Gymnasiast, der von Skierlo beobachtet wurde, erlitt bei einem Sturz vom Rad eine Verletzung an der Stirn und war 12 Stunden bewußtlos. Er befand sich 25 Tage in einem Krankenhaus bis zur Heilung seiner Wunden und als er dann nach Hause kam, war er deutlich verändert und äußerte Größenideen, so daß er bald in eine Anstalt gebracht werden mußte, dort trat nach vier Monaten eine Depression auf. Die Erkrankung wiederholte sich nach einem Jahre ebenfalls ohne äußere Veranlassung. Obwohl zwar in diesem Falle das Trauma als alleinige Ursache angegeben wird, so wird demselben doch auch nur eine auslösende Wirkung zuerkannt werden können. In einem meiner Fälle, bei dem ich auch zunächst glaubte, daß einem sehr schweren Schädeltrauma vielleicht die Bedeutung einer alleinigen Ursache zukomme, hat sich nachträglich doch noch eine gewisse Belastung ergeben. Denn, da wir wissen, daß der Alkoholismus auch gar nicht selten auf dem Boden einer psychopathischen Anlage sich entwickelt, so wird man einer kollateralen Belastung mit demselben doch eine gewisse Bedeutung zuerkennen müssen. Es handelte sich um folgenden Fall:

Ein angeblich nicht belasteter Landwirt, dessen Onkel jedoch Trinker ist, erlitt in seinem 21. Lebensjahre bei einer Schlägerei eine schwere Kopfverletzung. Er wurde mit einem Zaunpfahl wiederholt auf den Hinterkopf und gegen den Nacken geschlagen, brach bewußtlos zusammen und wurde so später von Vorübergehenden aufgefunden. Der Vater schaffte ihn heim, er blutete aus dem Mund und der Nase, hatte wiederholtes Erbrechen und blieb $1^1/_2$ Tag bewußtlos. Der Arzt stellte eine Pulsverlangsamung fest und beobachtete eine, nach dem Schwinden der Bewußtlosigkeit fünf Tage anhaltende Somnolenz, aber keine schweren geistigen Störungen. Nach drei Wochen versuchte der Kranke etwas zu arbeiten, zwei Monate nach der Verletzung trat ein schwerer epileptischer Anfall, bei dem er sich die Zunge sehr zerbissen hatte, auf; ein solcher Anfall wiederholte sich nach einigen Wochen und blieb dann dauernd fort. Er hatte immer viele Kopfschmerzen und konnte Alkohol nicht vertragen. Ganz allmählich und zunächst wenig beobachtet stellten sich, seit dem 31. Lebensjahre immer schärfer hervortretend, alljährlich meist im Frühjahr einsetzend, eine etwa drei Monate anhaltende leichte manische Erregung und daran anschließend eine kürzere, aber doch einige Wochen umfassende melancholische Verschlimmerung ein. Er und seine Umgebung hatten sich mit dem Leiden ganz abgefunden und er suchte in seinem 41. Lebensjahre die Jenenser Klinik nur kurz auf, um sich einen Rat wegen seiner Lebensweise usw. geben zu lassen. Auf körperlichem Gebiet ließ sich nur nachweisen, daß der Knie- und der Achillessehnenreflex auf der linken Seite etwas stärker waren.

Die Frage, ob auch andere Traumen außer den Schädelverletzungen mit Hirnerschütterungen imstande sind, einen Anfall des manisch-depressiven Irreseins auszulösen, ist von der Mehrzahl der Schriftsteller verneint worden. Ein psychisches Trauma kann vielleicht den Ausbruch eines Anfalles beschleunigen. So findet sich in dem Sanitätsbericht von 1870/71 die Mitteilung über einen 26jährigen, angeblich nicht belasteten Reservisten, der durch eine platzende Granate zu Boden geworfen, aber nicht verletzt worden war, bei dem sich im unmittelbaren Anschluß daran ein manisch-depressives Irresein entwickelte. Auch einen Fall von Jentsch, bei dem es sich um wiederkehrende Depressionszustände handelt, müßte man hierher rechnen, obwohl dieser Schriftsteller den Fall als rein exogen bedingt auffaßt. Gerade die öftere Wiederkehr der Erkrankung spricht für die Bedeutung endogener Ursachen und für eine höchstens auslösende Wirkung des psychischen Traumas, wenn man demselben in diesem keineswegs einwandfreien Falle überhaupt eine Bedeutung zuerkennen will. Ein 22jähriger Dachdecker hatte durch Absturz von dem Dach eines Hauses eine schwere Gehirnerschütterung erlitten, an die sich ein Depressionszustand anschloß. Sechs Jahre später, in seinem 28. Lebensjahre, erkrankte er wieder an einem schweren Verstimmungszustand nach dem Anblick des Absturzes eines Lehrlings. Ein dritter Anfall, der fast drei Jahre (!) anhielt, stellte sich im 33. Jahre ein als das Rüstzeug auf einem Dache unter ihm nachgegeben hatte und ein vierter Anfall schloß an das Abstürzen eines Rüstzeuges von einem Dache, auf dem er arbeitete, an. Ich hatte bei den zahlreichen Anfällen des manisch-depressiven Irreseins, die ich zu beobachten Gelegenheit hatte, nur einmal den Eindruck, daß vielleicht einem für uns hier in Frage kommenden psychischen Trauma, das außerdem mit einer starken körperlichen Anstrengung verbunden war, eine beschleunigende Wirkung auf den Ausbruch eines wohl schon vorbereiteten Anfalls, aber nicht mehr zukomme.

Einem angeblich nicht belasteten 47 jährigen Landwirt, welcher im 45. Lebensjahre schon einmal wegen eines sechs Monate anhaltenden manischen Erregungszustandes mit nachfolgender schwerer Depressionsphase in der Jenenser Klinik behandelt worden war, gingen am 1. XI. 1913 die Pferde durch. Er entrann nur durch Aufbietung aller Kräfte einem schweren Unglück, hatte sich dabei sehr erschreckt und auch körperlich stark angestrengt. Nach dem Ereignis war er leichenblaß, aß sehr wenig, konnte in der Nacht nicht schlafen und am nächsten Tag war eine manische Erregung mit Ideenflucht, Größenideen usw. zum Ausbruch gekommen, so daß er wieder in klinische Behandlung gebracht werden mußte.

Die Erkennung des manisch-depressiven Irreseins ist meist eine leichte. Ein Zusammenhang mit einem Unfall wird aber nur äußerst selten gegeben sein und auch dann kann nur nach einem Schädeltrauma eine den Anfall auslösende Wirkung in Frage kommen, was natürlich für eine Rentenentschädigung, welche meist doch nur eine vorübergehende sein wird, nach dem Gesetze gleichgültig wäre, da es bekanntlich nicht erforderlich ist, daß der Unfall die alleinige Ursache sei.

Literatur.

Hartmann, Über Geistesstörungen nach Kopfverletzungen. Arch. f. Psych. **15**, 98. 1884.

Hoppe, Zur pathologischen Anatomie der periodischen Psychosen. Arch. f. Psych. **44**, 341. 1908.

Jentsch, Die psychogene Rückerinnerung als Ursache wiederholter traumatischer Depressionszustände. Ärztl. Sachverst.-Zeitg. 1912. 349.

Kißling, Kopftraumen und Psychosen. Inaug.-Diss. Tübingen 1899. Fall 10.

Kölpin, Die psychischen Störungen nach Kopftraumen. Volkmanns Vortr. **418**, 1906.

Rathmann, Über die nach Schädeltraumen eintretenden psychischen Störungen. Vierteljahrsschr. f. gerichtl. Med. **23**, 1. 1901.

Saiz, Untersuchungen über die Ätiologie der Manie usw. Berlin 1907.

Sanitätsbericht über die deutschen Heere im Kriege gegen Frankreich. **7**, 1885. Beobachtung 58.

Skierlo, Über Psychosen nach Trauma. Inaug.-Diss. Königsberg 1910. Fall 10.

Stolper, Die Geistesstörungen infolge von Kopfverletzungen. Vierteljahrsschr. f. gerichtl. Med. **13**, 130. 1897.

17. Paranoia chronica.

Die chronische Paranoia, welche nach den Erfahrungen der Irrenärzte eine unheilbare Geistesstörung darstellt, wird doch meist zu den funktionellen Psychosen deswegen gerechnet, da nach dem gegenwärtigen Stand unserer anatomischen Kenntnisse wir organische Veränderungen bei derselben nicht nachweisen können und uns auch zunächst nicht recht vorzustellen vermögen, welcher Art dieselben etwa sein könnten. Die Unheilbarkeit und das langsame aber stetige Fortschreiten der Erkrankung legen aber den Gedanken nahe, daß dies Leiden eben doch auf greifbaren Veränderungen des Großhirns beruht, deren Entwickelung auch vielleicht durch ein Trauma des Gehirns begünstigt werden könnte. In der Literatur liegen über die Bedeutung eines Schädeltraumas für die chronische Paranoia vor allem die von Kißling und Kaplan zusammengestellten Zahlenangaben vor. Ersterer findet, daß ein Zusammenhang dieses Leidens mit einem Kopftrauma wahrscheinlich sei in 4,3% seiner Paranoiafälle, wobei in 3,7% die Schädelverletzung mit anderen Ursachen zusammentrifft und in 0,4% allein verantwortlich zu machen sei. Kaplan gibt an, daß ein Kopftrauma in der Vorgeschichte der chronischen Paranoia erwähnt wird in 2,6% neben anderen Ursachen und in 1,9% als alleinige Veranlassung der Psychose, daß aber nach den klinischen Erfahrungen ein Zusammenhang wahrscheinlich ist in nur 0,2%. Es geht jedenfalls daraus hervor, daß die Bedeutung eines Unfalles mit Schädeltrauma für die Entstehung einer Paranoia chronica nicht sehr groß ist. Sicher sind auch dann, wenn das Schädeltrauma als alleinige Ursache angegeben wird, meist noch andere Umstände, die sich vielleicht nicht nachweisen ließen, wie erbliche Belastung usw. mit verantwortlich zu machen, so daß auch in diesen Fällen eben nur die Auslösung einer chronischen Paranoia durch ein Trauma vorliegt. So war es im folgenden von mir beobachteten Fall:

Der 35jährige Postschaffner J., dessen Vater Trinker war und dessen Bruder an Epilepsie leidet, erlitt einen Unfall dadurch, daß ihm während seines Dienstes im Eisenbahnzug eine eiserne Sicherheitsstange auf den Kopf fiel, so daß er mit einer blutenden Stirnwunde bewußtlos zusammenbrach. Es wurde von ärztlicher Seite eine Hirnerschütterung festgestellt und es bestand lange Zeit heftiger Kopfschmerz und Schwindel. Er arbeitete zwei Monate nach dem Unfall wieder, mußte aber dann wegen erneuter Schwindelanfälle mit Nasenbluten von neuem aussetzen. Der ihn fünf Monate nach dem Unfall untersuchende Arzt behauptete, er sei nicht krank, sondern „übertreibe ungeheuer". J. versuchte wiederholt zu arbeiten, fühlte sich dazu aber außerstande und verlangte ein Obergutachten einer Klinik. Seine vorgesetzte Behörde war auch damit einverstanden, weigerte sich aber, die von ihm verlangte Unterstützung seiner Familie während dieser Zeit zu übernehmen, so daß daran die Sache scheiterte. Er wurde aus seinem Dienst entlassen und zahllose Eingaben, die er wegen seiner Wiederanstellung machte, waren erfolglos. J. war in ziemliche Not geraten, da auch die Versuche, ein von ihm früher erlerntes Handwerk wieder aufzunehmen, fehlgeschlagen waren. Vier Jahre nach jenem Unfall gemachte erneute Versuche, wenigstens eine Entschädigung zu erlangen, hatten eben aus Rücksicht auf das Gutachten jenes Arztes wieder keinen Erfolg; er bemerkte nun, daß man ihm überall von seiten der Post Hindernisse in den Weg lege, auf der Straße wurde er von Postbeamten überwacht und in seinem 39. Lebensjahre lag eine ausgesprochene Paranoia mit ausgebautem Wahnsystem, anknüpfend an jenen Unfall und dessen zweifellos nicht richtige Einschätzung vor. Er mußte in seinem 41. Lebensjahre — sechs Jahre nach dem Unfall — wegen gemeingefährlicher Drohungen gegen Postbeamte in die Jenenser Klinik gebracht werden und versicherte gleich bei seiner Aufnahme, es sei eine Tat seiner Feinde, daß er jetzt in eine Anstalt gebracht und für verrückt erklärt werden solle. Er dissimulierte aber bald sehr geschickt und gab keine weitere Auskunft. Es fand sich eine vom Unfall herrührende Narbe am linken Stirnhöcker und der Knie- und der Achillessehnenreflex waren auf der rechten Seite deutlich stärker als auf der linken.

Sicher ist in diesem Falle die erbliche Belastung von sehr wesentlicher Bedeutung, zweifellos muß aber dem Trauma mit der schweren Hirnerschütterung und den demselben nachfolgenden anhaltenden gemütlichen Erregungen eine auslösende Wirkung zuerkannt werden und auf ein in diesem Sinne abgegebenes Gutachten erhielt die Familie endlich eine 100%-Rente, da J. selbst wegen seiner Gemeingefährlichkeit einer dauernden Unterbringung in einer Anstalt bedurfte. Meist tritt die Anknüpfung der paranoischen Wahnideen an den Kampf um die Erlangung der dem Verletzten nach seiner Meinung zustehenden Rente noch deutlicher zu Tage und kommt es zu der Entwickelung einer Paranoia querulatoria, wie im folgenden Fall:

Der 30jährige, soweit bekannt nicht belastete Schneider S. erlitt am 26. I. 1905 einen Sturz auf den Hinterkopf mit Bewußtlosigkeit und Erbrechen. An diese Verletzung schlossen sich alle möglichen Beschwerden, wie Kopfschmerzen, Mattigkeit usw. an. Es handelte sich nicht um einen Betriebsunfall, sondern S. war als selbständiger Meister in einer Privatversicherung, die auch seine Behandlung daheim und in Privatanstalten bis zum 21. II. 1906 übernahm. Eine von ihm geforderte Dauerrente wurde abgewiesen und diese Tatsache wurde der Ausgangspunkt einer Paranoia querulatoria. Er führte mit der Versicherungsgesellschaft zahllose Prozesse, beleidigte die Gutachter und erstattete Anzeigen wegen angeblichen Meineids usw. Bei einer Begutachtung wegen etwaiger Entmündigung im Jahre 1913 in der Jenenser Klinik, also acht Jahre nach jenem Unfall gab er an, er bekomme trotz seiner Beschwerden keine Rente, da die Ärzte wissentlich falsche Gutachten erstattet hätten. „Alle Gutachten sind falsch, es steckt etwas dahinter, umsonst scharrt keine Henne, die Ärzte haben etwas bekommen, sie sind von der Versicherungsgesellschaft beeinflußt, sonst hätten sie doch nicht objektiv falsche Gutachten erstattet." Auf seinen Aufenthalt in der Klinik kommend fuhr er fort: „Es ist Staatsinteresse, daß ich jetzt für verrückt erklärt werde." Er meinte, verschiedene beamtete Ärzte hätten Meineide geschworen, Amtsrichter hätten sich der Rechtsbeugung schuldig gemacht und ein Richter habe den anderen zu decken gesucht usw. Der körperliche Befund war ein normaler, seine Intelligenz eine sehr gute. Seine Frau war von ihm vollständig beeinflußt, bot eine induzierte Paranoia, dar und verklagte auch gleich den Assistenzarzt, welcher ihren Mann in der Jenenser Klinik begutachtet hatte, wegen wissentlicher Entstellung der Wahrheit.

In den Fällen, in denen es sich um einen Betriebsunfall handelt, steht die Berufsgenossenschaft als der große Feind im Mittelpunkt des

Wahnsystems. Man findet bei der Durchsicht der Akten solcher Fälle die immer wiederkehrenden Äußerungen in den zahllosen Eingaben dieser Kranken wie: „Die Berufsgenossenschaft verfolgt mich, sie hat Agenten bestellt, die mich überwachen sollen, sie trachtet mir nach dem Leben, hat veranlaßt, daß mir vergiftetes Bier, vergiftete Speisen gereicht werden, sie hat mit Geld die Ärzte, meine Angehörigen bestochen usw." Manche Schriftstücke dieser Kranken, die sie mit Vorliebe eingeschrieben an die Berufsgenossenschaft, die Schiedsgerichte, die Ärzte, aber auch an alle Behörden, den Reichstag und den Kaiser selbst schicken, überbieten sich in Beleidigungen und Schimpfereien; so schrieb ein Kranker: „Auf Grund der Schwindeleien und Betrügereien, die sich die Berufsgenossenschaft in meiner Versicherungssache zu eigen machte, wird mir jeder Anspruch auf ein ärztliches Gutachten von der Berufsgenossenschaft durch Lug und Trug in schwindelhaften Einwendungen vernichtet und die Raubsucht gefördert." Im weiteren Verlauf dieses nämlichen Schriftstückes spricht er dann in bezug auf die Berufsgenossenschaft von „einer Sekte schamloser Menschen, die ihn räuberisch ausgebeutet und vergewaltigt habe", ein ihm nicht zusagendes ärztliches Gutachten „zeigt die verleumderische Begabung des Gehirns" jenes Arztes. In einer anderen Eingabe desselben Kranken ist von den Mitgliedern der Berufsgenossenschaft unter Ausdrücken wie: „Betrüger und Betrogene, Rentenmörder, die furchtbare Raubzüge gegen ihn unternommen haben" die Rede, er spricht weiter von „gefälschten Gutachten, wissentlicher Urkundenfälschung usw." Ein anderer Kranker richtet seine Erbitterung vor allem gegen die ärztlichen Gutachten, die in seinen Schriftstücken als „Räuber- und Mördergutachten" bezeichnet werden. Die ihm zuteil gewordene ärztliche Behandlung war die „allergrundgemeinste Räuber- und Mörderbehandlung" und nach seiner Ansicht „wäre es viel besser, wenn die Unfallkranken dem Schinder übergeben würden". Bei der Mehrzahl dieser Fälle von Paranoia querulatoria nach Unfall liegt eine psychopathische Belastung vor, vielleicht kann dieselbe aber in einzelnen Fällen ersetzt werden durch eine, eben bei einem schweren Schädeltrauma mit Hirnverletzung erworbene Invalidität des Großhirns. Auch andere Unfallverletzungen, abgesehen von diesen Schädeltraumen können zur Entwickelung einer chronischen Paranoia den Anstoß geben, wobei dann meist eine traumatische Neurasthenie dieser Psychose vorangeht.

Die Erkennung einer chronischen Paranoia nach Unfall ist eine leichte. Natürlich muß man im Auge behalten, daß nicht jedes Auftreten von Verfolgungswahnideen das Vorliegen einer Paranoia bedeutet und daß es gar nicht selten, wie dies schon bei der Hypochondrie und den hysterischen Psychosen erwähnt wurde, zu einer vorübergehenden, später wieder korrigierten Wahnbildung kommen kann, welche mit der Paranoia nichts zu tun hat. In manchen Fällen könnte leicht die Verwechslung einer Paranoia mit einer mild verlaufenden Dementia paranoides, die aber meist doch in jugendlicherem Alter einzusetzen pflegt, unterlaufen. Praktisch wäre dieselbe von keiner größeren Bedeutung dann, wenn ein schweres Schädeltrauma als auslösende Ursache vorliegt, da eben auch eine Dementia paranoides durch ein solches zur Entwickelung gebracht werden kann und ebenso entschädigt werden müßte, wie eine durch dasselbe hervorgerufene chronische Paranoia. Anders lägen die Verhältnisse, wenn der Unfall in einem sonstigen Trauma bestünde, denn dann könnte nach unserer Ansicht eine Dementia paranoides durch ein solches nicht ausgelöst worden sein und handelte es sich um ein zufälliges zeitliches Zusammentreffen dieser geistigen Erkrankung mit einem Unfall ohne ursächlichen Zusammenhang. Manche Fälle der älteren Literatur von angeblicher Paranoia nach Hirnverletzung wird man wohl jetzt zur traumatischen Demenz rechnen, bei der, wie gesagt, auch alle möglichen Wahnbildungen, die ein paranoiaähnliches Krankheitsbild erzeugen könne, vorkommen.

Die Mehrzahl der Psychiater ist sich wohl darüber einig, daß außer dem Unfall die Bedeutung der psychopathischen Persönlichkeit, welche von demselben betroffen wurde, die anhaltenden gemütlichen Erregungen, welche mit den häufigen Untersuchungen namentlich dann verbunden sind, wenn ungeschickterweise dem Kranken gegenüber der Simulationsverdacht ausgesprochen wurde, und wohl auch nicht selten die verschlechterte Lage, in welche mit dem Verletzten die ganze Familie geraten ist, für die Entstehung einer Paranoia nach Trauma nicht hoch genug angeschlagen werden können. Aber die von manchen Seiten ausgesprochene Ansicht, daß somit für das Auftreten dieser geistigen Störung nach einem Trauma nicht der Unfall, sondern das Unfallgesetz verantwortlich zu machen sei, wird allgemein als eine irrige angesehen. Man könnte mit derselben Logik in manchen Fällen auch behaupten, daß eigentlich der Arzt an der Psychose schuld sei, da der von ihm ausgesprochene Simulationsverdacht und eine daraufhin tatsächlich stattfindende heimliche Überwachung usw. der Entwickelung des Leidens Vorschub geleistet habe. Sicher haben die meisten dieser paranoisch werdenden Unfallverletzten schon zur Zeit des Unfalls eine Anlage zur Paranoia gehabt und sind vielleicht auch manche schon verkappte Paranoiker, aber erst dies Ereignis mit seinen notwendigen Folgen gibt den Anstoß zu dieser verhängnisvollen Weiterentwickelung zu einer schweren chronischen Paranoia. Es läßt sich nicht bestreiten, daß wohl mancher von diesen Leuten vielleicht nie eine vollentwickelte Paranoia bekommen hätte, wenn nicht der Unfall mit allen seinen Nachwirkungen auf das körperliche und geistige Leben des Betroffenen eingetreten wäre. Oft ist, wie E. Schultze ausführt „schon die Erhebung der unbegründeten und übermäßigen Ansprüche ein Symptom der später immer deutlicher werdenden Geistesstörung“ und keineswegs ihre Ursache, wie von anderer

Seite behauptet wurde. Die Annahme, daß die Paranoia querulatoria nach Unfall eine „Unfallsgesetzpsychose“ darstelle, entspricht also durchaus nicht den psychiatrischen Erfahrungen und wir haben allen Grund, dieser falschen Auffassung, die eine schwere Benachteiligung dieser Kranken zur Folge haben könnte, mit aller Entschiedenheit entgegenzutreten. Eine nach einem schweren Schädeltrauma in zeitlichem Zusammenhang mit demselben, oder im Anschluß an eine traumatische Neurasthenie oder eine traumatische Hysterie sich entwickelnde chronische Paranoia, mag es sich um eine Paranoia querulatoria handeln oder nicht, ist als mittelbare Unfallsfolge im Sinne der Unfallgesetze zu betrachten und dementsprechend voll zu entschädigen, wobei in der Mehrzahl der Fälle eine Vollrente erforderlich und oft auch wegen der Gemeingefährlichkeit die Unterbringung in einer geschlossenen Anstalt notwendig sein wird.

Literatur.

Berliner, Zur Begutachtung paranoischer Geistesstörungen nach Unfällen. Sommers Klinik usw. **5**, 224. 1910.

Hasche-Klünder, Über atypisch verlaufende Psychosen nach Unfall. Arch. f. Psych. **44**, 668. 1908.

Kurthen, Über atypische Unfallspsychosen nach Trauma. Inaug.-Diss. Bonn 1911.

Mendel, Über Querulantenwahnsinn und Neurasthenia querulatoria bei Unfallverletzten. Neurol. Zentralbl. 1909. 1140.

Meyen, Paranoia nach Trauma. Monatsschr. f. Unfallheilk. **8**, 226. 1901.

Schultze, E., Der Kampf um die Rente usw. Halle 1910.

Stertz, Über psychogene Erkrankungen und Querulantenwahn nach Trauma usw. Zeitschr. f. ärztl. Fortbild. **7**, 201. 1910.

18. Halluzinatorische Verwirrtheit, Infektions-, Erschöpfungs- und postoperative Psychosen.

Man kann in psychiatrischen Lehrbüchern vielfach lesen, daß die halluzinatorische Verwirrtheit gar nicht selten nach einem Schädeltrauma und heftigen Gemütserschütterungen zum Ausdruck komme, wenn man sich aber in der Unfallpraxis umsieht und wirklich einwandfreie Fälle dieser an sich nicht häufigen Erkrankung zusammenstellen will, so kommt man in die größte Verlegenheit. Mir ist es z. B. nicht gelungen, in den zahlreichen, von mir durchgesehenen Akten auch nur einen einzigen sicheren Fall, der durch ein Trauma bedingt oder auch nur ausgelöst worden sei, aufzufinden und auch aus meiner eigenen Tätigkeit ist mir kein solcher bekannt geworden, wo es sich um einen Betriebsunfall gehandelt hätte. Ich glaube nun, daß dieser Widerspruch darauf beruht, daß gerade bei der halluzinatorischen Verwirrtheit leichter als bei den übrigen Psychosen Verwechselungen mit anderen geistigen Erkrankungen unterlaufen können. Wir wissen, daß eine Hirnerschütterung eine unter dem Bilde einer halluzinatorischen Verwirrtheit verlaufende Kommotionspsychose hervorrufen kann, welche wir unter die traumatischen Psychosen im engeren Sinne rechnen mußten und die dort besprochen wurden. Diese Kommotionspsychose, welche man auch als traumatische Amentia bezeichnet hat, ist aber nicht die funktionelle, uns hier interessierende halluzinatorische Verwirrtheit, von der sich jene vor allem auch dadurch unterscheidet, daß sie unter Umständen in eine traumatische Demenz ausgehen kann, während die echte halluzinatorische Verwirrtheit zur Genesung zu führen pflegt. Ferner werden nicht wenige Fälle von echter traumatischer Epilepsie mit psychischen Störungen namentlich die etwas länger dauernden epileptischen Dämmerzustände als eine halluzinatorische Verwirrtheit beschrieben. Ferner gehören eine ganze Anzahl der nach einer heftigen Gemütserschütterung sich entwickelnden Erkrankungen an angeblicher halluzinatorischer Verwirrtheit in Wirklichkeit zu den hysterischen Psychosen, namentlich zu den hysterischen Dämmerzuständen, aber auch zu den arteriosklerotischen Psychosen und haben mit einer halluzinatorischen Verwirrtheit im eigentlichen Sinne nichts zu tun. Nach Ausschaltung aller dieser nicht hierher gehörigen Fälle bleiben kaum welche übrig und die einzige, mir aus eigener Erfahrung bekannt gewordene, vielleicht hier zu berücksichtigende Erkrankung, bei der es sich aber wieder nicht um einen Betriebsunfall handelt, ist folgende:

Frau S., geboren 1876, ist erblich nicht belastet, sie hat sich mit 21 Jahren verheiratet und 10 Geburten gehabt. Im Februar 1913 hatte sie eine Fehlgeburt, nach der noch lange schwere Blutverluste bestanden, bis Plazentareste durch den Arzt entfernt wurden. Sie war in den letzten Jahren schon immer sehr blutarm gewesen, durch die langanhaltenden Blutungen war sie aber noch elender geworden. Am 28. III. 1914 erlitt sie eine Kopfverletzung, indem ein in etwa $1^1/_2$ m Höhe stehender Kinderwagen auf sie fiel, als sie sich beim Holzmachen bückte und sie mit seinem Bügel auf den Scheitel traf. Sie fiel zu Boden, war einige Sekunden bewußtlos, arbeitete aber dann weiter. Sie klagte ihrem nach Hause zurückkehrenden Manne gegenüber über heftige Kopfschmerzen und fiel in einem Schwindelanfall gegen den Ofen. Am nächsten Tag erbrach sie auch einmal und in der darauffolgenden Nacht schlief sie nicht, stand auf und bat ihren Mann, ihr doch zu helfen; sie hörte viele Stimmen, sprach von einem Feuer, das ausgebrochen sei, hatte heftige Angst und wurde immer verwirrter. Sie beruhigte sich in den nächsten Tagen etwas, aber bald setzten neue Erregungszustände mit massenhaften Sinnestäuschungen ein, so daß sie drei Wochen nach dem Unfall in die Jenenser Klinik überführt wurde. Die körperliche Untersuchung ergab eine schwere Anämie und ein Körpergewicht von nur 94 Pfund bei der kräftig gebauten Frau, aber im übrigen einen normalen Befund. Sie war vollkommen unorientiert, dabei völlig affektlos und hatte nur einzelne Sinnestäuschungen. Sie bot im weiteren Verlauf das Bild einer stillen Amentia dar, erholte sich innerhalb zweier Monate sehr gut und konnte vollständig klar und geordnet entlassen werden. Für das Schädeltrauma bestand keine Amnesie.

Natürlich könnte man auch in diesem Falle daran denken, daß es sich eben eigentlich doch um eine Kommotionspsychose handelte, ich glaube aber, daß hier die Hirnerschütterung bei der schwer anämischen und äußerst dürftig ernährten Frau nur den Anstoß gegeben hat zu dem

Ausbruch einer halluzinatorischen Verwirrtheit, die wesentlich vorbereitet war durch den Zustand der vom Trauma Betroffenen. Meist pflegt eine Kommotionspsychose stürmischer zu verlaufen und zeigt neben den hier fehlenden Merkfähigkeitsstörungen auch auf körperlichem Gebiete auf die schwere traumatische Hirnschädigung hinweisende Zeichen wie Rombergsches Schwanken, taumelnden Gang usw., was auch hier nicht nachweisbar war. Wenn es sich um einen Betriebsunfall handelt, der eine halluzinatorische Verwirrtheit ausgelöst hat, wäre natürlich eine Rente zu gewähren, die aber nur eine vorübergehende sein wird, da diese Erkrankung meist glatt ausheilt.

Es wird behauptet, daß ein heftiger Schreck auch eine halluzinatorische Verwirrtheit auszulösen imstande sei, jedenfalls aber doch nur dann, wenn der Boden für die Entstehung dieser Erkrankung bereits entsprechend durch andere begünstigende Momente vorbereitet ist. Mir ist kein derartiger Fall aus eigener Erfahrung bekannt.

Hier mag auch erwähnt werden, daß natürlich auch an eine durch einen Unfall hervorgerufene und infizierte Wunde mit nachfolgender Eiterung und septischen Erscheinungen sich eine schwere Infektions- und auch Erschöpfungspsychose anschließen kann, von denen die erstere zu einem bleibenden geistigen Defekt durch Zerstörung von Hirnrindengewebe zu führen vermag. So entstand nach einer als Unfall anerkannten Quetschwunde am Ellenbogen bei einem Kranken eine ernste Blutvergiftung, die zahlreiche Einschnitte notwendig machte und diese führten wieder zu einem schweren, zunächst an ein Delirium acutum erinnernden halluzinatorischen Verwirrtheitszustand, der jedoch nach zwei Monaten abklang und in völlige Genesung ausging. In einem anderen Fall schloß sich an eine zunächst harmlos erscheinende Hautabschürfung eine Pyämie an, die zu einer schweren Psychose und einem bleibenden Schwachsinn mit Arbeitsunfähigkeit führte, so daß in diesem Falle Vollrente gewährt werden mußte.

Endlich mag auch hier auf die postoperativen Psychosen hingewiesen werden, die für uns hier auch insofern von Bedeutung sind, als eine durch einen Unfall notwendig gewordene Operation mit ihren Nachwirkungen als mittelbare Unfallfolge anerkannt ist und daher auch eine so entstandene Psychose zu entschädigen wäre. Bekannt ist, daß namentlich ein Delirium tremens ebenso wie durch die Verletzung selbst, so auch durch einen operativen Eingriff, die Narkose und alles, was damit in Zusammenhang steht, ausgelöst werden kann. Von anderen Fällen, bei denen Unfälle vorlagen, ist mir nur die Erkrankung einer 23jährigen Arbeiterin bekannt geworden, bei der nach mehrfachen Narkosen und Operationen wegen eines vereiterten Fingers eine hysterische Psychose mit den Erscheinungen des Vorbeiredens, die aber in völlige Heilung ausging, zum Ausbruch kam. Daß manche dieser sogenannten postoperativen Psychosen wohl besser den Infektions- oder auch den Erschöpfungspsychosen zuzuweisen sind, bedarf kaum der Erwähnung. Sicher ist aber, daß manche gelegentlich auch durch einen Unfall notwendig werdende verstümmelnde Operationen bei vorliegender psychopathischer Belastung, in einzelnen Fällen vielleicht auch ohne eine solche, eine geistige Erkrankung auslösen können. So sind schwere Melancholien beschrieben worden nach einer Amputatio penis, einer Ablatio mammae und allgemein bekannt ist, daß Totalexstirpationen bei jugendlichen weiblichen Kranken gar nicht selten den Anstoß zur Entwickelung schwerer Depressionszustände mit Selbstmordneigung geben. Außer den gynäkologischen Operationen werden vor allem Staroperationen beschuldigt, häufig postoperative Psychosen zu bedingen. Es kann aber als sicher gelten, daß es sich dabei immer nur um die Auslösung psychischer Störungen namentlich akuter Verwirrtheitszustände bei schon bestehender Arteriosklerose des Gehirns oder bei einer bis dahin nicht hervortretenden Dementia senilis, bei den doch meist im höheren Lebensalter stehenden Kranken handelt. Bei diesen kann natürlich auch jede andere Operation diese geistige Störung zum Ausbruch bringen; so habe ich bei solchen Leuten wiederholt schwere, auf dem Boden einer Arteriosklerose entstehende Zustände halluzinatorischer Verwirrtheit nach der Operation eines eingeklemmten Bruches, selbst nach einem in Narkose vorgenommenen Einschnitt an einem verletzten Finger, der den Kranken mehrere Tage infolge der Schmerzen nicht hatte schlafen lassen, ferner den Ausbruch einer Dementia senilis nach einer Zehenamputation wegen Altersbrand beobachten können. Aber alle diese letzteren Fälle besitzen für die uns hier interessierenden Unfallverletzungen und die durch sie notwendig werdenden Eingriffe eine nur sehr untergeordnete Bedeutung.

Literatur.

v. Frankl-Hochwart, Über Psychosen nach Augenoperationen. Jahrb. f. Psych. **9**, 152. 1890.

Geis, Beitrag zur Entstehung von Geisteskrankheiten nach und durch Körperverletzungen. Inaug.-Diss. Bonn 1904.

Lapinski, Über Psychosen nach Augenoperationen. Allg. Zeitschr. f. Psych. **63**, 665. 1906.

Löwy, Geistesstörungen nach Katarakt-Operationen. Allg. Zeitschr. f. Psych. **52**, 167. 1896.

Pilcz, Über postoperatives Irresein. Wiener klin. Wochenschr. 1902. 908.

Sanitätsbericht über die deutschen Heere im Kriege gegen Frankreich. **7**. Berlin 1885.

Schultze, Beitrag zur Frage der postoperativen Psychosen. Deutsche Zeitschr. f. Chir. **104**, 584. 1910.

V. Psychosen nach besonderen Formen des Traumas.

19. Schreckpsychosen.

Bei vielen Unfällen tritt neben der körperlichen Verletzung oft aber auch ohne eine solche eine starke Schreckwirkung ein, die zweifellos den körperlichen und geistigen Gesundheitszustand des vom Unfall Betroffenen unter Umständen ungünstig beeinflussen kann. Es ist zwar bei der bisherigen Besprechung der einzelnen Krankheitsformen bereits überall da, wo dem psychischen Trauma eine Bedeutung für die Entstehung oder Verschlimmerung einer Psychose zugestanden werden mußte, darauf hingewiesen worden, wir wollen aber hier nochmals in etwas übersichtlicherer Weise die Ergebnisse zusammenstellen und noch Einiges, was bisher nicht berücksichtigt werden konnte, hinzufügen. Es ist durch vielfache Erfahrungen bestätigt und konnte auch hier durch einen Fall aus der Unfallpraxis belegt werden, daß eine genuine Epilepsie durch eine heftige Schreckwirkung ausgelöst werden kann und daß eine so zum Ausbruch kommende Epilepsie ebenso wie bei anderer Entstehung zu einer schweren geistigen Verblödung zu führen vermag. Ferner kann ganz allgemein gesagt werden, daß alle jene, auf einer organischen Grundlage beruhenden psychischen Erkrankungen, bei denen Gefäßveränderungen des Gehirns eine Rolle spielen, durch eine Schreckwirkung mehr oder weniger deutlich ungünstig beeinflußt werden können. Es ist dies, wie auch schon oben hervorgehoben wurde, auch gar nicht so erstaunlich, da zu den körperlichen Begleiterscheinungen der Gefühlsvorgänge überhaupt und vor allem einer starken Schreckwirkung Veränderungen des Blutdruckes, der Blutverteilung und namentlich auch sehr jähe Schwankungen des Blutgehaltes der Gehirngefäße, wie ich dies experimentell bei Leuten mit Schädellücken nachweisen konnte, notwendig hinzugehören. Eine Schreckwirkung wird also bei einer bestehenden Dementia paralytica, bei der immer die Rindengefäße verändert sind, ferner bei einer vorliegenden Lues cerebri, dann wenn, was gar nicht selten, die Großhirngefäße syphilitische Erkrankungen aufweisen, und endlich bei einer Arteriosklerose der Gehirngefäße eine Verschlimmerung der psychischen Erkrankung, welche bis dahin vielleicht unbemerkt verlaufen sein kann, hervorzurufen imstande sein. Vor allem bei der Arteriosclerosis cerebri, die manchmal lange Zeit ohne alle klinischen Erscheinungen besteht, wie dies oben ausgeführt wurde, vermag ein starkes psychisches Trauma eine schwere geistige Erkrankung des bis dahin scheinbar völlig Gesunden namentlich in der Form plötzlich einsetzender Verwirrtheitszustände usw. auszulösen. Es ist daher alle Vorsicht gegenüber der Versicherung, daß der Betreffende vor einer Schreckwirkung völlig gesund gewesen sei, bei einer wissenschaftlichen Beurteilung dieses Zusammenhangs geboten, denn eigentlich kann nur die Leichenöffnung und eine mikroskopische Hirnuntersuchung darüber völlige Klarheit schaffen. Es ist wohl möglich, daß in seltenen Fällen eine Dementia praecox durch eine Schreckwirkung zum Ausbruch gebracht werden kann, indem dabei die körperlichen Begleiterscheinungen der Gefühlsvorgänge auf dem Gebiete der inneren Sekretion die Brücke abgeben. Aber mehr als die Auslösung der schon vorbereiteten Erkrankung durch dieses psychische Trauma kann dabei nicht angenommen werden, was auch für die praktische Frage der Rentenentschädigung genügen würde.

Was nun die funktionellen Psychosen anbetrifft, so kann sicher durch ein psychisches Trauma in der Form eines heftigen Schrecks eine Hypochondrie hervorgerufen werden. So erinnere ich mich an zwei hierhergehörige Fälle, die beide Arbeiter betrafen, bei denen aber aus mir nicht mehr erinnerlichen formalen Gründen ein Betriebsunfall nicht vorlag, so daß sie beide wegen ihrer dauernden Arbeitsunfähigkeit invalidisiert werden mußten.

Ein in den vierziger Jahren stehender Arbeiter, der mit einem Bekannten auf einer Straße in der Nähe von Schwarzburg beschäftigt war, sah plötzlich, daß bei einem, bei klaren Himmel einsetzenden Wirbelwind, mehrere große, an dem oberen Rand eines abgeholzten Hanges stehende Tannen umgerissen wurden und in großen Sprüngen die Berglehne herab auf sie zurollten. Er konnte sich gerade noch in den Grabenrand auf der Seite des Hanges ducken, als ein solcher Baum im großen Bogen über ihn hinwegsauste und seinem am jenseitigen Wegrande stehenden Freunde den Schädel zerschmetterte, so daß er sofort tot war. Seit diesem Ereignis war er außerstande wieder zu arbeiten, er bot ständig eine gedrückte Stimmung dar, äußerte alle möglichen hypochondrischen Beschwerden bei normalem Befund. Es bestand nur eine leichte Steigerung der Sehnenreflexe, erhöhtes vasomotorisches Nachröten und leichtes Zittern der gespreizten Finger.

In dem zweiten Fall hatte sich ein 36jähriger Straßenarbeiter N., mit einem ihm auffälligen Herrn, der ihn nach verschiedenen Dingen ausfragte, kurz unterhalten. Er fand, als er seine Arbeitspause machen wollte, diesen Menschen dicht neben seinen, an einem Baum befestigten Kleidungsstücken erhängt auf, so daß er zunächst die Leiche nicht sehen konnte und als er sich seinen Rock anziehen wollte, an sie stieß. Er sank vor Schreck in die Knie, raffte sich jedoch wieder auf, kam ganz gebrochen zu Hause an und lag sechs Wochen zu Bett. Er konnte nicht schlafen, hatte Angstzustände, wenn er allein gelassen wurde und glaubte oft, jenen Baum mit dem daran hängenden Mann vor sich zu sehen. Er fühlte sich unfähig, seine Arbeit wieder aufzunehmen und bietet auch jetzt noch, nachdem vier Jahre über jenes Ereignis hingegangen sind, eine ausgesprochene Hypochondrie dar, so daß seine Invalidisierung aufrecht erhalten werden mußte.

Häufiger wird aber durch einen Schreck eine hysterische Psychose und da auch wieder vor allem ein hysterischer Dämmerzustand ausgelöst, wie dies auch schon erwähnt wurde. Hierher gehört meiner Ansicht nach auch ein Fall von Lewin, der ohne eine bestimmte Diagnose und leider auch ohne Altersangaben veröffentlicht ist. Einem Bergmann war in der Grube der Kopf zerquetscht worden und ein Arbeitsgenosse desselben hatte den Auftrag erhalten, die stark nach den Leichenteilen riechende Unfallstelle mit Lysol zu desinfizieren. Diese grauenerregende Arbeit löste bei dem nicht belasteten, nüchternen Mann eine etwa 14 Tage anhaltende Psychose aus, die mit anfallsweise auftretenden Erregungszuständen einherging, in denen er „brüllend“ betete und seine Angehörigen zum Mitbeten zwang.

Eine Melancholie wird wohl seltener durch eine einmalige Gemütserschütterung sondern eher durch nachhaltigere Einwirkungen auf die gemütliche Seite, wie Sorgen, Kummer u. dgl. ausgelöst, dagegen ist wiederholt beobachtet und hier auch durch einen Fall belegt worden, daß ein heftiger Schreck wohl den Ausbruch eines manischen Anfalls bei einem an solchen Zuständen Leidenden so beschleunigen kann, daß derselbe im unmittelbaren Anschluß an das psychische Trauma in Erscheinung tritt. Es wird berichtet, daß auch durch eine Schreckwirkung eine echte halluzinatorische Verwirrtheit hervorgerufen werden könne. Wie schon an anderer Stelle erwähnt, scheint dieser angeblichen Amentia gegenüber Vorsicht geboten, da es sich eben nicht selten um hysterische und arteriosklerotische Psychosen nach einer Schreckwirkung handelt.

Außer den bisher aufgeführten, durch eine Schreckwirkung ausgelösten oder verschlimmerten Psychosen sind aber auch rasch vorübergehende geistige Störungen nach einem psychischen Trauma beschrieben worden, welche man als Schreckdelirien bezeichnet hat und die Ziehen als Affekt-Dämmerzustände benannte. Namentlich hat auch Stierlin solche, die viele Ähnlichkeit mit einem hysterischen oder epileptischen Dämmerzustand besitzen, bei den Erdbebenkatastrophen in Valparaiso und Messina beobachten können. So kümmerte sich in Valparaiso ein 17jähriger Junge, der durch einen Zufall gerettet worden war, während seine ganze Familie umkam, nicht im mindesten um das Schicksal der Seinigen, sondern rannte, eben gerettet, von daheim fort, um sich an den Rettungsarbeiten zu beteiligen. Er benahm sich dabei wie ein Clown und bot einen, etwa eine Woche anhaltenden Verwirrtheitszustand dar, in dem er planlos in Hemdärmeln in den Straßen herumlief und nie nach seinen Angehörigen fragte. Nach dem Erdbeben in Messina wurde ein angesehener Mann am Morgen nach dem Unglück nur mit einem Hemd bekleidet, in seinem Garten die Blumen gießend, gesehen und ein Kaufmann, der seine Familie und sein Haus verloren hatte, ging im Nachthemd und Pantoffeln einen Hering in der Hand haltend und immer vor sich hinlachend, am Quai auf und ab. Eine 35jährige Frau aus Messina war in einen schweren stuporösen Zustand mit Unsauberkeit verfallen, in dem auch „allgemeine Konvulsionen“ auftraten. Ihr Befinden besserte sich nach 14 Tagen. Bei einem 48jährigen Manne, der ebenfalls in Messina gerettet worden war, brach drei Tage später bei dem Anblick seiner zerstörten Vaterstadt plötzlich eine akute, drei Tage anhaltende, mit Sinnestäuschungen einhergehende geistige Störung aus, die in Genesung überging. Stierlin hebt hervor, daß auch eine auffallende Apathie und selbst eine freudige Stimmungslage bei den Überlebenden wiederholt beobachtet worden sei. Manche Fälle sollen schwere delirante Zustände gezeigt und bald im Hospital an denselben verstorben sein; Stierlin hat aber solche Fälle nicht selbst gesehen und auch Leichenöffnungen liegen anscheinend nicht vor, so daß es nicht als erwiesen gelten kann, daß diese Zustände auf die Schreckwirkung allein zurückzuführen seien. Ebenso scheint mir bei den länger dauernden Psychosen, die Stierlin als durch die Katastrophen bedingt auffaßt, der Beweis nicht zu erbringen, daß es sich eben nicht doch um ein Zusammentreffen der Schreckwirkung mit einer der oben angeführten Psychosen und also nur um eine plötzliche Verschlimmerung einer schon vorher bestehenden, aber bis dahin unbemerkten Erkrankung handelte. Die rasch vorübergehenden Schreckpsychosen sind jedenfalls für die Unfallpraxis von keiner größeren Bedeutung, von den länger dauernden geistigen Störungen nach einem psychischen Trauma sind vor allem die hysterischen und arteriosklerotischen Psychosen wichtig.

Literatur.

Bonhoeffer, Wieweit kommen psychogene Krankheitszustände und Krankheitsprozesse vor, die nicht der Hysterie zuzurechnen sind? Allg. Zeitschr. f. Psych. **68**, 371. 1911.

Laquer, Über Hirnerscheinungen bei heftigen Schmerzanfällen. Arch. f. Psych. **16**, 818. 1894.

Lewin, Furcht und Grauen als Unfallsursache. Berl. klin. Wochenschr. 1909. 1921.

Riebel, Nervöse Nachkrankheiten des Mülheimer Eisenbahnunglücks am 30. III. 1910. Monatsschr. f. Psych. **31**, 203. 1912. Erg.-Heft.

Sanitätsbericht über die deutschen Heere im Kriege gegen Frankreich. 7. Berlin 1885.

Stierlin, Über die medizinischen Folgezustände der Katastrophe von Courrières. Berlin 1909.

— Nervöse und psychische Störungen nach Katastrophen. Deutsche med. Wochenschrift. 1911. 2028.

Wittkowski, Über Entstehung von Geisteskrankheiten im Elsaß in Zusammenhang mit den Kriegsereignissen. Arch. f. Psych. **7**, 80. 1877.

20. Psychosen nach Blitzschlag und elektrischem Trauma.

Es dürfte als sicher gelten, daß die Wirkungen des Blitzes und der künstlich erzeugten Elektrizität auf den menschlichen Körper die gleichen sind. Es scheint auch nach den neueren Beobachtungen, daß Gleich- und Wechselströme gleich gefährlich werden können. Nach Jellinek kann man im allgemeinen sagen, daß Ströme von 100—150 Volt Spannung mit Vorsicht zu behandeln, Spannungen über 200 Volt als gefährlich anzusprechen sind und solche mit 500 Volt und darüber zu den tödlichen gehören. Wir können hier nicht auf die interessanten Fragen der Elektropathologie eingehen und ich möchte nur auf den wechselnden Widerstand des menschlichen Körpers, welcher natürlich bei einer Stromwirkung auf denselben von ganz ausschlaggebender Bedeutung ist, hinweisen. Es muß aber auch hier hervorgehoben werden, daß entgegen einer weitverbreiteten Annahme auch beim Telephongebrauch Starkstromverletzungen vorkommen können, und daß keineswegs alle Telephonunfälle lediglich auf das psychische Trauma und die Vorstellung, Strom bekommen zu haben, zurückzuführen sind. Ebenso wie nun durch die Einwirkung der atmosphärischen und künstlichen Elektrizität sowohl funktionelle als auch organische Nervenerkrankungen hervorgerufen werden, vermag ein solcher Unfall auch Anlaß zu geben zum Auftreten funktioneller und organischer Psychosen.

Bekannt ist, daß der Übergang von Starkstrom auf den Körper oder die Wirkung eines Blitzes eine Bewußtlosigkeit hervorzurufen pflegt, welche aber nicht immer eintreten muß, ebenso besteht bald eine retrograde Amnesie, bald liegt keine Erinnerungslücke vor. Namentlich bei den Verunglückten, bei denen Wiederbelebungsversuche von Erfolg gekrönt waren, hat man oft schwere delirante Zustände beobachtet, welche man wohl mit Recht auf die vorübergehende Blutleere des Gehirns infolge des Aussetzens der Herztätigkeit zurückgeführt und mit den geistigen Störungen der Erhängten usw. verglichen hat. Oberst berichtet über einen Arbeiter, der mit dem Kopf gegen ein blankes Kabel, das einen Strom von 3000 Volt Spannung führte, stieß und scheinbar tot abstürzte. Nach Einleitung der künstlichen Atmung erholte er sich, „es stellten sich aber heftige Zuckungen und maniakalische Aufregungszustände ein, während das Bewußtsein aufgehoben blieb“. In dem Krankenhaus kam er erst nach einigen Stunden zu klarem Bewußtsein; in der linken Schläfen- und Scheitelgegend war eine größere Brandwunde und der rechte Arm und das rechte Bein waren zunächst vollständig gelähmt, blieben aber später nur leicht paretisch und gleichzeitig traten in denselben Parästhesien wie Taubsein, Kribbeln und Kältegefühl auf. Bischof hat eine sehr interessante Beobachtung über die Erholungserscheinungen auf körperlichem und geistigem Gebiet nach einer Starkstromverletzung mitgeteilt. Sein 35jähriger Kranker hatte mit beiden Händen beim Ausgleiten einen Draht, der einen Strom von 240 Volt leitete, ergriffen, er wurde sofort bewußtlos, und es mußten Wiederbelebungsversuche angestellt werden. Der Verletzte erholte sich, warf sich unruhig umher und bei der Einlieferung in das Krankenhaus konnte eine Aufhebung der Lichtreaktion der sehr weiten Pupillen und Babinski an beiden Füßen nachgewiesen werden, während am nächsten Morgen nach einem langen Schlaf wieder normale Verhältnisse am Nervensystem vorlagen. Die Erholung der geistigen Fähigkeiten war aber eine sehr allmähliche und schrittweise vor sich gehende.

Außer diesen wohl mit Recht mit den Zirkulationsstörungen im Gehirn im Zusammenhang gebrachten deliranten Zuständen, gibt es auch andere kurze geistige Störungen nach Blitzschlag und elektrischem

Trauma, die man als Schreckdelir oder affektive Dämmerzustände aufgefaßt, oft aber auch den hysterischen Dämmerzuständen zugezählt hat. Also auch diese Zustände haben mit der Wirkung der Elektrizität an sich auf das Zentralnervensystem nichts zu tun, sondern sind allein auf das psychische Trauma bei einer psychopathischen Persönlichkeit zurückzuführen. Man hat solche Schreckdelirien namentlich nach Blitzschlägen und auch bei Leuten beobachtet, die nachweislich gar nicht von der Entladung getroffen wurden, sondern nur die Einwirkung derselben auf andere miterlebten. Hierher gehört wohl auch ein Fall von Jellinek, der ein 11 jähriges Mädchen betraf. Dasselbe verfiel nach einem Blitzschlag in einen 20 stündigen schlafähnlichen Zustand, dann stellten sich Erregungszustände ein, die Kranke schrie, schlug um sich, wollte alles zerreißen, machte Angriffe auf ihre Umgebung und mußte gewaltsam niedergehalten werden. Sie verfiel dann wieder in einen tiefen Schlaf, um plötzlich mit heftiger Erregung zu erwachen. Dieser Zustand dauerte 48 Stunden. Natürlich könnte man auch an eine vorübergehende organische Schädigung des Nervensystems in diesem Falle denken und den Zustand demjenigen nach einer schweren Hirnerschütterung vergleichen. Sicher nur funktionelle Störungen liegen aber wohl in dem folgenden, ebenfalls von Jellinek beobachteten Fall vor. Bei einem 15 jährigen Knaben trat drei Wochen nach einem Blitzschlag plötzlich eine vorübergehende geistige Störung auf. Der Junge hörte auf einmal auf zu arbeiten, fing an zu weinen und wollte sich verstecken, auf die Frage des mit ihm arbeitenden Vaters äußerte er, es wolle ihn jemand umbringen. Nach einigen Minuten war er wieder ruhig und geordnet und nahm seine Arbeit wieder auf.

Die etwas länger dauernden an Blitzschlag und elektrische Traumen sich anschließenden psychischen Störungen setzen nach Stunden oder auch erst nach Tagen und Wochen ein. Sie können, wie schon gesagt wurde, sowohl funktioneller als auch organischer Natur sein und nicht selten kommt gerade hier die Mischung funktioneller und organischer Erscheinungen vor, was für die Diagnose unter Umständen verhängnisvoll werden könnte. Von den funktionellen Psychosen sind wiederholt solche beobachtet worden, die man der hypochondrischen Form der traumatischen Neurasthenie zurechnen muß. So war bei einem 42 jährigen Arbeiter, der an einen für stromlos gehaltenen, jedoch 440 Volt führenden Draht griff, eine schwere Hypochondrie entstanden, in deren Verlauf es zu wiederholten Selbstmordversuchen gekommen war, so daß er dauernder Anstaltsbehandlung bedurfte. Ein anderer Fall, den ich hier anführen möchte, zeigt aber, daß auch bei diesen Erkrankungen außer den sicher funktionellen Störungen organische Veränderungen vorliegen können. So glaube ich, daß bei diesem Kranken organische Veränderungen am Herzen oder seinem Nervenapparat bestehen.

Der 31 jährige Korbmacher E. wurde am 6. VIII. 1907, als der Blitz in die Werkstätte einschlug, von demselben getroffen. Er fiel sofort um und war $^1/_2$ Stunde bewußtlos, er fand sich, als er wieder zu Bewußtsein kam, in dem Bett seines Meisters vor. Er hatte Schwäche und Spannungen in beiden Beinen und heftige Kopfschmerzen und lag mehrere Wochen. Eine damalige Untersuchung ergab eine sehr starke Steigerung der Sehnenreflexe an beiden Beinen, Rombergsches Schwanken und eine Pulszahl von 160 Schlägen in der Minute auch bei vollständiger körperlicher Ruhe. Er konnte seit dem Ereignis nur stundenweise arbeiten und mußte auch wiederholt wochenlang aussetzen. Es bestand dauernd eine schwere gemütliche Verstimmung mit heftigen Angstanfällen, Kopfschmerzen, Schlaflosigkeit und großer Mattigkeit. Er wurde etwa ein Jahr nach dem Blitzschlag in der Jenenser Klinik behandelt. Die körperliche Untersuchung ergab: stark gesteigerte Sehnen- und Hautreflexe, eine auffallende Weite der Pupillen, Zittern der Hände und Rombergsches Schwanken, lebhaften Gaumen- und Würgreflex und das Fehlen aller Sensibilitätsstörungen usw. Auf geistigem Gebiete ließen sich Ausfallserscheinungen nicht nachweisen, dagegen bestand dauernd eine schwere gemütliche Verstimmung. Auch bei völliger Ruhe schnellte der meist 80 Schläge darbietende Puls auf 120—140 Schläge in der Minute hinauf und gleichzeitig setzte ein äußerst starker Angstanfall, bei dem das Angstgefühl in die Herzgegend verlegt wurde und der ganz an eine Angina pectoris erinnerte, ein. Auch die geringste körperliche Anstrengung, wie langsames Treppensteigen, brachte den Puls auf 140 Schläge. Auch zwei Jahre nach dem Blitzschlag lagen bei einer Nachuntersuchung die gleichen Verhältnisse und die schwere gemütliche Verstimmung vor, so daß E. ganz arbeitsunfähig war.

Häufiger noch als diese schweren Formen der traumatischen Neurasthenie entstehen hysterische Psychosen nach einer Blitzwirkung und einem elektrischen Trauma, wie überhaupt gerade hier verhältnismäßig oft auch andere hysterische Erscheinungen zur Beobachtung kommen. Einen von Willige mitgeteilten Fall möchte ich auch hierher rechnen. Ein 18 jähriger Bergmann erhielt einen Schlag durch einen elektrischen Bohrer und wollte danach die Arbeit aussetzen, was der Steiger nicht gestattete. Er arbeitete daher bis zur Arbeitspause, war dann zu Hause sehr unruhig, sprach verwirrt, hatte große Angst und wollte fortlaufen. Er wurde nach zwei Tagen in die Klinik in Halle eingeliefert, war da sehr ängstlich, hatte Zuckungen durch den ganzen Körper, ging immer außer Bett und schien unorientiert. Schon am nächsten Tag trat eine Beruhigung ein, er hatte Krankheitseinsicht und gab an, daß er sehr starke unbestimmte Angst und Unruhe gehabt habe, die sich zeitweise so steigerte, daß er nicht mehr wußte, was er tat, obwohl er zeitlich und örtlich orientiert gewesen sei. Der Rachenreflex war kaum auslösbar. Er blieb geordnet, so daß er geheilt entlassen werden konnte.

Einen ähnlichen Fall mit heftigen Angstzuständen hat auch Jellinek beobachtet. Ein 28 jähriger Motorfahrer der Straßenbahn wurde mehrmals hintereinander bei derselben Gelegenheit vom Starkstrom getroffen. Er bekam heftige Angstzustände und fing an zu weinen, auch $1^1/_2$ Stunden nach dem Unfall, als er zu Hause ankam, setzte heftige Angst und ein Weinanfall ein. Er schlief an den nächsten Tagen auffallend viel und fürchtete sich am Abend, wenn es dunkel wurde, ohne dafür einen Grund angeben zu können.

Wir wissen durch die Leichenöffnungen der vom Blitz oder durch künstliche Elektrizität Getöteten und durch die experimentellen Untersuchungen namentlich Jellineks, daß organische Schädigungen des Zentralnervensystems durch die Einwirkung der Elektrizität hervorgerufen werden können. So haben Jellinek und andere Blutungen in die Hirnhäute, in das Gehirn selbst und zwar in die Stirnlappen, den Hinterhauptslappen und in die Gegend der Zentralwindungen, ferner kapilläre Blutungen in das verlängerte Mark namentlich in die Olivengegend und in das Halsmark und immer vorzugsweise an der Grenze zwischen grauer und weißer Substanz beobachtet. Jellinek hat Veränderungen der Ganglienzellen, ein Losreißen derselben von ihrer Umgebung und ausgedehnte Markscheidendegenerationen in seinen zahlreichen Tierexperimenten feststellen können. Es ist daher nicht wunderbar, wenn durch die Blitzwirkung oder ein elektrisches Trauma auch organische Psychosen hervorgerufen werden. So ist wiederholt die Auslösung einer Paralyse durch ein elektrisches Trauma beobachtet worden, denn daß eine Paralyse allein durch dasselbe bedingt sei, wie manche Schriftsteller annehmen möchten, ist nach unserer Kenntnis von der Entstehung der Paralyse ausschließlich auf dem Boden einer syphilitischen Ansteckung natürlich ausgeschlossen. Adam berichtet über einen 34jährigen Monteur, der beim Reinigen eines Transformators in den Stromkreis eines Wechselstromes von 10000 Volt Spannung geriet, und ein Jahr später eine ausgesprochene Dementia paralytica darbot. Jellinek hat eine Taboparalyse nach Blitzschlag beobachtet und auch über eine Paralyse berichtet, die sich bei einem 30jährigen Monteur im Anschluß an einen Unfall, bei dem er von einem Strom von 440 Volt Spannung getroffen wurde, allmählich entwickelte. Man kann annehmen, daß in diesen Fällen durch die organischen Schädigungen des Großhirngewebes genau so wie bei einem schweren Schädeltrauma mit Gehirnverletzung ein Locus minoris resistentiae für das Festsetzen des Krankheitsgiftes der Paralyse geschaffen wurde. Es wäre daher auch nicht auffallend, wenn z. B. ebenfalls der Ausbruch einer Lues cerebri bei einem Infizierten nach einem schweren elektrischen Trauma festgestellt würde, jedoch ist das bisher nicht beobachtet worden.

Die schweren organischen Veränderungen des Zentralnervensystems durch die Einwirkung der Elektrizität machen es auch verständlich, daß eine echte traumatische Epilepsie durch einen elektrischen Unfall hervorgerufen werden kann, genau so wie nach einem schweren Schädeltrauma. Pfahl hat bei einem 34jährigen, vom Blitz getroffenen Arbeiter etwa vier Monate nach dem Blitzschlag den ersten epileptischen Anfall, der sich in der Folgezeit wiederholte, feststellen können. Jolly sah bei einem 23jährigen Trambahnführer, der mit beiden Händen den herabfallenden Leitungsdraht, der einen Strom von 450—550 Volt führte, berührt hatte und bewußtlos geworden war, 14 Tage danach den ersten leichten Anfall auftreten. In der Folgezeit wurden die Anfälle schwerer, gingen mit Zungenbiß und Einnässen einher und wiederholten sich alle 14 Tage, aber dann oft dreimal hintereinander. Schon ein Jahr nach dem Unfall war ein erheblicher geistiger Rückgang festzustellen. Bratz hat über die Verschlimmerung einer schon vorher bestehenden, aber nur mit kleinen Anfällen einhergehenden genuinen Epilepsie berichtet. Bei dem Unfall wurde der Kranke von einem Strom von 550 Volt getroffen, es stellten sich im Anschluß an den Unfall vollentwickelte epileptische Anfälle und auch ein Sehnervenschwund, wie er nach elektrischen Traumen und der Blitzeinwirkung wiederholt beschrieben wurde, ein.

Es muß endlich auf die sehr interessante Tatsache eingegangen werden, daß auf dem Boden der organischen Veränderungen durch den elektrischen Strom oder den Blitz auch Demenzzustände hervorgerufen werden können, die sich der traumatischen Demenz an die Seite stellen lassen und die man ganz zweckmäßig als elektrische Demenz bezeichnet. Die Fälle könnten gelegentlich mit einer Dementia paralytica vorübergehend verwechselt werden und sie besitzen daher trotz ihrer Seltenheit auch eine praktische Bedeutung. Der erste hierhergehörige Fall ist wohl von Eulenburg beschrieben worden. Einem 49jährigen Gutsbesitzer war die Oberleitung einer Straßenbahn, welche einen Strom von 500 Volt führte, auf den Kopf gefallen; er stürzte zu Boden, erholte sich aber bald wieder. 20 Tage nach dem Unfall setzte ein Tobsuchtsanfall ein, der Kranke wurde zunehmend schwachsinniger und es konnte ein Schwund des Sehnerven festgestellt werden. Die Erkrankung, die zu einer sehr hochgradigen Verblödung führte, konnte durch sieben Jahre weiter verfolgt und eine Paralyse mit Sicherheit ausgeschlossen werden. Schmaltz hat über eine 34jährige Telephonistin berichtet, die durch einen Gleichstrom von 500 Volt getroffen wurde. Sie erlitt keinen Bewußtseinsverlust, aber $^1/_2$ Stunde nach dem Unfall ließen sich eine Lähmung und Sensibilitätsstörungen am rechten Bein nachweisen, die bald wieder schwanden. Im Laufe der nächsten Jahre stellte sich ein fortschreitender körperlicher Verfall und ein auffälliger Rückgang der geistigen Fähigkeiten ein, so daß auch in dem Fall eine Demenz nach anfänglich nur auf funktionelle Störungen hindeutenden Krankheitserscheinungen angenommen werden mußte. Becker hat auch nach Blitzschlag einen solchen Demenzzustand zu beobachten Gelegenheit gehabt. Eine 56jährige, nach der einen Angabe schon immer etwas beschränkte, Arbeiterin wurde, als sie am Fenster wusch, vom Blitz getroffen. Sie stürzte hin, war lange bewußtlos und hatte beim Erwachen eine linksseitige Lähmung. In dem Krankenhaus, in das sie gebracht wurde, konnte festgestellt werden, daß außer einer Lähmung des linken

Armes und Beines auch die Zunge nach links abwich und der ganze linke Fazialis gelähmt war. Die Lähmungserscheinungen gingen zwar zurück, aber es entwickelte sich eine zunehmende Geistesschwäche mit Euphorie, hochgradigen Gedächtnisstörungen und Witzelsucht. Sie mußte später wegen zunehmender Unruhe und sexueller Erregungszustände in eine Anstalt aufgenommen werden, wo sie zunächst den Eindruck einer senilen Demenz machte. Auch von Ascher ist ein ganz ähnlich verlaufender Fall beschrieben worden.

Man wird also bei der Beurteilung einer nach einem Blitzschlag oder einem elektrischem Trauma auftretenden Psychose immer sehr vorsichtig sein müssen, da sowohl funktionelle als auch organische Erkrankungen, wobei von den letzteren manche durch das Trauma allein bedingt sein können, und endlich auch eine Mischung beider Erscheinungsreihen bei ein und demselben Kranken vorkommen. Es ist besonders darauf zu achten, daß nicht etwa über einzelnen hysterischen Zeichen eine gleichzeitige organische Erkrankung übersehen werde, da nach den vorliegenden Erfahrungen von anderen Fällen der Unfallpraxis die Neigung zu diesem Fehler größer ist, als die zu dem umgekehrten. Die Rentenbemessung hat sich natürlich ganz nach den Einzelheiten der Fälle zu richten und wir können auf das in den einzelnen in Frage kommenden früheren Abschnitten Gesagte verweisen, indem eine elektrische Demenz ebenso wie eine traumatische Demenz und eine elektrisch bedingte Epilepsie wie eine traumatische Epilepsie usw. einzuschätzen ist.

Literatur.

Adam, Ein Fall von progressiver Paralyse im Anschluß an einen Unfall durch elektrischen Starkstrom. Allg. Zeitschr. f. Psych. **63**, 168. 1906.

Ascher, Ein Fall von Verletzung durch Elektrizität usw. Med. Klinik. 1912. 207.

Becker, Blitzschlag als auslösendes Moment einer Psychose. Münch. med. Wochenschrift. 1909. 1536.

Bernhardt, Weitere Mitteilungen über die Betriebsunfälle der Telephonistinnen. Berl. klin. Wochenschr. 1908. 1436.

Bischoff, Über einen Fall von Starkstromverletzung usw. Med. Klin. 1911. 1080.

Bratz, Optikusatrophie und Chorioretinitis nach elektrischem Schlag usw. Ärztl. Sachverst.-Zeitg. 1906. 45.

Cramer, Ein Fall von Blitzschlag mit günstigem Ausgang. Therap. Monatsh. 1902. 201.

Degenkolb, Über schizophrene Symptome usw. in einem Fall von Blitzneurose. Monatsschr. f. Psych. **34**, 428. 1913.

Eulenburg, Über Nerven- und Geisteskrankheiten nach elektrischen Unfällen. Berl. klin. Wochenschr. 1905. 30.

Foerster, Zur Begutachtung von Telephonunfällen. Deutsche med. Wochenschr 1913. 1313.

Hoche, Über die nach elektrischen Entladungen auftretenden Neurosen. Ärztl. Sachverst.-Zeitg. 1901. Nr. 18.

Jellinek, Elektropathologie. Wien 1903.

— Pathologie, Therapie und Prophylaxe der elektrischen Unfälle. Deutsche med. Wochenschr. 1907. 374.

Jellinek, Kasuistischer Beitrag zur Elektropathologie. Wiener klin. Wochenschr. 1910. 213.
Jessen, Zur Kenntnis der Starkstromverletzungen. Münch. med. Wochenschr. 1902. 182.
Jolly, Epilepsie nach Unfall durch elektrischen Starkstrom. Münch. med. Wochenschrift. 1912. 1433.
König, Zur Kasuistik der nach Blitzschlag auftretenden psychischen Störungen. Berl. klin. Wochenschr. 1911. 1121.
Kurella, Über nervöse und psychische Störungen nach elektrischen Einwirkungen am Telephon. Allg. Zeitschr. f. Psych. **63**, 168. 1906.
Maly, Klinische Beiträge zur Kenntnis der elektrischen Unfälle. Zeitschr. f. Nervenheilk. **46**, 366. 1913.
Meyer, Unfall durch Blitzwirkung. Ärztl. Sachverst.-Zeitg. **18**, 301. 1913.
Oberst, Über Verletzungen durch den elektrischen Strom. Münch. med. Wochenschrift. 1909. 1320.
Pfahl, Erfahrungen über Verletzungen durch Blitz und Elektrizität. Deutsche med. Wochenschr. 1908. 1267.
Raebiger, Zur Kasuistik der Nervenerkrankungen nach elektrischem Trauma. Deutsche med. Wochenschr. 1905. 866.
Sandrock, Ein Fall von elektrischer Starkstromverletzung mit tödlichem Ausgang. Münch. med. Wochenschr. 1912. 2618.
Schmaltz, Zur Kenntnis der Folgen elektrischer Traumen. Münch. med. Wochenschrift. 1904. 1078.
Schumacher, Über Unfälle durch elektrischen Starkstrom. Wiesbaden 1908.
Schuster, Trauma und Nervenkrankheiten. Handb. d. Neurol. **5**, 1062. 1914.
Willige, Über nervöse und psychische Störungen nach Blitzschlag. Arch. f. Psych. **48**, 1132. 1911.
Wilms, Über nervöse Störungen nach Unfällen durch Elektrizität. Inaug.-Diss. Bonn 1904.

21. Psychosen nach Sonnenstich und Hitzschlag.

Nach neueren experimentellen Untersuchungen sollen wesentliche Unterschiede zwischen einem Sonnenstich und einem Hitzschlag nicht bestehen, indem bei beiden Zuständen die erhebliche Zunahme der Bluttemperatur das Wesentliche zu sein scheint. Einen echten Sonnenstich als eine rein örtliche Wirkung der strahlenden Sonne auf den Schädel und das Gehirn ohne gleichzeitige Steigerung der allgemeinen Bluttemperatur dürfte es demnach nicht geben. Wir können hier natürlich nicht auf die Pathogenese dieser Zustände eingehen und möchten gleich hervorheben, daß die Bedeutung der durch Hitzschlag hervorgerufenen geistigen Störungen für die Unfallpraxis keine große ist. Steinhausen hat an einem großen Material festgestellt, daß in etwa $^1/_4$ aller Hitzschlagfälle an die Bewußtlosigkeit sich vorübergehende delirante Zustände anschließen, die auch ganz einem Dämmerzustand gleichen können. Der einzige mir aus eigener Erfahrung bekannte Fall mit solchen vorübergehenden geistigen Störungen betraf einen Soldaten, bei dem ein Hitzschlag nach langem Marsch in starker Sonnenhitze eintrat.

Ein 24jähriger kräftiger Einjähriger hatte auf dem Heimmarsch an einem sehr heißen Tag (41° C in der Sonne) einen Hitzschlag erlitten. Er trat plötzlich, weil er sich unwohl fühlte, aus der marschierenden Kolonne aus, taumelte wie trunken und fiel um. Er wurde, da sich alles in nächster Nähe meiner Wohnung abgespielt hatte, bewußtlos dahin getragen. Sein Gesicht war leichenblaß, der Puls stark beschleunigt und klein, und die Atmung sehr oberflächlich, die Achselhöhlentemperatur betrug 38,8°. Trotz sofortiger geeigneter Hilfe erholte sich der Kranke nicht, die Atmung wurde immer oberflächlicher und setzte sogar aus, so daß künstlische Atmung eingeleitet wurde. Wegen des kleinen und auch unregelmäßigen Pulses erhielt er wiederholt Kampferölinjektionen. Etwa eine Stunde nach dem Einsetzen der Bewußtlosigkeit erwachte der Kranke plötzlich, erhob sich mühselig vom Fußboden, auf den man ihn auf Decken und Kissen gelagert hatte, ging taumelnd auf mich los, schlug auf mich und einen Krankenwärter ein. Die Augen waren dabei weit geöffnet, die Pupillen maximal erweitert, aus seinen langsamen und lallenden sprachlichen Äußerungen konnte man entnehmen, daß er sich verfolgt glaubte, seine Umgebung verkannte; gleich darauf meinte er unter guten Freunden zu sein, die mit ihm einen Scherz machten. Er sank nach kurzer Zeit wieder erschöpft zu Boden und lag mit geschlossenen Augen da, die Lichtreaktion der Pupillen war erloschen. Durch die Glieder gingen fortwährend leichte Zuckungen, wobei die Streckmuskulatur bevorzugt war. Nach fünf Minuten der Ruhe setzte eine neue Erregung ein, er schlug wieder nach seiner Umgebung, zerriß seine Uniform, zertrümmerte im Zimmer aufgestellte Bilder usw. Sein Gang war vornübergeneigt, taumelnd, alle Bewegungen ließen eine deutliche Ataxie erkennen. Er erhielt Morphin und nachdem die Erregung etwa zwei Stunden angehalten hatte, wurde er ruhiger. Der Puls war gut, die Pupillen waren aber immer noch maximal weit (trotz der Morphingabe), seine Sprache blieb lallend. Er verwunderte sich über seine Umgebung und etwa drei Stunden nach seinem Austritt aus der Kolonne konnte man sich etwas mit ihm unterhalten und dabei zeigte sich, daß er jetzt die Personen richtig erkannte. Seine Temperatur war aber immer noch erhöht, sein Puls voll, sein Kopf stark gerötet. Er schlief in der Nacht gut, war am nächsten Morgen noch etwas gehemmt und klagte über große körperliche Schwäche. Er erinnerte sich an alle Ereignisse des vorangehenden Tages bis zu seinem Austritt aus der Truppe und seine Erinnerung setzte erst bei der Unterhaltung in meinem Zimmer, drei Stunden später, wieder ein, so daß für diese Zeit eine Erinnerungslücke vorlag. Es ließ sich aber zeigen, daß durch Wiederaufsuchen der Örtlichkeit die Erinnerung an einzelne Ereignisse des Erregungszustandes wie an verschwommene Traumbilder geweckt werden konnte, während das bei anderen nicht möglich war, so erkannte er z. B. einen Herrn, der während seines Erregungszustandes ins Zimmer trat und half, sofort wieder, auf andere Personen dagegen konnte er sich nicht besinnen. Er erholte sich nach einigen Wochen der Schonung vollständig.

Nicht selten kommt es in diesen deliranten Zuständen zu schweren Selbstmordversuchen, und namentlich von den Schiffsheizern, bei denen der Hitzschlag häufiger ist, wird oft berichtet, daß sie in dieser geistigen Störung über Bord gesprungen seien. Herford hat zwei interessante Hitzschlagfälle aus der Unfallpraxis beschrieben. Ein 37jähriger Arbeiter wurde Ende Juli 1900 im tiefen Koma mit einer Temperatur von 39,2° in das Krankenhaus eingeliefert und bot zeitweilig klonische Krämpfe dar. Er erholte sich nach etwa 12 Stunden, aber dann traten vorübergehende Erregungszustände auf, er sprang in der Nacht aus dem Bett und konnte nur mit Gewalt zurückgehalten werden. Es bestand eine allgemeine Ataxie, die in den Beinen stärker ausgesprochen war als in den Armen, sein Gang war so unsicher, daß er auch mit offenen

Augen oft hinstürzte. Die Reflexe zeigten keine Veränderungen, aber es ließ sich eine ausgeprägte Sprachstörung nachweisen. Der Kranke „konnte anfänglich selbst ja und nein nicht ohne Vorschlag- und Nachtaktsilben hervorbringen, die letzten Silben verloren sich wie in einem Wirbel oder wurden durch eine Reihe unartikulierter Laute markiert.“ Er wurde nach etwa vier Wochen arbeitsfähig entlassen, während in einem anderen, zunächst ganz gleich verlaufenden Falle keine Wiederherstellung erfolgte und auch die Sprachstörungen bestehen blieben, so daß dauernde organische Gehirnveränderungen angenommen werden mußten. Auch Nonne hat ausgeprägte Koordinationsstörungen der Sprechmuskulatur nach Hitzschlag beobachtet. Diese Fälle sind für uns hier auch wegen einer etwaigen Verwechselung mit einer paralytischen Erkrankung besonders wichtig, da manchmal die Entscheidung getroffen werden muß, ob Hitzschlag oder ein etwa durch die Hitze ausgelöster paralytischer Anfall eines schon vorher Paralytischen vorliegt.

Die organischen, mit einem Hitzschlag unter Umständen einhergehenden Gehirnveränderungen können natürlich auch die Grundlage einer Demenz, die man als kalorische Demenz bezeichnet hat, abgeben. Cramer hat einen solchen Fall auch genauer anatomisch untersucht. Eine 52jährige Tagelöhnersfrau erlitt bei der Arbeit auf dem Felde einen Sonnenstich und es entwickelte sich im Laufe der nächsten Tage eine immer deutlicher hervortretende, zunächst unter dem Bilde einer schweren gemütlichen Verstimmung mit Selbstanklagen verlaufende Psychose. Etwa 14 Tage nach dem Beginn der Erkrankung setzte ein schwerer Verwirrtheitszustand ein, so daß die Kranke in eine Anstalt gebracht werden mußte. Sie zeigte eine erschwerte, stolpernde Sprache, ungleiche Pupillen, Reflexunterschiede, einen taumelnden Gang und schwere delirante Zustände bei fortschreitender Verblödung. Sie starb drei Monate nach dem Sonnenstich und bei der Leichenöffnung wurde ein Gehirngewicht von 1273 g festgestellt, das Ependym war glatt, aber die Dura war verdickt und wies auf ihrer Innenfläche Blutaustritte auf. Die mikroskopische Untersuchung ergab bei sonst normalem Befund einen deutlichen Faserschwund im Großhirn. Ich habe nur einmal Gelegenheit gehabt eine, sich an einen als Betriebsunfall anerkannten Hitzschlag anschließende Demenz zu begutachten.

Der 45jährige Kesselheizer G. erlitt am 3. VI. 1905, einem sehr heißen Tage, an dem der Thermometer im Schatten auf 30° C stand, gegen $2^1/_4$ Uhr mittags einen Hitzschlag. Er hatte an diesem Tag keinen Hilfsheizer, mußte den Kessel allein von oben feuern und auch das Brennmaterial zutragen. Er stürzte plötzlich bewußtlos um und scheint Krämpfe gehabt zu haben; ein herbeigerufener Arzt stellte Hitzschlag fest und ordnete seine Überführung nach Hause an. Die Bewußtlosigkeit soll bis 6 Uhr abends angehalten haben; am nächsten Tag war er noch benommen und bot ein zyanotisches Aussehen dar. Im Laufe der nächsten 14 Tage traten noch dreimal Anfälle von Bewußtlosigkeit mit Krämpfen auf. Es bestand eine Schwäche der rechtsseitigen Gliedmaßen und er lag viele Wochen zu Bett, hatte dann beim Aufstehen viel Kopfschmerzen und Schwindel und ging geistig mehr und mehr zurück. Er wurde kindisch, hatte für nichts mehr Interesse, während er früher viel zu lesen pflegte. Er wurde neun Jahre nach dem als Betriebsunfall anerkannten Hitzschlag in der Jenenser Klinik untersucht. Es fand sich eine leichte Schwäche der rechtsseitigen Glieder, der Kniereflex war rechts deutlich stärker, ebenso der Anconaeusreflex auf der rechten Seite gesteigert, während der Bauchreflex rechts fehlte. Es konnte Ataxie des rechten Armes und Beines und Intentionstremor der rechten Hand nachgewiesen werden. Der Händedruck betrug rechts 10, links 17 kg, die Zunge wich nach rechts ab und es bestanden zahlreiche feine Zuckungen in der vom Fazialis versorgten Muskulatur des Auges und Mundes und Rombergsches Schwanken. Auf geistigem Gebiete ließ sich eine deutliche Abnahme der Merkfähigkeit und ein erheblicher Schwachsinn nachweisen. Er versah wieder die Dienste eines Heizers und verdiente die Hälfte seines früheren Lohnes.

Diese halbseitigen Lähmungen sind wiederholt nach Hitzschlag beschrieben worden, so hat z. B. auch Hiller einen solchen Fall gesehen, bei dem außerdem epileptische Anfälle weiter bestanden. In manchen Fällen scheint nach den Beobachtungen Steinhausens die Entwickelung der Demenz eine noch schleichendere zu sein. Manchmal kommt es zu einer Epilepsie als Folgeerscheinung der organischen Schädigung des Gehirns durch den Hitzschlag; Hiller erwähnt zwei solche Beobachtungen, Eckert hat einen solchen beschrieben, bei dem acht Monate nach dem Hitzschlag der erste Krampfanfall auftrat. Ziehen gibt an, daß er in einem Falle die Auslösung einer Dementia praecox durch kalorische Schädlichkeiten beobachtet habe und andere Schriftsteller sind der Ansicht, daß sich alle möglichen psychischen Erkrankungen auf dem Boden eines überstandenen Hitzschlages entwickeln können, was Steinhausen entschieden verneint. Eigene Erfahrungen stehen mir darüber nicht zur Verfügung und auch aus den mir überlassenen Akten konnte ich nichts über diese Frage entnehmen.

Literatur.

Bartens, Über den Einfluß strahlender Wärme auf die Entstehung der Geisteskrankheiten. Allg. Zeitschr. f. Psych. **34**, 296, 1878.

Cramer, Faserschwund nach Insolation. Zentralbl. f. allg. Pathol. **1**, 185. 1890.

Finkh, Über Hitze-Psychosen. Allg. Zeitschr. f. Psych. **63**, 804. 1906.

Friedmann, Zur Lehre, insbesondere zur pathologischen Anatomie der nichteitrigen Encephalitis. Deutsche Zeitschr. f. Nervenheilk. **14**, 93. 1899.

Herford, Zur Lehre vom Hitzschlag. Deutsche med. Wochenschr. 1900. 844.

Hiller, Der Hitzschlag auf Märschen. Berlin 1902.

— Wesen und Behandlung des Hitzschlages. Deutsche med. Wochenschr. 1913. 1185.

Jorus, Mischform von Hitzschlag und Sonnenstich, erörtert an einem Gutachten. Monatsschr. f. Unfallheilk. 1912. 364.

Lewandowsky, Der Hitzschlag. Handb. d. Neurol. **3**, 265. 1912.

Nonne, Ein weiterer anatomischer Befund bei einem Fall von familiärer Kleinhirnataxie. Arch. f. Psych. **39**, 1225. 1905; besonders S. 1248.

Podesta, Häufigkeit und Ursachen der seelischen Erkrankungen bei der deutschen Marine usw. Arch. f. Psych. **40**, 651. 1905.

Siebert, Febris aestiva. Höfers Arch. f. d. ges. Med. **10**, 65. Jena 1849.

Steinhausen, Die ätiologischen und klinischen Beziehungen des Hitzschlages zu den Neurosen und Psychosen. Gedenkschr. f. v. Leuthold. **2**, 769. 1906.

Victor, Über Geisteskrankheiten infolge höherer äußerer Temperatur. Allg. Zeitschr. f. Psych. **40**, 54. 1884.

Weber, Über posttraumatische Psychosen. Deutsche med. Wochenschr. 1905. 1183.

Ziehen, Psychiatrie. 4. Aufl. 1911. 823.

22. Psychosen nach Kohlenoxyd- und anderen Vergiftungen.

Die Kohlenoxydvergiftung besitzt für die Unfallpraxis eine größere Bedeutung. Zwar übertreffen der Zahl nach diejenigen Fälle dieser Vergiftung, bei denen dieselbe zum Zwecke des Selbstmordes vorgenommen wird oder sich durch das unbemerkte Ausströmen von Leuchtgas oder Kohlendunst namentlich in den Schlafräumen während der Nachtzeit ereignet, bei weitem diejenigen, bei denen ein Betriebsunfall vorliegt, aber es ist auch bei der Betriebsarbeit eine ganze Reihe von Möglichkeiten für das Zustandekommen dieser gefährlichen Vergiftung gegeben. In den Bergwerken können durch schlagende Wetter und Dynamitexplosionen schwere Kohlenoxydvergiftungen hervorgerufen werden; zum Austrocknen werden nicht selten Koksöfen verwendet, bei denen Kohlenoxydgas entweichen und Vergiftungserscheinungen, bei den in einem solchen Raume auch nur kurze Zeit beschäftigten Arbeitern bedingen kann. Ebenso sind Arbeiter, welche mit dem Leuchtgas zu tun haben, z. B. beim Reinigen eines Gasometers und bei vielen anderen Gelegenheiten der Gefahr einer solchen Vergiftung ausgesetzt. Die aus einem Hochofen ausströmenden Gase enthalten ebenfalls Kohlenoxydgase, aber auch sonst bei Verbrennungen kann dasselbe entstehen und ist in dem Rauchgas enthalten, so daß bei Löscharbeiten nicht selten Feuerwehrleute an den Erscheinungen einer Kohlenoxydvergiftung erkranken. Es gibt aber noch viele andere Möglichkeiten, bei denen sie als Betriebsunfall gelegentlich zustande kommen kann. Der Kohlenoxydgehalt der in Betracht kommenden Gasgemenge ist ein verschiedener und die Schwere der Vergiftung ist außer von diesem natürlich von der Zeit des Aufenthaltes in dem Gasgemisch und endlich sehr wesentlich von dem vorherigen Gesundheitszustand des Verunglückten abhängig. Die schwersten Formen der Kohlenoxydvergiftung verlaufen rasch tödlich, sie besitzen für uns hier kein besonderes Interesse, aber es mag gleich hervorgehoben werden, daß auch von den, die akute Vergiftung zunächst überstehenden Kranken manche noch an den Nachwirkungen derselben sterben. In allen Fällen, die wieder in das Leben zurückgerufen werden konnten, sah man mehr oder weniger ausgesprochene nervöse und geistige Störungen, da eben das Kohlenoxydgas ein spezifisches Nervengift ist. Namentlich in den ausgezeichneten Arbeiten von Sibelius und Stierlin haben wir zusammenfassende Darstellungen der psychischen Folgeerscheinungen dieser Vergiftung vor uns und auf die Ergebnisse derselben werden wir uns im folgenden im wesentlichen stützen.

Man hat bei der Leichenöffnung der an dieser Vergiftung Verstorbenen meist schon mit bloßem Auge erkennbare, oft sehr schwere Gehirnveränderungen feststellen können; so wurden namentlich Erweichungsherde im Großhirn gefunden, die bald vereinzelt, bald an mehreren Stellen gleichzeitig auftraten und die in ihrer Größe von einer solchen, die eben noch erkennbar war, bis zu Apfelgröße schwankten. Die Herde lagen sowohl im Marklager als auch in der Rinde und vor allem hat man symmetrische Herde in beiden Linsenkernen beobachtet. Die mikroskopische Untersuchung hat degenerative Veränderungen an den Nervenzellen, den Nervenfasern und namentlich sehr ausgeprägte fettige und andere Degenerationsvorgänge in der Wand der Gehirngefäße, vor allem an der Intima ergeben. Gelegentlich sind auch kleine Blutungen im Gehirn gefunden worden.

Von den klinischen Erscheinungen einer schweren Kohlenoxydvergiftung sind namentlich die schwere Bewußtlosigkeit und die Krampferscheinungen, welche bald in der Form allgemeiner, bald in der örtlicher tonischer oder klonischer Krämpfe auftreten, zu erwähnen. Sehr oft wird eine Paraplegie der Beine gefunden, die man mit den symmetrischen Linsenkernherden, die sehr leicht auf die innere Kapsel übergreifen, wohl mit Recht in Zusammenhang gebracht hat. Ferner sind Störungen der Lichtreaktion der Pupillen, alle möglichen Sehstörungen unter anderem auch Hemianopsie und totale Amaurose, Steigerungen der Reflexe, zentrale und periphere Fazialislähmungen, Rombergsches Schwanken, taumelnder Gang und auch multiple Neuritiden und die verschiedensten Sensibilitätsstörungen beobachtet worden. Auf geistigem Gebiete springt bei allen Erkrankungen nach Kohlenoxydvergiftung die schwere Störung des Gedächtnisses und der Merkfähigkeit vor allem in die Augen. Sibelius hat die Kohlenoxydpsychosen sehr zweckmäßig eingeteilt in nichtintervalläre und in intervalläre, indem bei den ersteren sich die geistige Störung sofort an die Vergiftung anschließt, während bei den letzteren einige Tage bis drei Wochen lang eine Zwischenzeit verhältnismäßigen Wohlbefindens, das nur durch eine gedrückte Stimmung auffällig erscheint, zu bestehen pflegt und dann ziemlich rasch die Psychose manchmal unter meningitisartigen Erscheinungen einsetzt. Während nun Sibelius bei den nichtintervallären Psychosen eine unmittelbare Einwirkung des vom Blute aufgenommenen Kohlenoxydgases auf das Nervengewebe annimmt, erklärt er die schweren Nachpsychosen der intervallären Form, die doch zu einer Zeit einsetzen, in der erfahrungsgemäß das Gift längst wieder aus dem Körper ausgeschieden ist, in einer sehr ansprechenden Weise dadurch, daß die von der Kohlenoxydvergiftung gesetzte Gefäßschädigung sich erst allmählich in ihrer Einwirkung auf die Ernährung der von ihnen versorgten Gehirngebiete geltend macht. Außer den eigentlichen Kohlenoxydpsychosen, die allein durch die Vergiftung bedingt sind, kann man noch solche nervöse und geistige Erkrankungen annehmen, die durch dieselbe nur ausgelöst werden, deren praktische Bedeutung aber keine große zu sein scheint.

Die Kohlenoxydpsychosen scheiden wir entsprechend der hier immer wieder von uns durchgeführten Einteilung in funktionelle und organische, wobei wir hier bei den ersteren wohl aber besser hinzusetzen: in vorwiegend funktionelle, denn es scheint keineswegs ausgeschlossen, daß auch bei diesen klinisch in Heilung ausgehenden Formen sich eben doch auch anatomische Veränderungen finden, die nur keine bleibenden Ausfallserscheinungen machen. Man hat zunächst anschließend an die Bewußtlosigkeit der Kohlenoxydvergiftung beim Erwachen plötzlich einsetzende Erregungszustände bei dem Fortbestehen einer Benommenheit beobachtet, wie man sie auch nach einer schweren Hirnerschütterung und bei einem wiederbelebten, von einem elektrischen Trauma Betroffenen sehen kann. Bloch berichtet über einen Steiger, der beim Untersuchen eines Branddammes von hervorbrechenden Brandgasen getroffen worden war. Er wurde bewußtlos und machte bei dem Erwachen Abwehrbewegungen und Fluchtversuche und stieß unartikulierte Laute aus. Am folgenden Tage war er ruhig, reagierte auf lautes Anrufen, war aber unorientiert und klagte über Kopfschmerzen. Es bestanden Gedächtnisstörungen, aber der Kranke erholt sich im Laufe von vier Wochen vollständig. Diese vorübergehenden Erregungszustände kommen auch bei Fällen vor, die zu einem bleibenden Schwachsinn führen. Von anderen noch bis zu einem gewissen Recht den funktionellen Kohlenoxydpsychosen zugerechneten Zuständen müssen hier auch schwere gemütliche Verstimmungen, die unter Umständen ganz einer hypochondrischen Melancholie gleichen, aber nach unserer Ansicht zu den echten Kohlenoxydpsychosen gerechnet werden müssen, erwähnt werden. In der Jenenser Klinik wurde folgender derartiger Fall behandelt:

Der Oberfeuermann M., welcher schon in seinem 33. Lebensjahre eine Rauchvergiftung mit Bewußtlosigkeit durchgemacht hatte, erlitt in seinem 47. Jahre eine zweite, noch schwerere. Er klagte während der Löscharbeit plötzlich über Übelkeit, wurde bewußtlos und es mußte $1^1/_2$ Stunden lang künstliche Atmung gemacht werden. Er wurde in einem benommenen Zustande in ein Krankenhaus eingeliefert, aus dem er nach 14 Tagen entlassen wurde. Eine Untersuchung — drei Monate nach diesem zweiten Unfall — in der Jenenser Klinik ergab gesteigerte Sehnenreflexe bei sonst normalem Befund. Es bestanden noch Kopfschmerzen, Schlaflosigkeit und eine ausgesprochene Abnahme der Merkfähigkeit. Vor allem fiel aber eine schwere gemütliche Verstimmung, die mit Angstanfällen und hypochondrischen Befürchtungen einherging, auf. Unter geeigneter Behandlung schwanden diese Erscheinungen und es blieben nur leichte neurasthenische Beschwerden und eine Störung der Merkfähigkeit zurück.

Bei einem von Quensel mitgeteilten Fall könnte man vielleicht im Zweifel sein, ob man ihn zu den eigentlichen Kohlenoxydpsychosen rechnen oder annehmen soll, daß die Vergiftung nur den Anstoß gegeben habe zur Entwickelung einer typischen Melancholie. Ein 35jähriger Arbeiter war auf einer Malztenne, auf der Koksöfen aufgestellt waren, mit dem Umlegen von Malz beschäftigt. Er wurde nach einiger Zeit bewußtlos mit Schaum vor dem Munde aufgefunden und kam nach Einleitung der künstlichen Atmung und der Verabreichung von Kampfer nach etwa drei Stunden wieder zum Bewußtsein. Nach zwei Tagen wurde er aus dem Krankenhaus beschwerdefrei entlassen, er war aber seit dem Unfall geistig verändert, klagte über Krankheitsgefühl, hatte keinen Appetit und zeigte ein gedrücktes, verstörtes Wesen. Drei Monate nach dem Unfall nahm er sich durch Erhängen das Leben, eine Leichenöffnung wurde nicht gemacht. Auch Zustände, die ganz an eine Dementia paralytica erinnern oder unter dem Bilde einer Korsakoffschen Psychose verlaufen, kommen nach einer Kohlenoxydvergiftung vor und können zur vollständigen Ausheilung gelangen, so daß man auch bei diesen vorwiegend ausgleichbare Störungen als Grundlage annehmen muß. Sie können sowohl nichtintervallär als auch intervallär auftreten. In einem von Finkelstein mitgeteilten Fall erlitt ein 24jähriger Arbeiter bei der Ausbesserung einer Gasglocke eine Kohlenoxydvergiftung, deren Bewußtlosigkeit bis zum folgenden Tag anhielt. Er erholte sich dann aber anscheinend sehr bald, so daß er vier Tage nach dem Unfall aus dem Krankenhause entlassen werden konnte. Zu Hause verschlechterte sich jedoch sein geistiger Zustand rasch und stetig, er wurde auffallend schweigsam, machte verkehrte Handlungen und wurde daher acht Tage nach dem Unfall wieder in das Krankenhaus aufgenommen. Es fand sich jetzt eine träge Lichtreaktion der Pupillen, Zittern der Zunge und eine starke Steigerung der Sehnenreflexe. Er saß unbeweglich da, sah sich teilnahmslos um und murmelte bisweilen etwas vor sich hin; am Abend setzte ein heftiger Erregungszustand, in dem er sein Hemd zerriß, ein. Er machte dann einen stuporösen Eindruck, schien eine Zeitlang nicht oder nur schwer sprechen zu können, und vermochte, als dies wieder möglich war, auf die einfachsten an ihn gerichteten Fragen keine Antwort zu geben. Er zeigte ein interesseloses Verhalten und hatte offenbar schwere Störungen der Merkfähigkeit, indem er sein Zimmer verwechselte und sich in fremde Betten legte. Am 12. Tage nach dem Unfall stellte sich eine linksseitige Fazialislähmung ein. Vom 17. Tage an besserte sich der Zustand des Kranken rasch, und er konnte vier Wochen nach dem Unfall entlassen werden und soll zu Hause völlig genesen sein. Den Fall wird man nur nach dem Endausgang zu den vorwiegend funktionellen Störungen zählen können. Einen ganz ähnlichen Verlauf zeigen auch die ungünstig ausgehenden, vorwiegend organischen Erkrankungen des Gehirns nach einer solchen Vergiftung. Man beobachtet mehr oder minder schwere Demenzzustände, die sich aber auffallenderweise mit funktionellen Störungen verbinden können, so daß man auch da oft einen Mischzustand vor sich hat. Eine schwere organische, tödlich endende Psychose nach Unfall beschreibt Sibelius. Ein 20jähriger Arbeiter erlitt beim Austrocknen einer gemauerten Grube mit einem Koksofen eine schwere Vergiftung, deren Bewußtlosigkeit erst am folgenden Tag schwand, jedoch blieb eine völlige Blindheit bestehen. Am sechsten Tage nach dem Unfall stellten sich Krämpfe mit nachfolgender, mehrere Tage anhaltender Bewußtlosigkeit ein. Es bestanden dabei Nackensteifigkeit, klonische Zuckungen im rechten Arm und Temperatursteigerungen, die nach vier Tagen schwanden. Nach einer Woche wurde der Kranke freier, blieb aber blind und hatte eine Paraparese der Beine. Er konnte die einfachsten Fragen nicht beantworten, verfiel immer mehr, es stellten sich erneute epileptische Anfälle ein und drei Monate nach dem Unfall starb der Kranke. Bei der Leichenöffnung fanden sich symmetrische Erweichungen in beiden Linsenkernen und auch die Rinde wies zahlreiche solche im großen und ganzen symmetrisch gelegene Herde auf. In dem schweren, nicht tödlich endenden Fall Vion, den Stierlein mitgeteilt hat, war bei dem jugendlichen Kranken fast die ganze Vergangenheit ausgelöscht und die Merkfähigkeit ebenfalls vollständig aufgehoben, „so daß der Kranke auf die Stufe eines kleinen Kindes zurückversetzt war". Wichtig ist an diesem sehr gut beobachteten und durch längere Zeit hindurch verfolgtem Fall, daß die geistigen Fähigkeiten Vions ungleich waren, daß er, wie seine Schwester sagte, gute Tage hatte, an denen er sich viel besser an manche Dinge erinnern konnte, als an anderen. Auch von Westphal liegt eine sehr eingehende Beschreibung von zwei solchen Defektzuständen, die nach einer Dynamitexplosion im Bergwerk entstanden waren, vor. Bei der Abwesenheit körperlicher Ausfalls- oder Reizerscheinungen fanden sich apraktische Störungen und Agraphie bei erhaltener, aber doch sehr erschwerter Lesefähigkeit. Bei diesen Kranken konnte nun Westphal auch die Erscheinungen des Vorbeiredens, das wir bei der Betrachtung der hysterischen Psychosen schon mit Ziehen als eine pathologisch verzerrte Simulation bezeichneten, feststellen. Aus eigener Anschauung kenne ich nur einen Fall eines dauernden Demenzzustandes nach einer Leuchtgasvergiftung, bei dem aber ein Selbstmordversuch und kein Unfall vorlag:

Eine 39jährige Frau eines Briefträgers, deren Schwester eine Melancholie überstanden hatte, erkrankte gleichfalls im Dezember 1907 an einer schweren gemütlichen Verstimmung und machte am 28. XII. 1907 einen Selbstmordversuch. Sie wurde von dem Ehemann mit dem Schlauch der Gasleitung im Munde bewußtlos aufgefunden. Sie bot krampfartige Zuckungen in beiden Beinen dar, der Mann trug sie auf das Bett, lüftete das Zimmer und etwa eine Stunde nach ihrem Auffinden kehrte das Bewußtsein wieder. Sie sprach aber vollständig verwirrt und verfiel bald in einen neun Stunden anhaltenden tiefen Schlaf, aus dem sie etwas benommen erwachte. Sie wurde aber bald vollkommen klar, war auffallend schwach, hatte zwar keine Lähmungen, war aber außerstande zu gehen oder zu stehen. Am 4. I. 1908, etwa acht Tage nach dem Selbstmordversuch, wurde sie der Klinik in Jena überwiesen. Die Untersuchung ergab einen sehr kleinen und beschleunigten Puls, Ödeme an beiden Unterschenkeln und Füßen bei normalem Urinbefund, sehr gesteigerte Sehnenreflexe an den Beinen, taumelnden, vornübergeneigten Gang und starkes Rombergsches Schwanken. Die Pupillen waren maximal erweitert, zeigten aber normale Reaktionen, die Mundfazialismuskulatur wurde links schwächer innerviert, die Zunge wich nach links ab und die Schmerzempfindlichkeit war am ganzen Körper hochgradig herabgesetzt. Sie war völlig unorientiert, hatte Anfälle, die als hysterische angesprochen wurden, indem bei erhaltener Pupillenreaktion eine tonische Spannung der gesamten Streckmuskulatur des Rumpfes und der Glieder einsetzte. Beim plötzlichen Aufrichten am 5. I. trat Bewußtlosigkeit und ein schwerer Kollaps ein. Sie klagte immer über heftige Kopfschmerzen, rechnete sehr langsam aber richtig und zeigte schwere Störungen der Merkfähigkeit. Es entwickelte sich ganz schleichend eine schwere Verblödung, für die sie selbst anfänglich eine später schwindende Einsicht besaß. Sie wußte dann ihr Alter, die Zahl ihrer Kinder, ihren Heimatsort nicht mehr anzugeben und bemühte sich vergeblich, einfache Rechenaufgaben zu lösen. Sie mußte dauernd in einer Pflegeanstalt untergebracht werden.

Bei der Durchsicht der Akten sind mir mehrere schwere Kohlenoxydpsychosen, die in einen Defektzustand ausgingen, bekannt geworden. Erwähnenswert erscheint mir der Fall eines 29jährigen Bergmanns, der nach der Explosion schlagender Wetter bewußtlos aufgefunden wurde. Bei der Beförderung von der Grube nach dem Verbandplatz biß er seinen Begleiter in den Arm, tobte und schrie und war ganz verwirrt, so daß eine Verständigung mit ihm nicht möglich war. Diese Erregung hielt — und das ist das Bemerkenswerte an dem Fall — drei Wochen an und verlief unter dem Bilde einer schweren halluzinatorischen Verwirrtheit, die aber in einen mäßigen Schwachsinn ausging. In einem anderen Fall bestand bei einem 30jährigen Bergmann ebenfalls nach einer Explosion schlagender Wetter eine zehntägige Bewußtlosigkeit, dann setzten schwere Erregungszustände ein, nach deren Abklingen ein so großer Defekt vorlag, wie er von Stierlin bei Vion beschrieben wurde. Der Kranke kannte niemand mehr, mußte alles von neuem erlernen und ganz bezeichnenderweise wurde auch er von seinen Angehörigen einem Kinde verglichen, indem er weder lesen noch schreiben konnte, obwohl er früher gute geistige Fähigkeiten besessen hatte. Er zeigte auch ausgeprägte apraktische Erscheinungen, fand sich in einer neuen Umgebung infolge seiner schweren Merkfähigkeitsstörung nicht zurecht und konnte nur unter ständiger Aufsicht seiner Angehörigen sich etwas beschäftigen. Auch in einem von Quensel beschriebenen Fall kam es zu einem sehr schweren Defektzustand. Ein 34 Jahre alter Bergmann war am 25. VIII. 1911 verunglückt, er war benommen und dabei in einem sehr unruhigen Zustande, der fünf Tage anhielt. Er antwortete dann wieder auf Anruf, war aber noch unklar und unsauber. Bei einer Untersuchung im Oktober war die Erinnerung an die frühere Zeit völlig erloschen und konnte der Kranke die einfachsten Fragen nicht beantworten. Die Pupillen waren ungleich, die Lichtreaktion eine träge, der Mundfazialis war rechts gelähmt, die Zunge wich nach rechts ab, die Reflexe waren lebhaft und die Sprache verwaschen, stammelnd, manchmal ganz der paralytischen gleichend. Auch in dem Falle bestanden schwere apraktische Störungen und eine Unfähigkeit, auch die einfachsten Rechenaufgaben zu lösen usw. Auf das Vorkommnis von Vorbeireden bei diesen Demenzzuständen hat, wie erwähnt, Westphal hingewiesen. Man muß das Vorkommen desselben im Auge behalten, da man sich sonst manchmal über die Schwere der wirklichen Ausfallserscheinungen täuschen und einen ausgeprägteren Schwachsinn annehmen könnte, als er wirklich vorliegt. Natürlich muß man sich aber hüten zu glauben, daß, weil Vorbeireden festgestellt ist, überhaupt keine organische Erkrankung vorläge. Außer den eigentlichen Kohlenoxydpsychosen kann wohl diese Vergiftung auch den Boden vorbereiten für die Entstehung anderer Neurosen und Psychosen, namentlich hysterische Erscheinungen scheinen häufiger vorzukommen. Von Petersen-Borstel ist aber auch eine Manie, die zwei Monate nach einer sich an einen Betriebsunfall anschließenden Kohlenoxydvergiftung zum Ausbruch kam, beobachtet worden. Sibelius erwähnt einen Zustand halluzinatorischer Verwirrtheit, der auf dem Boden einer alten Kohlenoxydvergiftung bei einem Kranken, den auch ich wiederholt untersucht habe, entstand. In einzelnen Fällen ist auch Epilepsie nach einer derartigen Vergiftung beobachtet worden, jedoch wird es sich dabei wohl um eine durch Herde bedingte Folgeerscheinung handeln.

Für die richtige Erkennung einer Kohlenoxydpsychose ist natürlich die Kenntnis der Vorgeschichte notwendig, vor allem wichtig sollen die schweren Gedächtnis- und Merkfähigkeitsstörungen sein, während die körperlichen Erscheinungen auch bei allen möglichen anderen organischen Erkrankungen des Nervensystems vorkommen. Jedenfalls soll man aber im Beginn der Erkrankung namentlich bei älteren Leuten mit Gefäßveränderungen mit der Voraussage recht vorsichtig sein, da eben scheinbar günstig verlaufende Fälle doch noch zum Tode oder einen schweren Schwachsinn führen können.

Die anderen Vergiftungen treten hinter die Kohlenoxydvergiftung in ihrer Bedeutung für die Unfallpraxis weit zurück. Die Schwefelkohlenstoffvergiftung, wie sie vor allem bei Gummiarbeitern vorkommt, führt, wie die Feststellungen Laudenheimers gezeigt haben, nicht selten zu geistigen Störungen; es handelt sich aber meist um eine längerdauernde Einwirkung der Schädlichkeit, so daß eine Gewerbekrankheit und kein Unfall vorliegt. Es werden aber auch kurze rauschartige Zustände nach einem einmaligen Aufenthalt in einem mit Schwefelkohlenstoff geschwängerten Raum beobachtet, die ganz dem Alkoholrausch gleichen können und ebenso wie dieser verschiedene Verlaufsformen darzubieten vermögen. Bald überwiegt der Eindruck des Angeheitertseins, bald tritt mehr eine leichte Benommenheit mit Denkunfähigkeit zutage. Eine als durch einen Betriebsunfall hervorgerufen aufzufassende Schwefelkohlenstoffpsychose hat Edel beschrieben. Ein

30jähriger Arbeiter, der am 15. II. 1900 einen heftigen Stoß gegen den Kopf erlitten hatte, mußte am 17. II. eine Schwefelkohlenstoffpumpe reinigen, wobei er viel Schwefelkohlenstoff einatmete. Am Abend wurde er zu Hause verwirrt, es traten viele Sinnestäuschungen auf und er mußte wegen tobsüchtiger Erregung in eine Anstalt gebracht werden. Es bestand eine gesteigerte geschlechtliche Erregung und der Kranke hatte, wie er später angab, viele Visionen sexuellen Inhalts. Am 22. II., also nach fünf Tagen, war er wieder klar, aber die Sinnestäuschungen bestanden noch vereinzelt weiter und es ließ sich eine, die fünf Tage umfassende Erinnerungslücke nachweisen. Er konnte am 28. II. geheilt entlassen werden. Edel glaubt, daß die Kopfverletzung eine gewisse Grundlage für diesen ungewöhnlichen Verlauf einer akuten Schwefelkohlenstoffvergiftung geschaffen habe.

Mehrere Fälle von ähnlich verlaufenden geistigen Störungen sind von Friedländer bei der Vergiftung mit Benzol- und Toluidinderivaten beschrieben worden, bei denen es sich ebenfalls um Betriebsunfälle handelte. Ein 30jähriger Arbeiter bekam dadurch, daß sich an einem Behälter ein Schlauch ablöste und das in demselben enthaltene reine Anilin verspritzt wurde, etwas von der Flüssigkeit in den Mund. Nach einigen Stunden zeigte sich neben den auffallenden körperlichen Erscheinungen einer Anilinvergiftung ein dem Alkoholdelirium ähnlicher Zustand, der nach vier Tagen wieder völlig abgeklungen war. In einem der anderen Fälle Friedländers war einem 33jährigen Arbeiter Toluidin auf die Brust und die Hände geflossen, und er atmete außerdem bei der Ausbesserung eines Kessels Toluidindämpfe ein. Er wurde zwei Stunden später schlafend aufgefunden, und als er geweckt wurde, setzte ein schwerer tobsüchtiger Erregungszustand ein, der dann von einer langanhaltenden Bewußtlosigkeit abgelöst wurde. Am nächsten Tag war er noch unklar und bot schwere körperliche Störungen dar, am dritten Tag war er wieder klar und geordnet. Auch von anderer Seite sind ähnliche Beobachtungen gemacht worden. Alle diese Fälle besitzen deshalb keine größere praktische Bedeutung, da sie sehr selten sind und es sich meist um rasch vorübergehende Zustände handelte, bei denen daher eine Rente nicht in Frage kommt. Unter Umständen könnten sie aber doch dadurch an Bedeutung gewinnen, daß während der akuten Psychose der Kranke sich vielleicht Selbstbeschädigungen zufügt, deren Folgen dann genau so wie bei einem, durch einen Unfall ausgelösten Delirium tremens usw. als mittelbare Unfallsfolgen angesehen und dementsprechend entschädigt werden müßten.

Literatur.

Edel, Schwefelkohlenstoffdelirium und Kopftrauma. Ärztl. Sachverst.-Zeitg. 1900. 361.

Friedländer, Zur Klinik der Intoxikationen mit Benzol- und Toluol-Derivaten mit besonderer Berücksichtigung des sog. Anilismus. Neurol. Zentralbl. 1900. 155.

Giese, Zur Kenntnis der psychischen Störungen nach Kohlenoxydvergiftungen. Allg. Zeitschr. f. Psych. **68**, 804. 1911.

Kissinger, Schwere Blutung ins Gehirn nach Einatmung von Kohlendunst. Monatsschr. f. Unfallheilk. 1908. 261.

Laudenheimer, Die Schwefelkohlenstoffvergiftungen der Gummiarbeiter. Leipzig 1899.

Petersen-Borstel, Gutachten über den Zusammenhang zwischen Gasvergiftung und Geisteskrankheit Vierteljahrsschr. f. gerichtl. Med. **32**, 57. 1906.

Quensel, Melancholische Depression durch Kohlenoxydvergiftung. Selbstmord als Unfallfolge. Ärztl. Sachverst.-Zeitg. **18**, 302. 1912.

— Psychose durch Kohlenoxydvergiftung. Med. Klinik. 1912. 434.

Schulz, Korsakoff-Syndrom bei Kohlenoxydvergiftung. Berl. klin. Wochenschrift. 1908. 1621.

Sibelius, Die psychischen Störungen nach akuter Kohlenoxydvergiftung. Monatshefte f. Psych. **18**, Erg.-Heft. 39 1906. (Enthält die ganze ältere Literatur.)

Stierlin, Über psychoneuropathische Folgezustände bei den Überlebenden der Katastrophe von Courrières am 10. III. 1906. Ebenda. **25**, Erg.-Heft. 185.

Westphal, Über seltenere Formen der traumatischen und Intoxikationspsychosen. Arch. f. Psych. **47**, 213. 1910.

C. Schluß.

Wie schon erwähnt, ist es oft schwer die Grenze zu ziehen, wo eine, nach einem Betriebsunfall entstandene Erkrankung aufhört eine Neurose zu sein und zu einer Psychose geworden ist, da eben der Übergang oft ganz fließend und infolgedessen unmerklich sein kann. Es empfiehlt sich daher in allen den Fällen, bei denen die Möglichkeit geistiger Störungen neben den festgestellten nervösen Erscheinungen besteht, eine dahingehende kurze Untersuchung anzustellen. Namentlich sollte zur Beurteilung von Schädeltraumen mit Gehirnerschütterungen noch öfter und eher, wie es bisher geschieht, ein Psychiater herangezogen werden, und ein Zusammenarbeiten des Psychiaters und Chirurgen stattfinden, wie es schon Krafft-Ebing, Stolper, Violet und andere gerade auf diesem Gebiete gefordert haben. Es würden dann manche zu günstigen Urteile über die Folgen schwerer Schädelverletzungen vermieden und sicher könnte wohl auch mancher der unglücklichen Ausgänge anderer Unfallverletzungen durch Selbstmord noch rechtzeitig vereitelt werden. Daß diese letzteren aber dadurch in allen Fällen umgangen werden können, scheint ausgeschlossen, da nicht selten die gemütlichen Veränderungen sich ganz schleichend und unbemerkt entwickeln und sich auch oft genau, wie viele nervöse Erscheinungen nach Unfällen erst dann einstellen, wenn der Betroffene nach Abheilung der äußeren Unfallverletzungen den Versuch macht, seine Berufsarbeit wieder aufzunehmen. Durch eine rechtzeitige psychiatrische Untersuchung ließe es sich wohl auch vermeiden, daß, wie das leider nicht selten und immer wieder geschieht, die Verletzten, welche geistige Störungen darbieten, für Simulanten gehalten werden. Ich habe gesehen, daß Fälle von Dementia praecox nach Trauma, Paranoiakranke, ein Fall von schwerer Demenz nach Schädelbruch, selbst eine Paralyse, verschiedene Melancholien, namentlich aber alle hysterischen Psychosen mit den Erscheinungen des Vorbeiredens als gesunde Simulanten in den in den Akten enthaltenen Gutachten bezeichnet wurden. Aus den früher mitgeteilten Beobachtungen ging auch wiederholt hervor, daß manche der Schwerverletzten infolge ihres taumelnden Ganges nach einem Schädeltrauma für Alkoholisten angesehen und dementsprechend ganz falsch beurteilt wurden.

Daß der in rücksichtsloser Weise geäußerte Verdacht, daß der Untersuchte überhaupt nicht krank sei, wie er vorgebe, und Krankheitserscheinungen vortäusche, einen ungünstigen Einfluß auf den Verlauf mancher Unfallneurose und Psychose ausüben kann, wurde auch schon hervorgehoben, indem dadurch, wie Leppmann so treffend sagt, dem Verunglückten ein Kampf um sein gutes Recht nicht selten aufgenötigt wird. Überhaupt wird, wie immer wieder aus den Akten hervorgeht, viel zu viel Simulation angenommen und vor allem in der ganzen Simulationsfrage meist ein falscher Standpunkt vertreten. Es handelt sich nämlich nicht, wie gewöhnlich diese Frage gestellt wird darum, ob eine Psychose oder Simulation vorliege, sondern darum, ob eine Psychose reine Simulation oder drittens eine Psychose + Simulation bestehe. In psychiatrischen Kreisen ist man darüber einig, daß eine reine Vortäuschung geistiger Störungen zu den größten Seltenheiten gehört und daß es sich meist nur um das Hinzusimulieren oder auch um Vortäuschungsversuche eines Psychischkranken handelt. Wie schon erwähnt, muß auch so das Vorbeireden der hysterischen Psychosen gedeutet werden. Bei vielen Gutachtern verhindert aber die sittliche Entrüstung über die sicher erwiesene Vortäuschung einzelner Erscheinungen, daß sie sich zu diesem von der Erfahrung gegebenen Standpunkt im Einzelfalle durchringen. Es mag hier auch auf die große Bedeutung des angeborenen und auch des erworbenen Schwachsinns gerade für die Vortäuschung von Krankheitserscheinungen nochmals hingewiesen werden. Es ist eine bekannte Tatsache, daß manche Schwachsinnige ebenso wie manche Hysterische einen ausgesprochenen Hang zur Unwahrheit haben, der sie bei ihrer oft ebenso großen körperlichen wie geistigen Trägheit veranlaßt, Krankheitserscheinungen vorzutäuschen, nur um nicht arbeiten zu müssen. Diese Leute sind aber nicht mit der einfachen Bezeichnung eines Simulanten abgetan, sondern es ist zu untersuchen, ob eben nicht doch auch außer den vorgetäuschten Erscheinungen auf den Unfall zurückzuführende da sind. Das Plumpe und Ungeschickte der Täuschungsversuche läßt oft die Geistesbeschaffenheit des Betreffenden leicht erkennen und Nachforschungen über seine Entwickelung, seine Schulleistungen usw. bestätigen den Verdacht. Bei angeboren schwachsinnigen Arbeitern habe ich auch gelegentlich erlebt, daß der ganze Unfall erdichtet war. Ebenso wird man bei erworbenem Schwachsinn, namentlich bei einer traumatischen Demenz, aber auch bei anderen Defektzuständen, mit dem Hinzusimulieren rechnen müssen und sich zu hüten haben, darüber das Grundleiden zu übersehen. Ich habe überhaupt nicht jenen trostlosen Eindruck, den manche Schriftsteller haben, die sich viel mit Unfallneurosen beschäftigten, gewonnen, daß man nämlich auf Schritt und Tritt mit der Vortäuschung von Krankheitserscheinungen rechnen müsse. Es kommt natürlich auch bei den Psychosen vor, daß hinzugemacht wird, aber nach meinen Erfahrungen ist es leider immer noch auf dem von uns hier behandelten Gebiete viel häufiger, daß eine manchmal selbst schwere geistige Störung nicht recht erkannt wird, als daß auf Grund von Vortäuschungen zu Unrecht eine geistige Erkrankung angenommen würde. Auch daß eine Psychose allein durch Rentenbegehrlichkeit verursacht sei, wie dies auch von manchen Neurosen behauptet wird, habe ich in meiner eigenen Tätigkeit nicht gesehen und auch aus dem großen, mir zur Verfügung gestellten Aktenmaterial in keinem einzigen Falle entnehmen können. Auch für die traumatischen Neurosen, von denen nach Raecke auf 2400 Unfälle nur 14 Fälle kommen, hat Wimmer aus einer Zahl von 14 305 Unfällen berechnet, daß auf echte Rentenhysterien in Dänemark nur 0,6% entfallen, während für Deutschland diese Zahl 0,9% betragen soll. Also auch bei den Neurosen, von denen wir hier ganz abgesehen haben, kann demnach die Rentenbegehrlichkeit nicht die Rolle spielen, wie manche von einem verschlechternden moralischen Einfluß des Unfallgesetzes sprechende Schriftsteller uns glauben machen wollen.

Man sollte in einem Unfallgutachten beim Vorliegen geistiger Störungen immer versuchen zu einer bestimmten klinischen Diagnose zu gelangen und sich nicht mit den leider immer wieder zu lesenden nichtssagenden Umschreibungen wie neurasthenisch-hysterische Erkrankung oder gar neurasthenisch-hysterisch-hypochondrisches Leiden, wie ich dies einem anderen Gutachten entnehme, begnügen. Es kommt auch gar nicht selten vor, daß in einem und demselben Gutachten die Psychose ganz verschiedene und manchmal auch nach unseren sonstigen Erfahrungen miteinander unvereinbare Bezeichnungen erhält. Der Gutachter sollte klipp und klar bekennen, was nach seiner wissenschaftlichen Überzeugung vorliegt, mag er nun die Krankheit nach der Benennung der einen oder anderen psychiatrischen Schule bezeichnen. Jedenfalls muß aber ein dritter bei einer späteren Nachuntersuchung imstande sein zu erkennen, welche bestimmte Erkrankung der Vorgutachter angenommen hat. Es empfiehlt sich auch in den Gutachten vorsichtig zu sein mit etwaigen Aussagen über den weiteren Verlauf und den Ausgang der Erkrankung vor allem dann, wenn es sich um schwere Schädelverletzungen gehandelt hat, bei denen noch später sich schwere Folgeerscheinungen einstellen können. Die häufigen Nachuntersuchungen haben zwar den Nachteil der immer erneuten Beunruhigung empfindlicher Kranker, welche aber bei einem einigermaßen psychologischem Verhalten der Untersucher gering anzuschlagen ist, besitzen aber den großen Vorzug, daß spätere Veränderungen noch berücksichtigt und manchmal auch erst aus dem Verlauf sich als unrichtig ergebende Diagnosen verbessert werden können. Infolge der langen Beobachtungszeit und der ausführlichen Gutachten liegt gerade in den Unfallakten ein nicht zu unterschätzendes klinisches Beobachtungsmaterial vor. Bei den sich an Unfälle anschließenden Psychosen ist es keineswegs immer erforderlich, daß der zeitliche Zusammenhang ein lückenloser ist, sondern es kommt gar nicht selten vor, daß erst nach einer Zeit des Wohlbefindens sich die geistigen Veränderungen einstellen, es richtet sich das ganz nach der Art der einwirkenden Schädlichkeit und nach der Form der hervorgerufenen psychischen Erkrankung. Es können fast alle uns bekannten funktionellen und organischen Psychosen durch einen Unfall und zwar vorwiegend, jedoch nicht ausschließlich einen solchen, der eine Gehirnverletzung feinerer oder gröberer Art gesetzt hat, unter Umständen ausgelöst oder ungünstig beeinflußt werden. Nach den von mir benutzten Krankengeschichten habe ich zusammenzustellen versucht, wie sich die verschiedenen Formen der geistigen Erkrankungen auf 100 nach Betriebsunfällen auftretende Psychosen verteilen, es entfallen die:

Kommotionspsychosen	9
Traumatische Demenz	17
Traumatische Epilepsie	18
Reflexepilepsie	0,4
Genuine Epilepsie	3
Alkoholpsychosen	5
Dementia paralytica	3
Lues cerebri	0,6
Arteriosclerosis cerebri	4
Dementia senilis	1
Dementia praecox	2
Hypochondrische Form der traumatischen Neurasthenie	10
Hysterie	10
Melancholie	8
Manisch-depressives Irresein	2
Paranoia	3
Halluzinatorische Verwirrtheit, Erschöpfungspsychosen und postoperative Psychosen	2
Schreckpsychosen	0,2
Psychosen nach Blitzschlag usw.	0,6
Psychosen nach Hitzschlag	0,2
Psychosen nach Kohlenoxydvergiftungen	1

Also auf die traumatischen Psychosen im engeren Sinne mit Hinzurechnung der traumatischen Epilepsie mit psychischen Störungen kommen etwa 45%, auf die organischen Psychosen, bei denen nur eine Auslösung oder eine Verschlimmerung durch den Unfall vorliegen kann, nur 20% und auf die funktionellen Psychosen 35% meiner Fälle. Es stehen nach meiner Zusammenstellung also der Häufigkeit nach:

an erster Stelle die traumatische Epilepsie mit geistigen Störungen,
an zweiter Stelle die traumatische Demenz,

an dritter Stelle die Hypochondrie und die hysterischen Psychosen,
an vierter Stelle die Kommotionspsychosen und die Melancholie,
an fünfter Stelle die Alkoholpsychosen und die Arteriosclerosis cerebri,
an sechster Stelle die genuine Epilepsie, die Dementia paralytica und die Paranoia,
und endlich an siebenter Stelle die Dementia praecox, das manisch-depressive Irresein, die halluzinatorische Verwirrtheit, die Dementia senilis usw.

Natürlich werden diese Zahlen der ungefähren Häufigkeit der einzelnen Formen der Psychosen nach Trauma auch wesentlich von der Zusammensetzung des verwendeten Materiales abhängen und daher keine unbedingte Gültigkeit beanspruchen dürfen.

Die von manchen Schriftstellern aufgestellten Rentenzusammenstellungen auch für die uns hier beschäftigenden Erkrankungen haben nur einen beschränkten Wert, so daß wir von deren Wiedergabe absehen. Die Rentenhöhe kann eben auch bei den Psychosen nur von Fall zu Fall bestimmt werden. Jedenfalls ist es, wie auch hier immer wieder bei den einzelnen Erkrankungsformen hervorgehoben wurde, nicht angängig, bei jeder Geisteskrankheit ohne weiteres eine Rente von 100% in Vorschlag zu bringen. Es gibt sehr viele psychische Erkrankungen, deren Erwerbsfähigkeit nur eine geringe und auch manchmal gar keine Einbuße erlitten hat, während in anderen Fällen, oft nur vorübergehend, außer einer Vollrente auch noch eine Hilflosenrente angezeigt sein kann. Auch da macht sich eben der Vorzug der von manchen Seiten angefeindeten Nachuntersuchungen geltend, daß die Rente dem jeweiligen Krankheitszustand bei den oft so langsam verlaufenden Psychosen angepaßt werden kann. Es wurde auch in den einzelnen Abschnitten schon darauf hingewiesen, in welchen Erkrankungsformen die Rente eher zu hoch und in welchen diese eher zu niedrig zu bemessen sei. Manche Psychosen nach Unfällen können natürlich tödlich enden und dann, wenn der Tod in einem ursächlichen Zusammenhang mit dem Leiden steht, ist ein Sterbegeld und die Hinterbliebenenrente zu bewilligen. Es lassen sich auch da keine allgemeinen Regeln aufstellen dafür, wann ein Zusammenhang des Todes mit der Psychose zu bejahen sei und wann nicht, sondern es sind in jedem Fall die Einzelheiten zu erwägen. Dabei ist, wie überhaupt bei der ganzen Unfallbegutachtung im Auge zu behalten, daß es sich um eine Wohlfahrtseinrichtung handelt, deren Bestimmungen zwar streng nach rechtlichen Grundsätzen ohne Ansehen der Bedürftigkeit und Würdigkeit des Verunglückten zu handhaben aber doch im Zweifelfall zugunsten des vom Gesetze Geschützten zu deuten sind.

Literatur.

Cimbal, Die objektiven Befunde und die Einschätzung der Erwerbsbeschränkung bei Unfallnervenkrankheiten. Ref. Neurol. Zentralbl. 1912. 658.
Eichelberg, Organische Geistes- und Nervenkrankheiten nach Unfall. Münch. med. Wochenschr. 1912. 2155.
Kraepelin, Psychiatrie. 8. Aufl. 1909, 1, 542.
Leppmann, Die traumatischen Psychosen mit besonderer Berücksichtigung der Unfallgesetzgebung. Zeitschr. f. ärztl. Fortbild. 1911. 679.
Raecke, Traumatische Psychosen und Neurosen. Zeitschr. f. Versicherungsmed. 1912. 129.
Serger, Zur Frage der Verletzung der Schädelbasis und des Gehirns. Allg. Zeitschr. f. Psych. **68**, 753. 1911.
Weber, Über posttraumatische Psychosen. Deutsche med. Wochenschr. 1905. 1183.
Ziehen, Lehrbuch der Psychiatrie. 4. Aufl. 1911. 257 ff.

Sachverzeichnis.